पतंजलि और आयुर्वेदिक योग

पतंजलि और आयुर्वेदिक योग

डॉ. विनोद वर्मा

अनुवाद

रामचन्द्र तिवारी

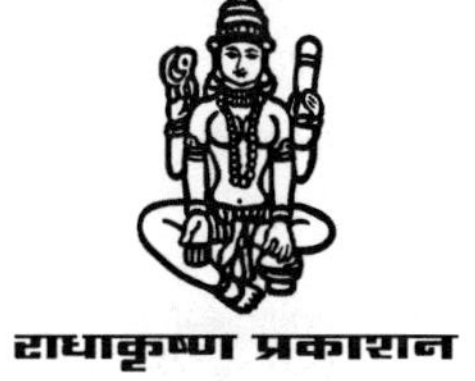

राधाकृष्ण प्रकाशन

ISBN : 978-81-8361-874-8

पतंजलि और आयुर्वेदिक योग

पहला संस्करण : 2018
दूसरा संस्करण : 2026

मूल्य : ₹895

प्रकाशक
राधाकृष्ण प्रकाशन प्राइवेट लिमिटेड
जी-17, जगतपुरी, दिल्ली-110 051
शाखाएँ : अशोक राजपथ, साइंस कॉलेज के सामने, पटना-800 006
पहली मंजिल, दरबारी बिल्डिंग, महात्मा गांधी मार्ग, प्रयागराज-211 001
1, अनमोल सोराबजी सन्तुक लेन, धोबी तलाव, मरीन लाइंस, मुम्बई-400 002
वेबसाइट : www.radhakrishnaprakashan.com
ई-मेल : info@radhakrishnaprakashan.com

मुद्रक
बी.के. ऑफसेट
नवीन शाहदरा, दिल्ली-110 032

PATANJALI AUR AAYURVEDIC YOGA
by Dr. Vinod Verma

मैं, अपने आध्यात्मिक गुरु महर्षि पतंजलि तथा आयुर्वेदिक
गुरु आचार्य प्रियव्रत शर्मा और योग एवं आयुर्वेद
के उन अन्य समस्त महान ऋषियों के चरणों में यह कृति
समर्पित करती हूँ जिन्होंने देश-काल से परे का यह
ज्ञान मानवता को प्रदान किया।

पाठकों से

इस पुस्तक में योगक्रियाओं, आसन, प्राणायाम और स्वास्थ्य-स्वावलम्बन की जो बातें बताई गई हैं, वे व्यक्तिगत ज्ञान-वर्द्धन और स्वउपचार के उद्‌देश्य से प्रेरित हैं। इनका उद्‌देश्य यह नहीं है कि कष्ट की अवस्था में आप डॉक्टर या वैद्य से सम्पर्क ही न करें। इस सम्बन्ध में किसी का भी चिकित्सा-विषयक दावा स्वीकार्य नहीं होगा।

इस पुस्तक में बताई जड़ी-बूटियों या योगक्रियाओं का व्यापारिक रूप से प्रयोग करनेवाले को लेखिका की अनुमति लेनी तथा आवश्यक अनुबन्ध करना अनिवार्य होगा। जो इस तथ्य का उल्लंघन करेंगे, उन पर लेखिका के निवास नगरों के न्यायालयों में मुकदमा चलाया जा सकता है।

प्राक्कथन

'योग और आयुर्वेद' दोनों ही मूल रूप से शरीर से सम्बन्धित हैं। भारतीय मान्यता के अनुसार 'शरीर' शब्द हमारे भौतिक अथवा पदार्थगत अस्तित्व को व्यंजित करता है। शरीर को प्राणवान बनानेवाला तत्त्व आत्मा है। आत्मा एक ऊर्जा है जिसमें कोई पदार्थगत तत्त्व या गुणवत्ता नहीं होती। वह अमर है, कालजयी है। अतः आत्मा चैतन्य की कारक होती है। शरीर मरणधर्मा है, नाशवान है और वही समस्त सुखों-दुःखों का अनुभव करता है। शरीर ही समस्त प्रकार के अनुभवों, भावनाओं, संज्ञान, दुःख-दर्दों और सुखों की अनुभूति करने का माध्यम है। हम भोजन का स्वाद लेते हैं, काम-वासना का आनन्द लेते हैं और विभिन्न स्तरों पर ऐन्द्रिक सुखों का अनुभव करते हैं। हम उस समय दुख से ग्रस्त होते हैं, जब रोगी होते हैं या हमारी शारीरिक ऊर्जा का क्षरण हो जाता है या जब किसी प्रियजन का वियोग सहना पड़ता है अथवा कोई आर्थिक हानि हो जाती है। जब तक हम जीवित रहते हैं, हम प्रेम करते हैं, संग्रह करते रहते हैं और हम इस जगत और स्वयं अपनी अस्तित्वगत सत्ता से आसक्ति भाव से जुड़े रहते हैं। लेकिन एक दिन ऐसा आता है, जब यह सब छोड़कर चल देना पड़ता है, क्योंकि शरीर को सचेतन, प्राणवान बनानेवाली आत्मा शरीर का त्याग कर देती है और हमारी अस्तित्व-सत्ता समाप्त हो जाती है। भारत के ऋषि-महर्षियों ने योग की क्रियाओं के द्वारा अमरता की खोज करने के महान प्रयास किए हैं जिससे अपने वास्तविक और शाश्वत स्वरूप आत्मा को पहचाना जा सके और आत्मा तथा शाश्वत ब्रह्मांडीय ऊर्जा के साथ एकत्व की अनुभूति की जा सके। इस उद्देश्य की प्राप्ति के लिए प्राणी को मनस शक्ति के नियन्त्रण से इन्द्रिय-निग्रह करना होता है और आध्यात्मिक स्तर तक पहुँचना होता है जहाँ विशुद्ध चैतन्य का स्वरूप विद्यमान होता है। एक ओर तो इन्द्रियाँ और मन जागतिक सुखों की ओर आकर्षित होते रहते हैं तो दूसरी ओर चित्त के नियन्त्रण द्वारा इन्द्रियों को उनके विषयों की ओर नहीं जाने दिया जाता। आध्यात्मिक स्तर तक भी तभी पहुँचा जा सकता है, जब शरीर-स्वास्थ्य अच्छा हो वरना शरीर को उस ओर लगाना भी सम्भव नहीं होता। उदाहरण के लिए, यदि किसी व्यक्ति के शरीर में अकड़न हो, नासा-पुट अवरुद्ध हों या पेट में भारीपन हो तो उसे लगातार उस समय तक स्थिर होकर बैठना भी सम्भव नहीं है, जब तक कि मन विचारहीन न हो जाए।

प्राचीन भारत का आयुर्विज्ञान, आयुर्वेद, प्रमुख रूप से यही कार्य निष्पन्न करता है कि जीवन को इष्टतम गुणवत्ता से जिया जा सके, व्यक्ति की आयु लम्बी हो और वह रोगमुक्त रहे। आयुर्वेद हमें शिक्षा देता है कि कैसे रोग-रहित स्वास्थ्य प्राप्त किया जाए। अधिकतम प्राणवत्ता और ऊर्जायुक्त होने के लिए व्यक्ति के शारीरिक, मानसिक और आध्यात्मिक स्तरों में सन्तुलन बना रह सके। विज्ञान होने के नाते आयुर्वेद का सम्बन्ध व्यक्ति के शारीरिक, मानसिक और सामाजिक स्वास्थ्य के अतिरिक्त पर्यावरण से भी होता है, उसके धार्मिक एवं दार्शनिक विश्वासों से नहीं। आयुर्वेद का सम्बन्ध जन-साधारण के मूल्यों अथवा जागतिक अस्तित्व सत्ता के परम आध्यात्मिक लक्ष्य की प्राप्ति नहीं है।

व्यक्ति में मानसिक और शारीरिक समत्व भाव लाना आयुर्वेद और योग दोनों में आवश्यक है। उदाहरण के लिए, नकारात्मक भावों जैसे—अत्यधिक मोह, कामनाएँ, लोभ, क्रोध और ईर्ष्या से बचना चाहिए क्योंकि इससे स्वास्थ्य पर कुप्रभाव पड़ता है। अपने आत्मतत्त्व को (अपनी अस्तित्व-सत्ता के सच्चे स्वरूप को) प्राप्त करने के लिए अहंकार तत्त्व को त्यागने के लिए इन नकारात्मक भावों से मुक्ति प्राप्त करना आवश्यक है। चरक-संहिता (छठी शताब्दी) के निम्नलिखित मन्त्रों में योग और आयुर्वेद के दृष्टिकोणों की समानता देखी जा सकती है :

उपधा हि परो हेतुर्दुःख दुःखाश्रय प्रदः।
त्यागः सर्वोपधानां च सर्वदुःखव्यपोहकः ॥95॥
कोषकारो यथा ह्यंशूनुपदत्ते वध प्रदान्।
उपादत्ते तथाऽर्थेभ्य तृष्णामज्ञः सदाऽतुरः ॥96॥
यस्त्वग्नि कल्पानर्थाज्ञ् ज्ञो ज्ञात्वा तेभ्यो निवर्तते।
अनारम्भाद संयोगात दुःख नोपतिष्ठते ॥97॥[1]

"वासनाजन्य राग-भाव ही दुःख (रोग) तथा दुःख के आश्रय भूत शरीर की उत्पत्ति का मूल कारण है। सभी प्रकार के वासनाजन्य राग-भावों का त्याग करना सम्पूर्ण दुःखों का नाशक माना जाता है। जिस प्रकार रेशम पैदा करनेवाला कीड़ा रेशों को स्वयं उत्पन्न करता है, और उनमें बँधकर नाश को प्राप्त होता है, उसी प्रकार मूर्ख और लोभी मनुष्य इन्द्रियों के विषयों के प्रति वासनाजन्य राग-भाव पैदा करते हैं। जो ज्ञानी पुरुष हैं, वे उन विषयों को अग्नि के समान जलानेवाला समझते हैं और उनसे निवृत्त हो जाते हैं। वे रज-तम का अभाव होने के कारण विषयासक्तिजन्य दुःखों की ओर आकृष्ट ही नहीं होते।"

भारत में योगाभ्यास का चलन शाश्वत काल से चला आ रहा है किन्तु महर्षि पतंजलि ने 'योगसूत्र' के द्वारा उसे एक सुव्यवस्थित स्वरूप प्रदान किया। इस पुस्तक के चार भाग हैं जिसमें 195 सूत्र हैं। योग सम्बन्धी यह प्रथम व्यवस्थित ग्रन्थ है जिसकी ईसा पूर्व छठी सदी के आसपास रचना की गई। यही वह काल है जो आयुर्वेद का स्वर्णिम

---

1. चरक संहिता, शारीरस्थानं, I : 95-97

युग भी था। पतंजलि के 'योगसूत्र' में मानव-मन की कार्य-प्रक्रिया का विशद विश्लेषण और मानवीय चेतना के विविध स्तरों तथा आयामों का विवेचन किया गया है। महर्षि ने उन विधियों का वर्णन किया है जिनसे मानव असीम क्षमताएँ और शक्तियाँ अर्जित कर सकता है। उस आत्म-साक्षात्कार का माध्यम भी शरीर ही है जो आध्यात्मिक साधना का चरम लक्ष्य होता है। इसके साथ ही शरीर ही वह माध्यम है, जिससे इन्द्रियजन्य सुखों और भावनात्मक कामनाओं की पूर्ति सम्भव होती है। शरीर ही समस्त जागतिक दुःखों एवं सुखों का महसूस करता है। सुखों की वृद्धि करने, अपनी कार्य-क्षमता और सृजनात्मकता बढ़ाने, जीवन का साहसपूर्वक सामना करने, शक्ति और सामर्थ्य को सुस्थिर रखने और सप्राण व्यक्ति के रूप में जीवन का आनन्द लेने के लिए, हमें मानव-मन की असीम शक्तियों को उसी प्रकार जागृत करना होता है, जैसे चेतना के गहनतम स्तरों को छूने के लिए आत्म-जागृति की आवश्यकता होती है। योग हमें वह मार्ग प्रदर्शित करता है, जिससे हम अपनी विचार-सरणि का नियन्त्रण कर सकें, विचारों की अविराम शृंखला को अवरुद्ध कर सकें, अपने चित्त को सुस्थिर कर सकें, जिससे हम अपनी सुप्त मानव-ऊर्जा को जागृत कर पाने में सफल हों। इस ऊर्जा का प्रयोग हम भौतिक सुखों की प्राप्ति के लिए करते हैं अथवा आध्यात्मिक उत्थान के लिए, यह निर्णय हमारे अधीन है। योग तो हमें वह मार्ग बताता है कि हम जीवन के आवागमन चक्र से मुक्त होकर किस प्रकार अमरता प्राप्त कर सकते हैं। आयुर्वेद हमें यह शिक्षा देता है कि हम सौख्य और रोग-रहित जीवन कैसे बिता सकते हैं जिससे हमारी ऊर्जा शक्ति और प्राणवत्ता में वृद्धि हो। योग और आयुर्वेद के आधारभूत सिद्धान्त सांख्य पर आधारित हैं जो कि प्राचीन भारत के छः प्रमुख धर्म-दर्शनों में से एक दर्शन है। यद्यपि योग और आयुर्वेद के लक्ष्य भिन्न-भिन्न हैं किन्तु इन दोनों का माध्यम शरीर ही है।

इस पुस्तक का उद्देश्य योग और आयुर्वेद दोनों ही में शरीर के माध्यम को भली-भाँति हृदयंगम करना है। इस पुस्तक का दूसरा उद्देश्य प्राचीन ज्ञान सागर से ऐसी नई एवं सरल विधियों का विकास करना है जिनसे मानव स्वास्थ्य, शान्ति और सौमनस्य प्राप्त कर सके। औसत मानव प्राणी योगी नहीं बनना चाहता, वह तो कुछ आरम्भिक योग-चरणों का ज्ञान प्राप्त करना चाहता है, जिनकी अनुशंसा आयुर्वेदिक ऋषियों ने भी की है जिससे मानव जीवन सुखी-सम्पन्न बन सके और ऊर्जा प्राप्त करने की कुछ विधियों की जानकारी प्राप्त कर सके। अच्छे स्वास्थ्य, जीवन की गुणवत्ता बढ़ाने और रोगों को दूर रखने के लिए क्या अन्तस् का अनुशासन आवश्यक है ? हाँ, यह वास्तव में आवश्यक है! आत्म-अनुशासन के बिना अनेक रोगों के बीजों का शरीर-क्षेत्र में ही दफन होता रहता है। आत्म-अनुशासन के माध्यम से व्यक्ति यह सीख पाता है कि अवसर और स्थितियों के अनुसार वह अपने चित्त को मोड़ सके, जो भी अवस्था सामने आए, उसमें असन्तोष का अनुभव न करे और जो जैसा समुपस्थित हो, उसे मुस्कुराते हुए स्वीकार कर सके, जीवन में जो भी ऊँच-नीच सामने आए उसका शक्ति

और साहस के साथ सामना कर सके। इन गुणों के आ जाने से व्यक्ति के उत्तम शारीरिक एवं मानसिक स्वास्थ्य की दृढ़ आधारशिला बन पाती है।

आज के युग में अधिकांश लोग, विशेषतः नगरों महानगरों के लोग समय के साथ प्रतियोगितापूर्ण भागदौड़ करते प्रतीत होते हैं। रजस गुण (अत्यधिक गतिशीलता) के कारण व्यक्ति के जीवन में असन्तुलन आ जाता है। यदि 'सत्त्व' (स्थिरचित्तता, सौमनस्य और शान्ति), 'रजस' (क्रियाशीलता एवं गतिविधि) और 'तमस' (इन्द्रियों और चित्त की निष्क्रियता और विश्रामशीलता) के बीच सन्तुलन नहीं होता, तो हमारी ब्रह्मांड से लयबद्धता गड़बड़ा जाती है। मनुष्य की आन्तरिक व्यवस्था विद्रोह कर बैठती है; अन्तस-तन्त्र अव्यवस्थित हो जाता है और विभिन्न स्तरों पर गड़बड़ी पैदा हो जाती है। भारतीय पुराणों में देवताओं और असुरों के बीच संघर्ष होने के अनेक उल्लेख देखे जा सकते हैं। संस्कृत भाषा में देवगण, दिव्य, प्रकाशपूर्ण और स्वर्गनिवासी अमर प्राणी होते हैं। 'असुर' का अर्थ ही सौमनस्यहीन प्राणी है। सुर का अर्थ ही लय-ताल है और असुर का लय-तालहीन होना। देव और असुर दोनों ही मानव प्राणी हैं लेकिन जब 'असुर' का वर्णन किया जाता है तो उसे ऐसे प्राणी के रूप में चित्रित किया जाता है जो अस्वाभाविक दर्शन गतिविधियाँ करे—जैसे अत्यधिक भोजन करे, दूसरों की हत्या करे या औरों को सताए, रात में जागकर घूमता फिरे और दिन में सोए और प्रकृति के व्यवस्थित कार्य-व्यापार में व्याघात उत्पन्न करे। ऐसा व्यक्ति ब्रह्म की लय के साथ नहीं चलता तथा उसके जीवन और नियम का सुर प्रकृति के सुरों से नहीं मिलता।

आज के मानव प्राणियों ने बहुत-सी आसुरी प्रवृत्तियाँ अपना ली हैं जिनके कारण बहुत-सी गड़बड़ियाँ, रुग्णताएँ और रोग पैदा हो गए हैं। आसुरी क्रियाकलाप वर्तमान के क्षण में तो सुखदायक और आनन्दप्रद प्रतीत होते हैं लेकिन इनके परिणाम भयावह हुआ करते हैं। इस पुस्तक का उद्देश्य पाठकों को यह बताना है कि हमारे अन्तस में क्या-क्या आसुरी वृत्तियाँ हैं। साथ ही व्यक्ति के सत्य भाव को जागृत करने का प्रयास करना है जिससे जीवन में सन्तुलन, सौमनस्य और शान्ति आ सके। यह सब तभी सम्भव है जब हम अपनी विचार-प्रक्रिया में सुधार लाएँ और सबकुछ सादगी के साथ करने लगें।

मैंने इस पुस्तक को पाँच खंडों में विभाजित किया है। पहले खंड में भारत की प्राचीन योग-साधना पद्धति और आयुर्वेद का ऐतिहासिक, दार्शनिक और सांस्कृतिक परिप्रेक्ष्य में विवरण दिया गया है। दूसरे खंड के चार भागों में पतंजलि के योगसूत्रों का प्रस्तुतीकरण किया गया है। योग सूत्रों का हिन्दी में अनुवाद करने के पश्चात उनका वैज्ञानिक ढंग से विस्तारपूर्वक वर्णन किया गया है। पाठकों की सुविधा के लिए रेखाचित्र एवं आकृतियाँ भी दी हैं। इन चार भागों के अन्त में योगसूत्रों का समालोचन एवं प्रयुक्त शब्दावली दी गई है।

आत्मेन्द्रियमनोऽर्थानां सन्निकर्षात् प्रवर्तते।
सुखदुःखमनारम्भादात्मस्ये मनसि स्थिरे॥
निवर्तते तदुभयं वशित्वं चोपजायते।
सशरीरस्य योगज्ञास्तं योगमृषयों विदुः॥

—चरक संहिता, शारीरस्थानम् / 1,138-139

(आत्मा, इन्द्रिय, मन और अर्थों के सन्निकर्ष से सुख और दुःख दोनों होते हैं। जब आत्मा में मन स्थिर होता है तो किसी कार्य के न होने से सुख और दुःख दोनों निवृत्त हो जाते हैं। तब शरीर के साथ आत्मा वशी हो जाती है। इसे ऋषि लोग योग कहते हैं। इससे आधिदैविक शक्तियाँ उदित होती हैं।)

अनित्याशुचि दुखानात्मसु नित्य शुचि सुखात्मरख्याति विद्या॥

(पातंजल योगसूत्र, II, 5)

(अविद्या अथवा अज्ञान अनित्य है, अपावन है और क्लेशकारक है, जो आत्मा नहीं है। आत्मा तो शाश्वत, विशुद्ध, आनन्दप्रद होती है।)

क्रम

तालिका-सूची

प्रथम खंड

भारतीय परम्परा : योग और आयुर्वेद

ऐतिहासिक, सामाजिक एवं सांस्कृतिक परिप्रेक्ष्य में आयुर्वेद

पाश्चात्य दृष्टि से लिखित ऐतिहासिक विवरणों तथा पाश्चात्य प्रभावयुक्त भारतीय इतिहासकारों के अनुसार हमारी संस्कृति का विकास ईसापूर्व 3000 वर्ष के आसपास सिन्धु सभ्यता से हुआ है। हमारी संस्कृति पर तथाकथित आर्यों ने आक्रमण किया था जो सम्भवतः मध्य यूरोप से आए थे। इस आधी-अधूरी जानकारी के अनुसार आर्यों ने हमारी पूर्ववर्ती सुनियोजित सभ्यता, योजनानुसार बसे नगरों आदि को लूटा और यहाँ स्वयं स्थापित हो गए। सम्भवतः इसके एक हजार वर्ष पश्चात् आर्यों ने ज्ञान की सर्वोत्तम पुस्तकों–चार प्रमुख वेदों–की रचना की होगी।

हमारे अतीत के इस चित्रण से भारतीय विद्वान और विख्यात भारतविद् सहमत नहीं हैं। यह सोचना तर्कसंगत नहीं लगता कि सिन्धु सभ्यता सरीखी समुन्नत सभ्यता, जिसमें सुनियोजित नगर बसाए गए थे और सुव्यवस्थित समाजतन्त्र विद्यमान था, उसे आक्रमणकारियों ने इतनी आसानी से लूट-मार करके समाप्त कर दिया होगा। भारत महाद्वीप के समूचे उत्तर पश्चिम भाग में फैली सिन्धु सभ्यता को इतनी आसानी से मिट्टी में मिलाया जाना या उसे महादेश के दक्षिणी भागों में धकेला जाना असम्भव-सा ही प्रतीत होता है। यह सिन्धु सभ्यता उस समय अपने स्वर्णिम युग में होगी क्योंकि उसके अन्य प्रमुख सभ्य समाजों–जैसे मैसोपोटामिया तथा बेबीलोन–से व्यापार के सुदृढ़ सम्बन्ध थे। यह सोचना भी तर्कसंगत नहीं लगता कि खानाबदोश आर्य लोग अल्पकाल में ही इतने बुद्धिमान हो गए कि वे संसार को संस्कृत जैसी महान भाषा और वेदों में वर्णित कालातीत ज्ञान तथा प्राचीन भारतीय साहित्य की कालजयी कृतियाँ दे सकें। संसार के विविध भागों के वैविध्यपूर्ण समाज के लोगों के बीच संश्लेषण, एकीकरण और विचारों की समृद्धि की प्रक्रिया चली होगी। हमारे महादेश ने संस्कृति, महान दार्शनिक तथा धार्मिक परम्पराओं को जन्म दिया होगा। यह परम्परा कितनी पुरानी है, इसकी पुरातनता निश्चित करना कठिन है जो आज तक भी समाज में प्रचलित है। जहाँ तक योग का सम्बन्ध है, मोहनजोदड़ो की एक मुद्रा पर एक योगी का अंकन है, जो पद्मासन की मुद्रा में बैठा है। कुछ विद्वान इसे भगवान शिव की साधना-मुद्रा की प्रतिकृति मानते हैं। उस महायोगी के आसपास अनेक पशु विद्यमान हैं इसीलिए उसे भगवान शिव मानने

का विश्वास दृढ़ होता है क्योंकि भगवान शिव का एक नाम 'पशुपतिनाथ' भी है जिसका अर्थ है पशुप्राणियों का रक्षक।

सिन्धु घाटी सभ्यता प्रधानतः सिन्धु नदी के तटवर्ती क्षेत्रों में पाई गई है। हमारे पड़ोसी ईरानी लोग 'स' वर्ण का उच्चारण नहीं कर पाते थे, अतः उन्होंने सिन्धु को 'हिन्दु' रूप में उच्चारित किया। यह 'हिन्दु' शब्द ईरानियों के द्वारा समूचे संसार में प्रचारित कर दिया गया और यह महादेश 'हिन्दुस' हो गया। इसी प्रकार सिन्धुस्तान से हिन्दुस्तान हो गया। हम उनको जो भी संज्ञा दें, उस महादेश के लोगों ने जीवन के लिए महान ज्ञान और ब्रह्मांड के लिए अनेक सिद्धान्तों का प्रतिपादन किया। उन्होंने खगोल-विद्या, ब्रह्मांड, अस्तित्व सत्ता तथा समस्त ब्रह्मांडीय चेतना के एक-स्वरूप होने के सिद्धान्त भी प्रतिपादित किए।

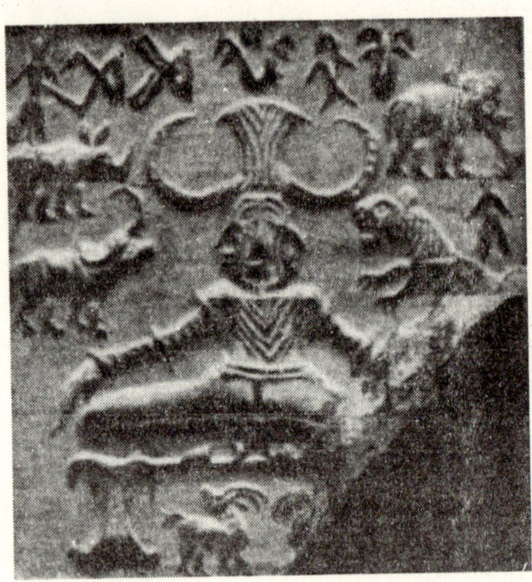

आकृति-1 : सिन्धु घाटी सभ्यता (3000 वर्ष ई.पू.) की मोहनजोदड़ो में प्राप्त मुद्रा पर अंकित—महायोगी (भगवान शिव) की प्रतिकृति।

बाद में वेदों, ब्राह्मणों और उपनिषदों की रचना की गई और तत्कालीन जीवन-चर्या निर्धारित सिद्धान्तों के अनुसार चला करती थी। वास्तव में ये सिद्धान्त प्रकृति के रहस्यों के अनुरूप थे और ब्रह्मांडीय नियमों से मिलकर उनके अनुसार ही जीवन के क्रियाकलाप चलते थे।

सनातन धर्म

ब्रह्मांडीय सिद्धान्तों के अनुसार अपनाए गए जीवन में सिद्धान्तों को प्राचीन युग में भारतीय सनातन धर्म कहते थे। सनातन धर्म कोई सम्प्रदाय नहीं है, वरन् एक जीवन-पद्धति है। इसमें न केवल मानव समाज और ब्रह्मांडीय रचनाधर्मिता का विचार-विमर्श समाहित है, वरन् खगोलशास्त्र भी समाहित है। इसमें काल की निरन्तरता तथा खगोल के परिसरण के चक्र के शाश्वत या सनातन मानदंडों का समावेश है। सनातन धर्म की शिक्षाओं का सार यही है कि ब्रह्म या परमात्मा समस्त ब्रह्मांड में व्याप्त है और वही जीवन का कारणभूत है। जो भी विद्यमान है, जिसकी सत्ता है, वह कालचक्र के अनुरूप ही होती है। समस्त जगत एक विराट चक्र-परिचलन है, इसीलिए चक्र को

धर्मचक्र (आकृति-2) कहते हैं। यह धर्म-चक्र सनातन धर्म का पर्याय है। यह ब्रह्मांडीय धर्मचक्र असंख्य धुरियों में सार्वभौम ऊर्जा से घूमता है। हमारे राष्ट्रीय ध्वज पर बीचोबीच अंकित चित्र भी इसी धर्मचक्र का प्रतिरूप है। धर्म उस व्यवस्था का वाचक है जो ब्रह्मांडीय समस्त व्यक्त स्वरूपों, धार्मिक और सामाजिक आदि से सम्बद्ध गतिविधियों का संचालन करती है। भारत महादेश में एक ही सामान्य लक्ष्य की प्राप्ति के लिए विभिन्न प्रकार से तत्त्व-चिन्तन किया गया है और सभी चिन्तन धर्म के अंग हैं।

यहाँ यह जान लेना महत्त्वपूर्ण है कि 'हिन्दुत्व' (Hinduism) जैसी कोई चीज़ नहीं है, क्योंकि हिन्दुओं की महान परम्परा किन्हीं निर्धारित नियमों या विनियमों से बँधी नहीं है, जिसका हिन्दू धर्मावलम्बियों को पालन ही करना हो या उन्हें किन्हीं विशिष्ट देवी-देवताओं में आस्था रखनी ही हो या उनका पूजन-अर्चन करना ही हो। हिन्दू धर्म का कोई संस्थापक नहीं है और उसके आधारभूत सिद्धान्त भी नहीं हैं। तकनीकी दृष्टि से कहें तो हिन्दुत्व जैसा कोई 'शब्द' ही नहीं है और धर्म का अनुवाद अंग्रेजी शब्द 'रिलीजन' (Religion) से नहीं किया जा सकता। धर्म शब्द 'रिलीजन' से कहीं अधिक व्यापक है और 'रिलीजन' एक सम्प्रदाय है। धर्म एक सार्वकालिक सार्वभौम (ब्रह्मांडीय)

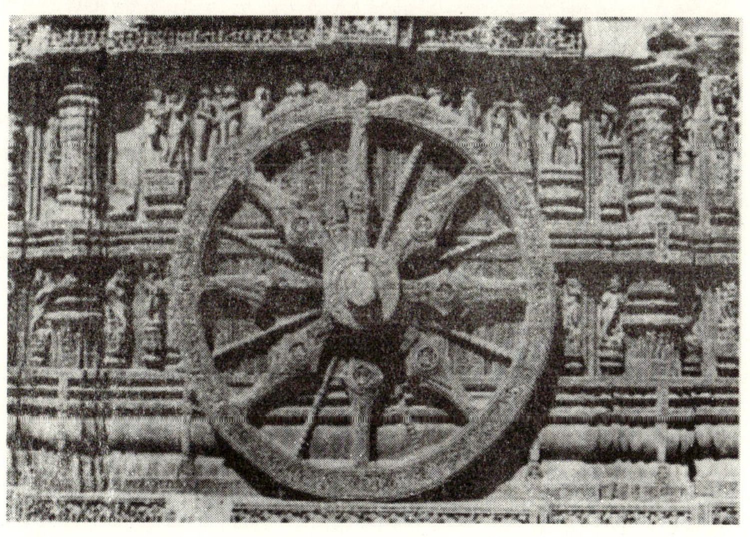

आकृति-2 : धर्मचक्र काल और विद्यमानता का प्रतीक है। यह चित्र उड़ीसा में स्थित कोणार्क के सूर्य मन्दिर पर अंकित सूर्य रथ के पहिए का है।

व्यवस्था है जिसमें मानव प्राणी भी समाहित है। ऐसा कोई परमात्मा नहीं है जो संसार के भले या बुरे परिणामों के लिए उत्तरदायी हो। प्रत्येक व्यक्ति अपने अच्छे या बुरे भाग्य के लिए उत्तरदायी है। यह विराट सुव्यवस्थित व्यवस्था है जो कार्य-कारण और आश्रय

के अनुरूप संचालित हो रही है। कोई भी व्यक्ति अच्छे सद्-असद् परिणामों का किसी देवता या परमात्मा को कारण नहीं बता सकता। प्रत्येक व्यक्ति अपने कर्म का संचय करता है जिनका शुभ या अशुभ फल उपयुक्त समय और स्थितियों में सामने आते हैं। जन्म और मृत्यु का चक्र (आवागमन) चलता रहता है और व्यक्ति का जीवन पिछले जन्मों के कर्म-फलभोग के अनुसार ही सुखपूर्ण या दुःखपूर्ण होता है। आवागमन के इस दुश्चक्र को योग-साधना द्वारा तोड़ा जा सकता है। इसी प्रकार इस सृष्टि के सृजन और प्रलय का भी एक विराट चक्र चलता रहता है। समय शाश्वत है, इसीलिए न तो कभी जीवात्मा नष्ट होती है और न सृष्टि। इसीलिए चक्र धर्म का प्रतीक है। यह कथन अन्य अवधारणाओं के स्पष्ट किए जाने तथा सांख्य के तात्त्विक चिन्तन पर प्रकाश डालने पर अधिक सहजता से समझा जा सकेगा। सांख्य दर्शन ही योग तथा आयुर्वेदिक दर्शन का आधार है।

परब्रह्म अथवा परमात्मा

परब्रह्म को ब्रह्मांडीय ऊर्जा अथवा सार्वभौम आत्मा कहा जा सकता है जो सभी में प्राणों का संचार करता है और जिसकी भी अस्तित्व सत्ता है, उसका कारणभूत रूप भी वही है। यह एक देव मात्र नहीं है। हिन्दू धर्म में अनेक देवतागण हैं। सूर्य, चन्द्रमा, सरिताएँ और पर्वत आदि समस्त प्रकार की ब्रह्मांडीय ऊर्जाओं को देव-स्वरूप प्रदान कर दिया गया है और उन सबकी पूजा-उपासना की जाती है। किन्तु परब्रह्म ही इन सबका सारभूत रूप है। यह परब्रह्म सर्वथा निराकार है और सभी प्राणियों के जीवन का कारण है। हमारे प्राचीन साहित्य में ब्रह्म को 'वे' कहकर पुकारा गया है। मुंडक उपनिषद् में उसका वर्णन इस प्रकार किया गया है :

यत्तदद्रेश्यमग्राह्यमगोत्रमवर्णमचक्षुः श्रोत्रं तदपाणिपादम्।
नित्यं विभुं सर्वगतं सुसूक्ष्मं तदव्ययं यद्भूतयोनिं परिषश्यन्ति धीराः ॥[1]

(वे परब्रह्म परमेश्वर ज्ञानेन्द्रियों द्वारा जानने में नहीं आते, न कर्मेन्द्रियों द्वारा पकड़ने में ही आते हैं। वे गोत्र आदि उपाधियों से रहित तथा ब्राह्मण आदि वर्णगत भेद एवं रंग और आकृति से भी सर्वथा रहित हैं। वे नेत्र, कान आदि ज्ञानेन्द्रियों से और हाथ, पैर आदि कर्मेन्द्रियों से भी रहित हैं। वे अत्यन्त सूक्ष्म, व्यापक, अन्तरात्मा रूप में सब में फैले हुए हैं और कभी नाश न होनेवाले सर्वथा नित्य हैं। समस्त प्राणियों के उस परम कारण को ज्ञानीजन सर्वत्र परिपूर्ण देखते हैं।)

आगे बढ़ने से पूर्व मैं यहाँ दो बातें स्पष्ट कर देना चाहूँगी।

(1) पाश्चात्य विद्वान और पश्चिमोन्मुखी भारतीय विद्वान इस बात से उलझन में पड़ जाते हैं कि हिन्दू धर्म-परम्परा में अनेक देवी-देवताओं की संकल्पना है और नाना

1. मुंडक उपनिषद्, 1, 6

प्रकार का दार्शनिक तत्त्व चिन्तन विद्यमान है। हमारे यहाँ अनेक देवी-देवता हैं किन्तु परमात्मा कोई नहीं है।

वह सार्वभौम ऊर्जा ही सभी प्राणियों को ऊर्जास्वित करती है और वही जीवन का कारण है। इसका उत्तर यही है कि प्रकृति के विभिन्न स्वरूपों को देवत्व भाव प्रदान कर दिया गया है। दार्शनिक महत्त्व की दृष्टि से इन सभी देवों का प्रतीकात्मक महत्त्व है, जिसका विश्लेषणात्मक वर्णन इस खंड के अन्त में दिया गया है। इसके अतिरिक्त ये देव निराकार-निर्विकार ब्रह्म तक पहुँचने की सीढ़ियाँ मात्र हैं। ये देव सगुण-साकार हैं, इसलिए ब्रह्म की प्राप्ति का मार्ग सुगम हो जाता है।

(2) दुर्भाग्य से, कुछ पाश्चात्य विद्वानों ने प्राचीन भारतीय धर्म-परम्परा और इतिहास को अलग-अलग खंडों में विभाजित कर दिया है।[1] वास्तव में यह उनका अपने इतिहास को देखने का दृष्टिकोण है जो साम्राज्यों के उत्थान-पतन का ही विश्लेषण करता है या नए युगों का आरम्भ देखता है—जैसे रोमन साम्राज्य का पतन और ईस्वी सन् (ईसाई युग) का आरम्भ। चाहे पश्चिम हो अथवा पूर्व हम घटनाओं, काल तथा विशिष्ट स्थितियों का खंडन या विभाजन नहीं कर सकते। ये विद्वान वेदों में वर्णित धर्म-अनुशासन को तथाकथित हिन्दुत्व; (Hinduism) से अलग करके देखते हैं। सिन्धु घाटी और गंगा-यमुना के मैदानी क्षेत्रों में विकसित धार्मिक तत्त्व-चिन्तन के बीच अभेद्य सीमा रेखा खींचना चाहते हैं। यह समझ लेना आवश्यक है कि अतीत काल में भारत महादेश में विचारों, विश्वासों, पूजा-अर्चना और परम्पराओं का सतत विकास और उनका संश्लेषण होता रहा है। यहाँ प्राचीन परम्पराओं अथवा मान्यताओं के स्थान पर नई परम्पराओं एवं मान्यताओं की स्थापना नहीं है। आज भी, पारम्परिक हिन्दू पर्व-समारोहों में तथा मन्दिरों की दैनिक पूजा-अर्चना में वेदों और उपनिषदों की ऋचाओं एवं मन्त्रों का ही उच्चारण किया जाता है। इतिहासकार ए.एल. बाशम ने इस तथ्य को निम्न शब्दों में वर्णित किया है :

"ईसा पूर्व की पहली सहस्राब्दि के प्रथम भाग में ऋग्वेद एवं मौखिक एवं धार्मिक परम्पराओं का प्रयोग जीवन्त हिन्दू धर्म के रूप में होता आ रहा है। विवाह एवं मृत्युकाल में अथवा दैनिक धर्म-साधना में अब भी वैदिक प्रार्थनाओं का ही प्रयोग होता है।"[2]

ऋग्वेद के अनुसार सृष्टि का निर्माण (सृजन नहीं) विश्वकर्मा ने किया था। वास्तव में आज भी दीपावली के एक दिन बाद समूचे देश में देव विश्वकर्मा का पूजन किया जाता है, जिसमें सभी लोगों द्वारा अपने-अपने कार्य में प्रयोग किए जानेवाले औजारों की पूजा की जाती है। दीपावली के बाद शुक्लपक्ष की प्रतिपदा को, जो अक्तूबर मास के अन्तिम भाग या नवम्बर मास के आरम्भ में पड़ती है, विश्वकर्मा का पूजन होता

---

1. माइकेल जार्ज, 1977 'दि हिन्दू टैम्पल', हार्पर एंड रो, न्यूयार्क, पृ. 15-17, ए.एल. बाशम, 1971, 'दि वंडर दैट वाज़ इंडिया' फोन्टाना बुक्स, कलकत्ता, पृ. 354
2. ए.एल. बाशम, वही, पृ. 31

है। परम्परानुसार यह भारतीय वित्त वर्ष का अन्त होता है। दीपावली को लक्ष्मी की पूजा होती है और नए वर्ष के प्रथम दिन विश्वकर्मा का। भारत के कुछ भागों में हर बदलती ऋतु के साथ विश्वकर्मा की पूजा की जाती है। (भगवान विश्वकर्मा की पूजा सृष्टि के निर्माणकर्त्ता के रूप में की जाती है। यह पूजा, सृष्टि के निर्माणकर्त्ता का आभार प्रकट करने के लिए की जाती है क्योंकि उन्होंने हमें इन उपकरणों के माध्यम से आजीविका

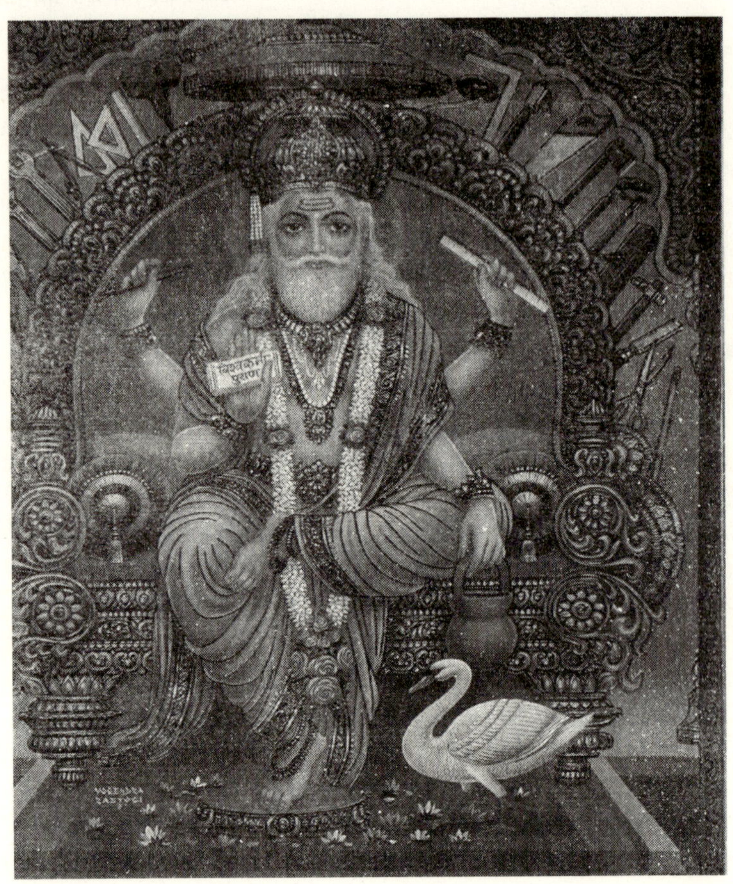

आकृति-3 : जब यह प्रश्न उठाया गया कि किस रूप में विश्वकर्मा सृष्टि के निर्माणकर्त्ता हैं और उन्होंने सृष्टि का निर्माण किस प्रकार किया, इसका उत्तर महानारायण उपनिषद् में इस रूप में दिया गया है।

अर्जित करने में सहायता प्रदान की। आजीविका कमाने में सहायक उपकरणों की भी इस अवसर पर पूजा की जाती है।

"जिसमें सब कुछ संकलित और विसर्जित होता है,
जो समस्त देवों की आधारशिला है,
वह है अविनाशी परात्पर पुरुष...
वह कुछ ऐसा है, जिससे आकाश, स्वर्ग और
पृथ्वी सब कुछ समाहित है;
उसी की ज्योति से सूर्य प्रकाशित है
उसी के माध्यम से जल जीवन की उत्पत्ति करता है,
क्या वही सृष्टि और परम सत्य है जिसे
ऋषि महर्षि परात्पर ब्रह्म कहते हैं ?
वह सृष्टि का नाभिकेन्द्र है
जो समस्त लोक का आधार-आश्रय है।'[1]

वह ब्रह्म ही सभी जीव-प्राणियों का सारभूत स्वरूप है। वह विराट जगत का कारण और सृष्टि का आधार है। छान्दोग्य उपनिषद् में महर्षि (आरुणि) उद्दालक, उस सार्वभौम तत्त्व को, अपने पुत्र श्वेतकेतु को इन शब्दों में समझाते हैं :

न्यग्रोधफलमत आहरेतीदं / भव इतिं / भिन्द्धीति भिन्नं / भगव इतिं / किमत्र पश्यसीतयण्व्य इवेमां धानां / भगव इत्यां / सामागैकां भिन्द्धीति भिन्नां / भगत इतिं / किमत्र पश्यसीति न किंचनं / भगव इति।

तँहोवाच यं वै सौम्यैत मणिमानं न निभालयस एतस्य वै सौम्यैषोऽणिम्न एवं महान्नय ग्रोधस्तिष्ठति श्रद्धतत्त्व सौम्येति।[2]

'उस महान वटवृक्ष से एक फल ले आ।'
'भगवन् मैं यह फल ले आया।'
'इस फल को तोड़।'
'भगवन्, तोड़ दिया।'
'इसमें तू क्या देखता है ?'
'भगवन्, मैं इसमें छोटे-छोटे दाने देखता हूँ।'
'इनमें से एक दाने को फोड़।'
'भगवन् फोड़ दिया।'
'अब तुम्हें इसमें क्या दिखाई देता है ?'
'भगवन् मैं इसमें कुछ नहीं देखता।'

आरुणि ने कहा, 'हे सौम्य, वट के दाने के टूटने पर जिस वट बीज की अणिमा तू नहीं देखता, तथापि हे पुत्र, देख, उस बीज की अदृश्य सूक्ष्म अणिमा में कारणभूत रूप में महान वटवृक्ष स्थित है। वह अणिमा ही सबका सारभूत रूप है। वही सत है,

1. महानारायण उपनिषद् 1, 3-5
2. छान्दोग्य उपनिषद् अध्याय 6, खंड 12/1-2

वही आत्मा है। हे सौम्य, विश्वास कर नाम-रूपादिमान् स्थूल जगत अत्यन्त सूक्ष्म सत् से ही उत्पन्न हुआ है। और तुम भी वह सत् आत्मा हो, पुत्र !

वेदों, ब्राह्मणों और उपनिषदों के काल को वैदिक काल कहा जाता है। बाद में श्रीमद्भगवद्गीता में यही सन्देश भक्तिपूर्ण गीतों के रूप में प्रसारित किया गया है। किन्तु, परब्रह्म सम्बन्धी आधारभूत वैदिक अवधारणा इस साहित्य में पूर्ववर्ती साहित्य के समान ही रही।[1]

ज्ञेयं यत्तत्प्रवक्षामि यज्ज्ञात्वामृतमश्नुते।
अनादिमत्परं ब्रह्म न सत्तान्नास दुच्यते ॥12॥
सर्वेन्द्रिय गुणाभासं सर्वेन्द्रियविवर्जितम्।
असक्तं सर्वभृच्चैव निर्गुणं गुणमोक्तृ च ॥14॥
बहिरन्तश्च भूतानामचरं चरमेव च।
सूक्ष्म त्वात्तद विज्ञेयं दूरस्थं चान्तिके चतत् ॥15॥
अविभक्तं च भूतेषु विभक्तमिव च स्थितम्।
भूतभर्तृ च तज्ज्ञेयं ग्रसिष्णु प्रभविष्णु च ॥16॥
ज्योतिषामपि तज्ज्योतिस्तमसः परमुच्यते।
ज्ञान ज्ञेयं ज्ञानगम्यं हृदि सर्वस्य विष्ठितम् ॥17॥

जिसके जान लेने से शाश्वत जीवन प्राप्त हो जाता है, वह ज्ञेय है परब्रह्म। वह नित्य है, जो अस्तित्व और अनस्तित्व आदि और अन्त के सब अनुभवगम्य विरोधों के ऊपर है। यदि हम उसे प्राप्त कर लेते हैं तो जन्म-मरण बाह्य घटनाएँ रह जाती हैं और आत्मा की नित्यता को स्पर्श नहीं कर पाती। (12)

उसमें सब इन्द्रियों के गुण हैं, फिर भी वह इन्द्रिय रहित है; वह अनासक्त है; फिर भी सबको सँभाले हुए है; वह गुणों से (सत्त्व, रजस, तमस) रहित है और फिर भी उनका उपभोग कर रहा है। (14)

वह सब प्राणियों के बाहर है और अन्दर भी। वह अचल है और चलायमान भी। वह इतना सूक्ष्म है कि उसे जाना नहीं जा सकता। वह बहुत दूर है और फिर भी वह पास है। (15)

वह अविभक्त (अविभाज्य) है, फिर भी वह प्राणियों में विभक्त हुआ-सा प्रतीत होता है। वह सब प्राणियों का भरण-पोषण करता है, उनका विनाश करता है और फिर नए सिरे से उन्हें उत्पन्न करता है। (16)

वह ज्योतियों की भी ज्योति है। वह अन्धकार से परे कहा जाता है। वह ज्ञान है; ज्ञान का विषय है और ज्ञान का लक्ष्य है—वह सबके हृदयों में स्थित है। (17)

श्रीमद्भगवद्गीता में कृष्ण अर्जुन को धर्म, ब्रह्म योग और कर्म आदि के विषय में अठारह भाषणों में बताते हैं। यहाँ कृष्ण परब्रह्म और अर्जुन मानव प्राणी के प्रतिनिधि

1. श्रीमद्भगवद्गीता; अध्याय 13, मन्त्र 12, 14-17

हैं। सर्वसामान्य चिन्तन में अर्जुन नर है और कृष्ण नारायण हैं। मानव प्राणी का परमात्मा और धर्म से सम्बन्ध श्रीमद्‌भगवद्‌गीता में निम्न रूप में वर्णित किया गया है :

अश्रद्दधानाः पुरुषा धर्मास्यास्य परन्तप।
अप्राप्य मा निवर्तन्ते मृत्यु संसार वर्त्मनि ॥3॥

हे अर्जुन ! जो लोग धर्म में श्रद्धा नहीं रखते, वे मुझे प्राप्त न करके फिर मर्त्य जीवन (संसार) के मार्ग में लौट आते हैं।

मया ततमिदं सर्वं जगदव्यक्तमूर्तिना।
मत्स्थानि सर्वभूतानि न चाहं तेष्ववस्थितः ॥4॥

इस सारे संसार को मैंने अपने अव्यक्त रूप से व्याप्त किया हुआ है। सब प्राणी मुझमें निवास करते हैं किन्तु मैं उनमें निवास नहीं करता। सम्पूर्ण विश्व का अस्तित्व लोकातीत परमेश्वर के कारण है किन्तु उसकी परम वास्तविकता देशकालाधीन वस्तुओं की प्रतीति से बहुत ऊपर है।

न च मत्स्थानि भूतानि पश्य मे योगमैश्वरम्।
भूवभृन्न न भूतस्थो ममात्मा भूतभावमः ॥5॥

फिर भी, सब भूतों (अस्तित्ववान वस्तुओं) का निवास मुझमें नहीं है। मेरे इस दिव्य रूप को देख। मेरी आत्मा जो सब भूतों का मूल है, वह सब भूतों को सँभाले तो हुए है, किन्तु वह (आत्मा) उनमें निवास नहीं करती। प्रत्येक वस्तु परमात्मा के अन्दर विद्यमान है। विश्व की प्रक्रिया परब्रह्म का पूर्वप्रकटन नहीं है। कोई भी सीमित प्रक्रिया परब्रह्म को अन्तिम रूप से और पूरी तरह से अभिव्यक्त नहीं कर सकती, हालाँकि यह संसार परमात्मा का सजीव प्रकटन है।

यहाँ यह समझ लेना आवश्यक है कि ब्रह्म तो सबका आश्रय है और हम तथा समस्त दृश्यमान जगत उसकी नाना रूपात्मक अभिव्यक्तियाँ हैं। ब्रह्म तो ब्रह्मांडव्यापी ऊर्जा है और इसीलिए वह किसी एक रूपाकार में व्यक्त नहीं हो सकता—कोई एक देवरूप ब्रह्म नहीं माना जा सकता। हिन्दुओं के विभिन्न देवगण सांकेतिक रूप में उसके नाना गुण-रूपों का व्यक्त स्वरूप हैं। इन देवों की दार्शनिक सांकेतिकता का वर्णन उस खंड के अन्त में दिया गया है।

ब्रह्मांड में सार्वभौम एकत्व है और अव्यक्त ब्रह्म समस्त विद्यमान वस्तुओं में व्याप्त है। इसीलिए हिन्दुओं के लिए सरिता, वृक्ष, पत्थर, पहाड़, सूर्य, चन्द्रमा, तारकमंडल, कोई मन्त्र, अन्य मानव प्राणी या गुरु आदि सभी वन्दनीय एवं पूजनीय हैं। हिन्दू धर्म-परम्परा आस्तिकतावादी नहीं है। परब्रह्म तो अव्यक्त है और व्यक्त जीव के लिए अव्यक्त ब्रह्म तक पहुँचना बहुत कठिन है। परब्रह्म तक पहुँचने का मार्ग देवगण प्रशस्त करते हैं। वे परब्रह्म तक पहुँचने की सीढ़ी हैं जिससे परब्रह्म तक पहुँचने का मार्ग सुगम होता है। उस अनादि-अनन्त, शाश्वत ऊर्जा की व्याख्या करने के लिए ऋग्वेद ने उसकी मानवाकृति से तुलना की है।

परब्रह्म के एक हजार सिर हैं,
उसके एक हजार नेत्र और सहस्त्र पद हैं।...
वर्तमान जो कुछ है, अतीत में जो कुछ था और
भविष्य में जो होगा, वही ब्रह्म है...
उसके मन से चन्द्रमा का उदय हुआ,
उसके नेत्रों से सूर्य का प्रादुर्भाव हुआ,
उसके मुख से अग्नि और
उसके प्राण से प्राणवायु सृजित हुई
उसकी नाभि से आकाश का अभ्युदय हुआ
और उसके शीश से स्वर्ग का निर्माण हुआ
उसके चरणों से पृथ्वी का निर्माण हुआ
और (पूर्व-पश्चिम आदि) दिशाएँ उसके कर्णरन्ध्रों से उद्भूत हुईं।[1]

वैदिक धर्मग्रन्थों का अध्ययन करने पर हम पाते हैं कि ऋषि-महर्षियों ने बारम्बार इस तथ्य को प्रकट किया है कि परब्रह्म को किसी देवरूप में न जाना-समझा जाए और न किसी भी मानवीकरण को उसका प्रतिबिम्ब समझा जाए। महानारायण उपनिषद् में ब्रह्म का निरूपण इन शब्दों में किया गया है :

"वह ऐसा है, जिसमें सब कुछ समुचित और विसर्जित होता है, उसके आधार पर ही देवताओं का आसन है, वही अविनाशी है, और सर्वोच्च का आश्रय है...उसी से समस्त अन्तरिक्ष, स्वर्ग और पृथ्वी आपूरित है, उसी की ऊर्जा से सूर्य की उष्णता व्याप्त है, उसी की सत्ता से जल जीवन का संचार होता है, वही व्यवस्था है, वही सत्य है।

ऋषियों का वह परब्रह्म है।

सृष्टि की नाभि है जो सभी वस्तुओं का परिपोषक है..."[2]

केन उपनिषद् में भी इसी भाव को थोड़े भिन्न शब्दों में इस रूप में प्रस्तुत किया गया है।

"ब्रह्मतत्त्व वाणी से सर्वथा अतीत है। जिसकी शक्ति के किसी अंश से वाणी में प्रकाशित होने की—बोलने की शक्ति आई है, वह वाणी का भी ज्ञाता, प्रेरक और प्रवर्तक है, वह ब्रह्म है। परब्रह्म परमेश्वर मन और बुद्धि से सर्वथा अतीत है। जो मन-बुद्धि का ज्ञाता, उसको मनन एवं निश्चय करने की शक्ति देनेवाला तथा मनन और निश्चय करने में नियुक्त करनेवाला है और जिसकी शक्ति के किसी अंश से बुद्धि में निश्चय करने और मन में मनन करने की सामर्थ्य आई है, वह ब्रह्म है।

परब्रह्म परमेश्वर चक्षु आदि इन्द्रियों से सर्वथा अतीत है। जिसकी शक्ति और प्रेरणा से चक्षु आदि ज्ञानेन्द्रियाँ अपने-अपने विषय को प्रत्यक्ष करने में समर्थ होती हैं, जो इनको

---

1. ऋग्वेद, दशममंडल, 90 सूक्त, ऋचाएँ, 1, 2, 13, 14
2. महानारायण उपनिषद्, 1, 3-5

जाननेवाला और इन्हें अपने विषयों को जानने में प्रवृत्त करनेवाला है तथा जिसके किसी अंश का यह प्रभाव है, वह ब्रह्म है। परब्रह्म परमेश्वर श्रोत्रेन्द्रिय से सर्वथा अतीत है। जो श्रोत्रेन्द्रिय का ज्ञाता, प्रेरक और उसमें सुनने की शक्ति देनेवाला है तथा जिसकी शक्ति के किसी अंश से श्रोत्र-इन्द्रिय में शब्दों को ग्रहण करने की सामर्थ्य आती है, वह ब्रह्म है।

प्राण के द्वारा जो कोई भी चेष्टापूर्वक प्राप्त की जानेवाली वस्तु है तथा प्राकृत प्राण से अनुप्राणित जिस तत्त्व की उपासना की जाती है, वह ब्रह्म का वास्तविक स्वरूप नहीं है। परब्रह्म परमेश्वर उससे सर्वथा अलग है। जो प्राण का ज्ञाता, प्रेरक और उसमें शक्ति देनेवाला है, जिसकी शक्ति के किसी अंश को प्राप्त करके, जिसकी प्रेरणा से यह प्रधान प्राण सबको चेष्टायुक्त करने में समर्थ होता है, वही सर्वशक्तिमान् परमेश्वर ब्रह्म है।[1]

इस पुस्तक के इस भाग का जैसे-जैसे पारायण करते जाएँगे, ये सभी मीमांसक तत्त्व अधिक स्पष्ट होते जाएँगे। सनातन धर्म और हिन्दू अध्यात्म परम्परा के मूलाधार को समझने के लिए यह अति महत्त्वपूर्ण है कि हम 'कर्म' की अवधारणा को हृदयंगम कर लें।

कर्म

हिन्दू धार्मिक मान्यताओं के अनुसार ब्रह्मांड एक सुव्यवस्थित एवं क्रियाशील इकाई है, जिसमें सतत परिवर्तन एवं रूपान्तरण होता रहता है। इसमें ऐसा कुछ भी नहीं है, जिसका कोई निश्चित कार्य-व्यापार नहीं और निश्चित लक्ष्य-प्राप्ति के लिए साधन का सही चयन न हो। कुछ भी किसी कारण बिना अथवा आधार के बिना घटित नहीं होता। कुछ भी नष्ट नहीं होता और प्रत्येक वस्तु या पदार्थ का रूपान्तरण होता रहता है। किसी का स्वरूप अन्तिम नहीं होता। सब कुछ एक अवस्था से दूसरी अवस्था में बदलता रहता है—जिससे हमें एक क्षण दूसरे से भिन्न प्रतीत होता है। इसी को काल कहते हैं।

मानव प्राणी ब्रह्मांड का ही अति लघु रूप है। मानव शरीर में आत्मा परब्रह्म का ही रूप है जो शाश्वत है और व्यक्ति-सत्ता का कारण रूप है। जगत और मानव शरीर की भौतिक वास्तविकता यही है कि यह आकाश, वायु, अग्नि, जल और पृथ्वी इन पंच तत्त्वों से निर्मित है। मृत्यु के उपरान्त ये पाँचों तत्त्व पंच महाभूतों में जा मिलते हैं। आत्मा व्यक्ति-सत्ता का सार होती है और उसी से मानव जाति का सातत्य बना रहता है। मानव जन्म-मृत्यु के चक्र में, जिसे संसार कहते हैं, कर्मों के कारण भ्रमण करता रहता है।

कर्म हमारी अस्तित्ववत्ता की अन्तर्निहित प्रकृति है। अपने जीवनकाल में हम जो कुछ करते हैं, वे ही हमारे कर्म होते हैं। एक जीवन के कर्म यह निर्धारित करते हैं कि हमें अगला जीवन कैसा मिलेगा। मानव प्राणियों के रूपाकार, प्रकृति और व्यवहार में

---

1. केन उपनिषद्, 1ए 4-8

अन्तर हमारे विगत कर्मयोग अथवा संस्कारों के समग्र प्रभावों के कारण होता है। अपनी विवेक-बुद्धि की शक्ति के आधार पर हम अच्छे या बुरे कर्मों के बीच भेद करते हैं। व्यक्ति अपने अच्छे कर्मों से विगत जीवन के दुष्कर्मों के प्रभाव को क्षीण भी कर सकता है और अच्छे कर्मों का संचय भी नहीं होने देता। यद्यपि व्यक्ति को अपने विगत जीवन के कर्मों के अनुसार फल भोगने होते हैं किन्तु इसका यह अर्थ भी नहीं है कि व्यक्ति जीवन का सब कुछ पूर्व निर्धारित होता है। मानव की स्वतन्त्रता इसी में निहित है कि वह वर्तमान जीवन के कर्म करने को स्वतन्त्र है जिन्हें वह अपनी बुद्धि एवं इच्छाशक्ति के द्वारा करने में सक्षम है।

कुछ लोग भ्रमवश यह मानकर चलते हैं कि सब कुछ भाग्य से ही होता है और इसे बहाना बनाकर अपने दायित्वों से बच निकलने की चेष्टा करते हैं। वास्तविकता इसके पूर्णतः विपरीत है। यदि वर्तमान में हम दुःख भोग रहे हैं, तो इसके बीज हमने ही बोए होते हैं। हमें वर्तमान स्थिति का सर्वोत्तम उपयोग अपनी बुद्धि एवं इच्छाशक्ति के अनुसार करने की पूर्ण स्वतन्त्रता है। इस दुःखद स्थिति से हमें सबक सीखने का अवसर मिलता है। हम एक सीमा तक अपने वर्तमान समय को सुधारने के लिए अच्छे कार्य कर सकते हैं और अपना भविष्य सुधार सकते हैं। कर्म सिद्धान्त हमें यह प्रेरणा देता है कि हम अपने कर्त्तव्यों का निष्ठापूर्वक पालन करें और करुणापूर्ण दया-भाव और त्याग-भाव से विभिन्न कर्म करें। सुकर्म संचित करनेवाले कुछ कार्य हैं—जैसे दान देना, निर्धनों तथा जरूरतमन्दों की सहायता करना, समाज-सेवा करना, पुण्य कार्यों जैसे शिक्षा तथा पर्यावरण की सुरक्षा सरीखे कार्य करना, पृथ्वी को हरा-भरा रखने में मदद करना तथा ऐसे अन्य कार्यों में भाग लेना जो मानवता और पृथ्वी के लिए कल्याणकारी हो। ये सद्‌कर्म किसी मनोकामना की पूर्ति की भावना से नहीं, वरन् निःस्वार्थ भाव से करने चाहिए और इनके प्रतिफल स्वरूप कुछ भी प्राप्त करने की इच्छा नहीं रखनी चाहिए। सद्‌कर्म सांसारिक दुःखजाल से बचाने के सबल कवच होते हैं। इनसे साहस और आत्मशक्ति बलवती होती है। इनके कारण व्यक्ति की बुद्धि का विकास, उसका दिशा-निर्देशन और सुरक्षा होती है।

कारणों, परिणामों और अन्तर्निहित तत्त्वों के कर्म आत्मनियन्त्रित प्रक्रिया को जन्म देते हैं। जैसे-जैसे हम जीवन में आगे बढ़ते हैं, हम अपना मार्ग स्वयं निर्धारित करते हैं। मानव प्रयास सर्वाधिक मूल्यवान होते हैं। दुष्कर्मों का दंड निश्चित रूप से मिलता है—इस जीवन में नहीं तो आगामी जीवन में। कोई भी अभियुक्त झूठे गवाह अथवा साक्ष्य के आधार पर न्यायालय से भले ही निर्दोष छूट जाएँ किन्तु कारण और कर्मों के आधार पर कर्म के दंड से बच सके, यह असम्भव है। ऐसी अवस्था में व्यक्ति के सामने एक ही मार्ग शेष रहता है कि वह अतीत से संचित दुष्कर्मों का भार सद्‌कर्मों और ध्यान-साधना के माध्यम से कम करे।

भारतीय समाज में कर्म-फल भोग का सिद्धान्त बहुत गहरे अन्तस चेतना में समाया हुआ है। इसी कारण लोगों को अपने दुःखों को सहज में सहने का साहस आता है।

यही कारण है कि इस सभ्यता में दान देने की इतनी महत्ता है। चाहे परम निर्धन व्यक्ति हो या धनी, कर्म उसके जीवन में नित्य संचित होते हैं। लोग भले ही, किसी को धोखा देते समय या ऐसे ही दुष्कर्म करते समय देवी-देवताओं से न डरें; किन्तु कर्म-फल की सुनिश्चितता के कारण बुरे काम करने से बचते हैं। जब भी कोई किसी दुर्घटना अथवा भीषण विपत्ति से बच जाता है तो प्रायः कहा जाता है कि उसका कोई पूर्व सुकर्म उसके आड़े आ गया और वह बच गया।

संसार

इस प्रकार हम देखते हैं कि हमारे जीवन की अन्तर्निहित प्रकृति है कर्म करना और कर्मों के द्वारा ही हम कालचक्र में ग्रस्त हो जाते हैं। हम जन्म लेते हैं मरने के लिए और मरते हैं पुनर्जन्म लेने के लिए। व्यक्ति की कालचक्र पूर्ण यात्रा ही 'संसार' है। इसी रूप में ब्रह्मांडीय जीवन चलता है और यह व्यवस्था स्वचालित है, सम्पूर्ण है। तब हमारे ऋषि-महर्षि इस जीवन-मरण के चक्र से मुक्त होने की क्यों चेष्टा करते हैं ? उन्होंने यह क्यों माना कि संसारचक्र कष्टप्रद है ? हम इस जगत में आते हैं, हम प्रेम करते हैं, मालिकी करते, हमारे अधिकार में ही काफी कुछ होता है, हम सीखते हैं, निर्माण करते हैं, नया-नया बनाते हैं, इत्यादि। एक दिन ऐसा आता है—सो भी बिना पूर्व-सूचना के—हमें वह सब जो हमने संचित किया है, सीखा है और जिन्हें हमने प्रेम किया है, छोड़कर चल देना होता है। जब हमारा पुनर्जन्म होता है तो हम सब कुछ वही नए सिरे से करते हैं। कैसी कष्टपूर्ण अवस्था है ?

मानव मस्तिष्क की स्मृति सीमा केवल एक ही जीवन तक है क्योंकि मृत्यु के बाद उस जीवन की सभी यादें नष्ट हो जाती हैं। कर्मों के संस्कार बचे रहते हैं जो हमें कर्म-योग के अनुसार नया शरीर देते हैं। नया शरीर प्राप्त करने पर कर्म हमें अपनी रुचियों, व्यक्तित्व और हितों इत्यादि के रूप में उत्प्रेरित करते हैं। एक प्रकार से संस्कार विराट काल-फलक पर सूक्ष्म रूपों में उदित होता है। हमारी स्मृति की सीमाओं के कारण, जो केवल एक जीवन तक सीमित होती है, प्राणी के लिए उन अवधारणाओं को हृदयंगम करना कठिन होता है, जो व्यापक काल-फलक पर एक जीवन से अधिक विस्तृत होती हैं।

संसारजन्य कष्टों को, सम्भवतः तब समझना आसान होगा, जब हम सीमित काल की दृष्टि लेकर चलें। कल्पना कीजिए कि आपको एक कमरे में बार-बार बुलाया जाता है और कुछ मिनटों के बाद बाहर जाने को कहा जाए। ऐसा एक दिन में सौ बार होता है। यह अत्यन्त पीड़ादायक अनुभव होता है कि जैसे ही आप भीतर जाते हैं, आपको बाहर जाने को कहा जाता है और आपको पुनः बुलाए जाने की प्रतीक्षा रहती है। यह स्थिति बहुत ही झुंझलाहटवाली होती है और यह एक कष्टप्रद अनुभव है। आप फिर कभी स्वयं को उस स्थिति में झोंकना नहीं चाहेंगे। यदि आपका काम ही ऐसा है तो

आप हर सम्भव प्रयास करेंगे कि कोई ऐसा काम मिले जो अधिक शान्तिपूर्ण हो। यह लगभग वही स्थिति है जब हमें जीवन-मरण (आवागमन) के चक्र से गुजरना पड़ता है। यह आवागमन उससे भी निकृष्ट है क्योंकि मृत्यु के उपरान्त एक जीवन में सीखा-पढ़ा सब बिसर जाता है और नए जीवन में सब कुछ नए सिरे से सीखना पड़ता है। इसी कारणवश, प्राचीन भारत के ऋषि-महर्षियों ने ऐसे साधन खोज निकाले थे जिससे जीवन-मरण (आवागमन) के चक्र से शाश्वत रूप से मुक्ति प्राप्त हो सके।

मोक्ष

हिन्दू धार्मिक विचारधारा के अनुसार जीवन का चरम लक्ष्य इस नश्वर संसार से मोक्ष पाना है जिसके अनुसार व्यक्ति की अविनाशी आत्मा का परमात्मा से स्थायी एकत्व हो सके। परात्पर ब्रह्म की शाश्वत ऊर्जा में विलय होने को ही मोक्ष कहते हैं।

शरीर को प्राणवान बनानेवाली कारणभूत आत्मा, व्यक्ति के कर्मों से ग्रस्त नहीं होती। वह तो मात्र आईना है जो मन की गतिविधियों को प्रतिबिम्बित करती है। वैयक्तिक आत्मा मृत्यु के समय समग्र कर्मजन्य संस्कारों से आवृत्त रहती है। जब व्यक्ति शरीर त्यागता है तो उसके अनेक व्यक्तियों, स्थानों और अवस्थाओं का कर्म फल भोगकर हिसाब चुकता करने को शेष रहता है। हिसाब चुकता करने की इस शक्ति के अनुरूप ही वैयक्तिक आत्मा नया शरीर धारण करती है जो उसका पुनर्जन्म होता है। इसी प्रकार आत्मा आवागमन के अनन्त चक्रों में फँसी रहती है। आवागमन के इस चक्र से तभी मुक्ति सम्भव होती है, जब ध्यान साधना की योग-क्रियाओं के द्वारा कर्म-फल समाप्त किए जाते हैं। कर्म मुक्त होकर आत्मा संसार के बन्धन से मुक्त हो जाती है और वह परात्पर ब्रह्म ऊर्जा में विलीन हो जाती है—सायुज्य मुक्ति प्राप्त कर लेती है। योग-साधना द्वारा जब शरीर के बन्धन से मुक्ति मिल जाती है तो योगी जीवित होते हुए भी जीवन-मुक्त हो जाता है। इस प्रकार अमर व्यक्ति की आत्मा विराट सार्वभौम ऊर्जा में विलीन हो जाती है और आवागमन (जीवन-मरण) के चक्र से मुक्त हो जाती है।

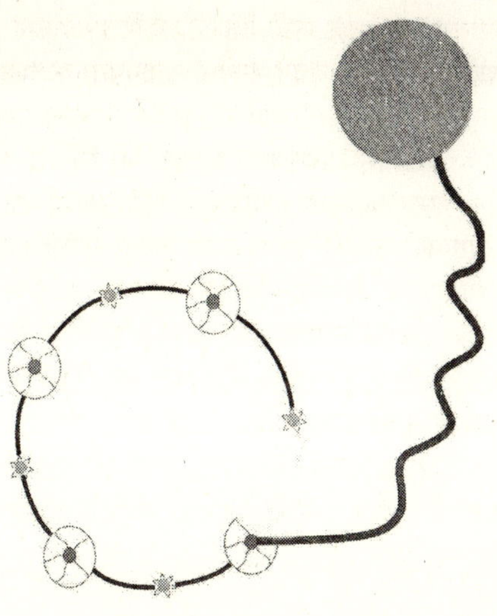

आकृति-4 : कर्मफल-भोग भार से युक्त आत्मा एक शरीर से दूसरे शरीर में प्रवेश करती है और इस प्रकार से संसार के आवागमन चक्र में फँसी रहती है। योग साधना से संचित कर्मों को नष्ट करके आत्मा मुक्ति की प्राप्ति में संलग्न होने पर सार्वभौम पुरुष–के साथ एक हो जाती है।

प्राचीन भारत के षड्दर्शन

ब्रह्म की संकल्पना की तर्कसम्मत व्याख्या करने के लिए अनेक दर्शनों का प्रादुर्भाव हुआ। वेदों पर आधारित मान्यताओं के अनुरूप विवेचन करनेवाले दर्शनों को परम्परावादी कहा गया है और अन्य दर्शनों को परम्पराविमुख (यथा जैनधर्म और बौद्धधर्म)। प्राचीन भारत के पारम्परिक दर्शन में षड्दर्शन प्रमुख हैं जिनके नाम हैं; (1) न्याय, (2) वैशेषिक, (3) सांख्य, (4) योग, (5) मीमांसा और (6) वेदान्त।

इन सभी दर्शनों में लक्ष्य तक पहुँचने की कार्य-प्रक्रिया भिन्न-भिन्न हो सकती है किन्तु सभी का लक्ष्य जीवन मरण (आवागमन) के चक्र से शाश्वत स्वतन्त्रता प्राप्त करना ही है। प्रस्तुत सन्दर्भ में विवेच्य दो प्रमुख दर्शन हैं–सांख्य और योग। योग के लिए सांख्य दर्शन आध्यात्मिक आधार प्रदान करता है। आयुर्वेद के आधारभूत सिद्धान्त भी सांख्य से ही ग्रहण किए गए हैं। सांख्य को प्राचीनतम दर्शन माना जाता और इसने बौद्धधर्म सहित अन्य धर्मों के चिन्तन को प्रभावित किया है।

सांख्य और योग में समानता का वर्णन श्रीमद्भगवद्गीता में इन शब्दों में किया गया है :

लोकेऽस्मिन्द्विविधा निष्ठा पुरा प्रोक्ता महानघ।
ज्ञानयोगेन सांख्यानां कर्मयोगेन योगिनाम्॥ [1]

1. श्रीमद्भगवद्गीता, अध्याय-3, मन्त्र 3

हे अर्जुन, इस संसार में बहुत पहले मैंने दो प्रकार की जीवन प्रणालियों का उपदेश दिया था। चिन्तनशील व्यक्ति के लिए ज्ञानमार्ग का और कर्मशील व्यक्तियों के लिए कर्ममार्ग का।

सांख्ययोगौ पृथग्बालाः प्रवदन्ति न पंडिताः।
एकमायास्थितः सम्यगुभयोर्विन्दते फलम्॥[1]

सांख्य और योग को बच्चे ही अलग-अलग बताते हैं, पंडित लोग नहीं। जो व्यक्ति इन दोनों में से किसी एक में भी भली-भाँति जुट जाता है, वह दोनों का फल पा लेता है।

वास्तव में सांख्य, ब्रह्मांड-विषयक ज्ञान का एक दर्शन है और उस ज्ञान की प्राप्ति का मार्ग 'योग' प्रशस्त करता है। सांख्य और योग का अधिक विवेचन किए जाने पर इसको समझना अधिक सुगम होगा।

सांख्य दर्शन

इस दर्शन के प्रवर्तक कपिल मुनि हैं और उनके नाम का उल्लेख स्वयं भगवद्गीता में किया गया है। आज भी महर्षि की पूजा-अर्चना गंगा के डेल्टा के 'सागर' द्वीप में (कलकत्ता के समीप) माघ महीने की प्रतिपदा (जो जनवरी में पड़ती है) को की जाती है। लोकविश्रुत मान्यता है कि 'सारे तीरथ बार-बार। गंगा-सागर एक बार।' कहते हैं कि कपिल मुनि अपने जीवन के अन्तिम चरण में इस द्वीप पर जा बसे थे। साल भर उनका लघु मन्दिर (मठिया) सागर के गर्भ में डूबा रहता है और मकर संक्रान्ति के अवसर पर समुद्र पीछे हट जाता है और लोग उसमें पूजा-अर्चना करने जाते हैं।

सांख्य का शाब्दिक अर्थ गणना है। इस संज्ञा का प्रयोग सम्भवतः इसलिए किया गया है क्योंकि इसमें ब्रह्मांडीय विकास के सिद्धान्तों का विवेचन किया गया है। ऊर्जा के परिरक्षण, रूपान्तरण और क्षय के सिद्धान्तों का तर्कसम्मत विश्लेषण करके यह परिगणन किया गया है। विराट जगत एक ऐसी गतिशील व्यवस्था है, जिसमें निश्चित लक्ष्य की प्राप्ति के लिए साधनों का सर्वथा उपयुक्त चयन किया जाता है। इसमें कभी घटनाओं का आकस्मिक संघटन नहीं होता है। इसमें एक व्यवस्था है, नियमन प्रणाली है, एक प्रक्रिया है और कार्यों का विभाजन भी है।

सांख्य मत के अनुसार विराट जगत् का उद्भव दो प्रमुख ऊर्जाओं के एक-दूसरे से मिलने पर होता है। ये दो ऊर्जाएँ हैं प्रकृति और पुरुष। पुरुष सार्वभौम आत्मा है। इसमें न तो कोई तत्त्व होता है और न कोई गुण। प्रकृति ब्रह्मांडीय पदार्थ है जिस पर यह विराट जगत सगुण रूप में आधारित होता है और इसमें तीन गुण होते हैं लेकिन यह प्रकृति पुरुष के संसर्ग के बिना कोई क्रियाशीलता नहीं दिखा सकती। निर्गुण पुरुष भी पदार्थ के बिना गतिशील नहीं हो सकता। इस पर इस विराट जगत का प्रकटन तभी सम्भव होता है जब ये दोनों ऊर्जाएँ मिलकर एकाकार हो जाती हैं। एक ऊर्जा दूसरी

---

1. श्रीमद्भगवद्गीता, अध्याय 5, मन्त्र 4

ऊर्जा को चेतना प्रदान करती है और दूसरी ऊर्जा को व्यक्त होने का अवसर उपस्थित करती है। प्रकृति में क्रियाशीलता की अपनी कोई कामना नहीं होती, क्योंकि यह निर्जीव होती है। पुरुष ही जगत की आत्मा होता है जो प्रकृति को सक्रिय कर चेतना प्रदान करता है। पुरुष ही पदार्थ में प्राण फूँकता है और वही सचेतना का कारण होता है। वैदिक साहित्य में इसी को ब्रह्म कहा जाता है।

हम आगे बढ़ें, इससे पहले हमें प्रकृति के गुणों को समझ लेना आवश्यक है। गुण तीन होते हैं—सत्त्व, रजस और तमस। सत्त्व गुण सत्य, नेकी, सौन्दर्य तथा सन्तुलन का सूचक है। रजस शक्तिमत्ता का गुण है जो गतिशीलता प्रदान करता है। जो भी ऊर्जावान तथा शक्तिमय होता है, वह इस गुण की कोटि में गणनीय है। तमस अवरोधक तत्त्व है जो गतिशीलता को टोकता है और क्रियाशीलता का प्रतिरोध करता है।

विराट जगत के निर्माण से पूर्व अर्थात् प्रकृति-पुरुष के मिलन से पहले तीनों गुणों में परिपूर्ण सन्तुलन था। इस सन्तुलन में परिवर्तन आने से ही जगत का प्रसार हुआ है। कर्म के द्वारा इस सन्तुलन में सतत परिवर्तन आता रहता है और प्रकृति पुरुष में मिलन की अन्तर्निहित परिणति कर्म है। सांख्य दर्शन के अनुसार ज्ञान के द्वारा जगत के इन दोनों परम स्वरूपों (प्रकृति-पुरुष) के भेद को समझ लेने पर ही मोक्ष की प्राप्ति सम्भव होती है।

आइए, उन तत्त्वों को देखते हैं, जो प्रकृति-पुरुष के मिलन से उद्‌भूत होते हैं। जब ये दो ब्रह्मांडीय अंग परस्पर मिलते हैं तो ब्रह्मांडीय ज्ञान का उदय होता है जिसे 'महत्' कहते हैं। इसमें विस्तार, उद्‌घाटन एवं परखने की क्षमता होती है। 'महत्' सांख्य के चौथे उपांग 'अहंकार' का निर्माण करता है। पाँचवाँ उपांग है 'मनस' अथवा ब्रह्मांडीय चित्त। ये तीन उपांग अथवा चरण अलग-अलग समय पर नहीं वरन् एक साथ उदित होते हैं। ये सब आगे चलकर तन्मात्राओं के उदय का कारण होते हैं। ये तन्मात्राएँ हैं—शब्द अर्थात् ध्वनि, स्पर्श, रूप, रस अर्थात स्वाद और गन्ध। इन तन्मात्राओं से 'पंच महाभूतों' का उदय होता है। दूसरे शब्दों में, इन पंच महाभूतों से रचित पदार्थ जगत बुद्धि के लिए एक वास्तविकता बन जाता है, आत्म-सत्ता का बोध होता है और तन्मात्राओं के द्वारा विचार-विवेक की शक्ति आती है। सरल भाषा में कहा जाए तो 'निर्णयात्मिका बुद्धि या ज्ञान के द्वारा चिन्तन करने की सक्षमता आती है और पाँच तन्मात्राओं के द्वारा पंच महाभूतों से रचित जगत की अनुभूति सम्भव होती है।' अहं-भाव (अहंकार) के कारण व्यक्ति अपनी सत्ता को देख समझ पाता है। नीचे की तालिका सं. 1 में सांख्य दर्शन के अनुसार विराट जगत की वास्तविकता समझी जा सकती है।

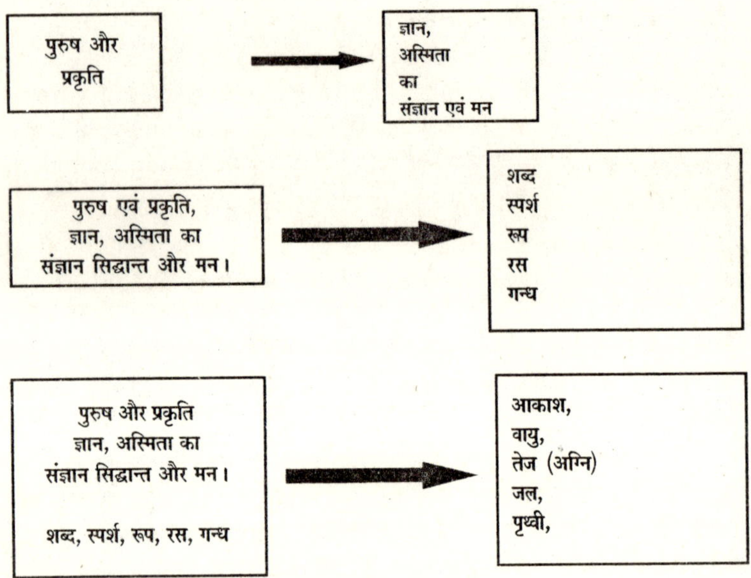

तालिका-1 : सांख्य दर्शन के अनुसार विराट सृष्टि के प्रथम तीन चरण

पाँच सूक्ष्म तत्त्वों (तन्मात्राओं) का विकास और पंच महाभूतों से पाँच ज्ञानेन्द्रियों और पाँच कर्मेन्द्रियों का प्रकटन। पाँच ज्ञानेन्द्रियाँ को श्रवण करने, स्पर्श अनुभव करने की, देखने, स्वाद लेने और गन्ध अनुभव करने की क्षमता होती है। पाँच कर्मेन्द्रियों में विचार-अभिव्यक्ति की क्षमता, भाव समझने की क्षमता, गतिशील होने की क्षमता, मल-निष्कासन की क्षमता और प्रजनन की क्षमता होती है। ज्ञानेन्द्रियों की क्षमता तन्मात्राओं की अनुपस्थिति में व्यर्थ ही है, उदाहरण के लिए, श्रवण-क्षमता तब तक अर्थहीन होगी, जब तक ध्वनि ही न हो। ये इन्द्रियाँ पंच महाभूतों के क्रम के अनुरूप अपना कार्य करती है। उदाहरण के लिए आकाश श्रवण शक्ति के उपयोग के लिए ध्वनि का प्रेषक है और नेत्रेन्द्रिय को क्रियाशील होने के लिए प्रकाश उसके वाहन का कार्य करता है। तालिका सं. 2 में दिखाया गया है कि सांख्य के अनुसार जागतिक कार्यों का स्वरूप क्या है।

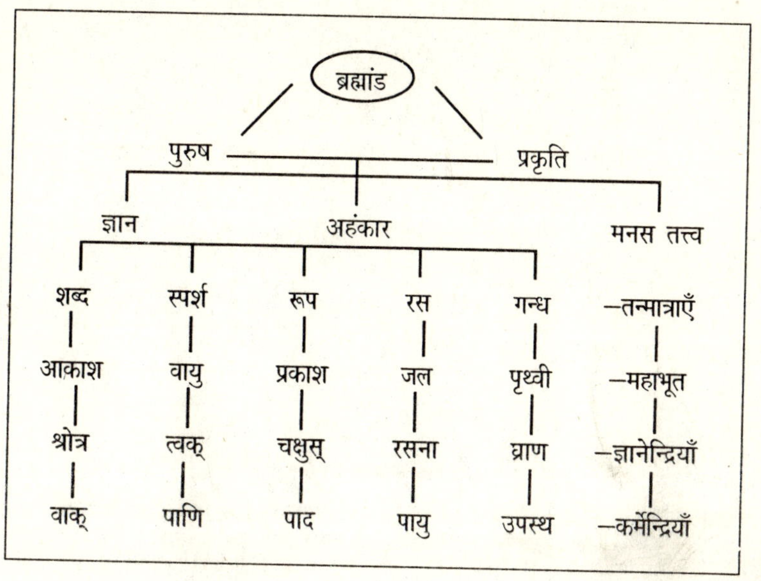

तालिका-2 : सांख्य के अनुसार जागतिक कार्यों का स्वरूप

पाँच सूक्ष्म तत्त्वों (तन्मात्राओं) और पंच महाभूतों के बीच क्या सम्बन्ध है, इसे भी समझ लेना महत्त्वपूर्ण है। पंच महाभूत भारयुक्त हैं और जटिलतापूर्ण हैं। आकाश का काम ध्वनि-प्रेषण है। वायु का सम्बन्ध ध्वनि और स्पर्श दोनों से है। अग्नि में ध्वनि और स्पर्श के अतिरिक्त रूपाकार भी है। जल से ध्वनि, स्पर्श, रूप और स्वाद भी जुड़ा है। सभी तन्मात्राएँ अन्तिम पंचभूत—पृथ्वी से सम्बद्ध हैं। इस स्थिति को तालिका-संख्या-3 में दर्शाया गया है।

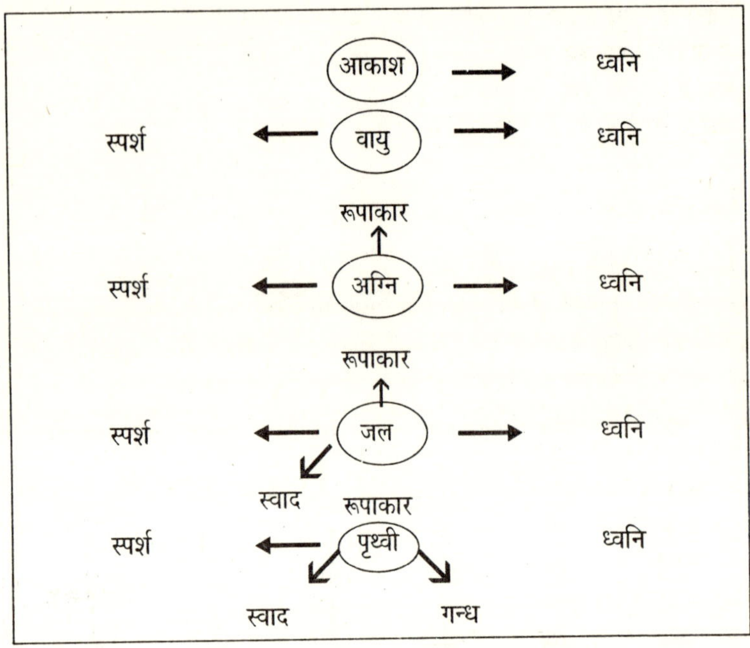

तालिका-3 : तन्मात्राओं और पंच महाभूतों का सम्बन्ध

सांख्य दर्शन के अनुसार काल (समय) शाश्वत है। ब्रह्मांड में सभी कुछ चक्र (वृत्ताकार) है। इसी प्रकार विराट जगत का निर्माण भी वलययुक्त है। जब पुरुष एवं प्रकृति मिलते हैं तो विराट जगत का प्राकट्य होता है और जब वे विलग हो जाते हैं तो विराट जगत प्रलयग्रस्त हो जाता है। आकृति-पाँच में शाश्वत काल-पटल पर ब्रह्मांडीय चक्र का स्वरूप दर्शाया गया है।

काल को सरल रेखावत मानते हुए, आधुनिक वैज्ञानिकों का विश्वास है कि चौदह अरब वर्ष पूर्व एक विराट धमाके के साथ सृष्टि का प्राकट्य हुआ और एक दिन विराट

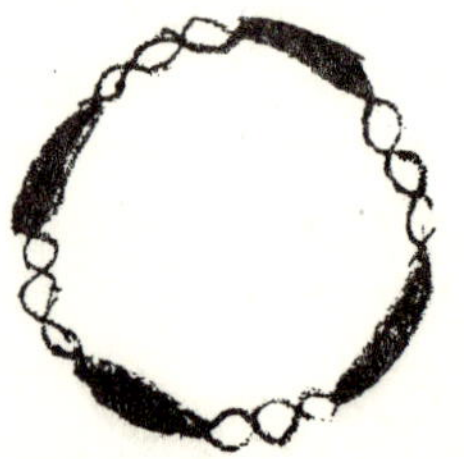

आकृति-5 : शाश्वत काल-पटल पर ब्रह्मांडीय चक्र

गर्जना के साथ इसका प्रलय हो जाएगा। वर्तमान सन्दर्भ में कालचक्र की अवधारणा के विषय में हम कह सकते हैं कि विराट वृक्ष के एक भाग को रेखा समझना दृष्टि-भ्रम मात्र है। दूसरे शब्दों में कालचक्र को रेखावत समझना, ब्रह्मांड की वास्तविकता को अंशतः समझना ही है, पूर्णता में समझना नहीं।

पतंजलि योग

सांख्य दर्शन हमारे समक्ष समस्त ब्रह्मांड की विराटता प्रकट करता है और बताता है कि परम सत्य—ब्रह्म—की दिव्यानुभूति से ही मोक्ष प्राप्त होना सम्भव है। सांख्य दर्शन का मार्ग अपनाते हुए पतंजलि योग ऐसे दिशा-निर्देश देता तथा साधना की विधियाँ बताता है जिससे जन्म-मरण (आवागमन) से मुक्ति पाकर प्राणी अमरता प्राप्त कर सकता है।

पतंजलि के मतानुसार 'पुरुष' का एक अंश आत्मा है जबकि किसी भी व्यक्ति का अस्तित्व-सत्ता का आधार है। आत्मा अमर होती है जबकि प्राणी का पदार्थ शरीर कुछ समय रहकर नष्ट हो जाता है अर्थात् नश्वर है। 'अविद्या' (अज्ञान) के कारण लोग शरीर को ही वास्तविक सत्य मान लेते हैं। कर्म-फल के भोगने के लिए आत्मा जन्म-मरण (आवागमन) के चक्र में पड़ती है। इस संसार से मोक्ष तभी प्राप्त होता है, जब व्यक्ति यह अनुभूति कर लेता है कि परम सत्य तो उसकी आत्मा ही है और तब वह शरीर के माध्यम से इस सम्पूर्ण जगत से जुड़ा अपना नाता तोड़ लेता है। यह अनेक ध्यान-साधना, विधियों और इन्द्रिय-निग्रह से ही सम्भव होता है। आत्मा पूर्वजन्म के कर्मफल भोगने के लिए आबद्ध है। योग-साधक अनेक साधना विधियों के माध्यम से आत्मा को इस बन्धन से मुक्त कर सकता है। यह कर लेने के पश्चात् भी योग-साधक अपनी साधना जारी रखता है जब तक ज्ञान की स्थिति प्राप्त न हो जाए। इस चरण में आकर आत्मा की शरीर से आसक्ति समाप्त हो जाती है और साधक कैवल्य की अवस्था प्राप्त कर लेता है। दूसरे शब्दों में कहें तो जीवात्मा सार्वभौम आत्मा अथवा पुरुष से एकाकार हो जाती है। इस प्रकार साधक अमरता और आवागमन (जन्म-मरण के चक्र) से मुक्ति पा लेता है। इस अवस्था को वैदिक साहित्य में मोक्ष और बौद्ध धर्म में निर्वाण की संज्ञा दी गई है।

यदि हम सांख्य तालिका (तालिका-2) देखें तो हमें यह अनुभूति अवश्य होगी कि पतंजलि का योग सांसारिक जगत के कारण का प्रतिक्रम आरम्भ कर देता है। पतंजलि योग से इन्द्रिय-निग्रह, महत् या विवेक बुद्धि से चिन्तन प्रक्रिया अवरुद्ध करके अहंकार का विलय करना और अन्ततः आत्मा को अपना प्रकृत रूप प्रदान कर देता है जो पदार्थ प्रकृति से सर्वथा विलग होता है।

इस प्रकार हम पाते हैं कि ईश्वरवादी सांख्य दर्शन पर ही पतंजलि योग आधारित है। पतंजलि की महानता इस बात में है कि उन्होंने मानव चित्त को गहन रूप से समझा है, उसकी क्षमताओं को जाना है और हमें वे साधना-विधियाँ प्रदान की हैं, जिन्हें मानव

अपने प्रयासों से अभ्यास करके बहुत कुछ प्राप्त कर सकता है। मानव चेतना को विविध स्तरों पर वैज्ञानिक विश्लेषण करके पतंजलि ने ऐसी साधना-प्रक्रियाएँ बताई हैं, जिनसे हम अपनी अन्तस-क्षमताओं की खोज करके नाना प्रकार की अनुभूतियाँ प्राप्त कर सकते हैं और अपनी अस्तित्व सत्ता के स्तरों को तथा इससे परे के परम सत्य तत्त्व को भी जान-समझ सकते हैं।

दुर्भाग्यवश कुछ विदेशी विद्वानों और भारतीय विचारकों[1] ने भी पतंजलि के योगसूत्रों की वैज्ञानिकता को नहीं समझा है और उनको 'ईश्वरवादी होने का दिखावा करनेवाला, करार दिया है।

"उन्होंने (पतंजलि ने) सांख्य दर्शन का नया भाष्य किया। उन्होंने ईश्वरवाद को स्थूल स्तर पर अपनाया है। योग भी ईश्वरवादी है क्योंकि सांख्य में ईश्वर की सत्ता को स्वीकारा गया है और आध्यात्मिक ज्ञान को ही मोक्ष का मार्ग बताया गया है। योग में ध्यान साधना को पर्याप्त अधिक महत्त्व दिया गया है।[2]

पतंजलि योगसूत्र के भाग 1 के 23वें सूत्र की यदि कोई व्याख्या करे तो उसमें कहा गया है कि ईश्वर में श्रद्धा रखने पर ही ध्यान साधना में प्रवृत्त होने में सहायता मिलती है। यहाँ ईश्वर शब्द भ्रम उत्पन्न करता है क्योंकि यह परमात्मा-वाचक रूप में प्रयोग किया गया है। पतंजलि इस शब्द के शुद्ध अर्थ के विषय में बहुत सुनिश्चित थे। अगले ही सूत्र में वह स्पष्ट कर देते हैं कि वह 'ईश्वर', सांख्य का 'पुरुष' और वेदों का ब्रह्म है जिसे वह ॐ (सूत्र 27) के रूप में व्यक्त करते है। 28 और 29वें सूत्र में उन्होंने और भी स्पष्ट किया है कि ॐ का जाप करने और ॐ पर त्राटक ध्यान करने से ध्यान साधना की सभी बाधाएँ समाप्त हो जाती हैं और सर्वशक्तिमान की चेतना जागृत होती है। पतंजलि ने परब्रह्म का सांकेतिक महत्त्व अत्यन्त स्पष्टता से स्थापित किया है। उन्होंने कहीं भी ईश्वर को सृष्टि का सृजनकर्त्ता नहीं कहा है। इस विषय पर खंड दो में और विचार किया गया है।

सांख्य, योग और बौद्ध धर्म

ईसापूर्व छठी शताब्दी में सिद्धार्थ, जो बाद में बुद्ध कहलाए, उत्तर भारत के एक आध्यात्मिक गुरु थे। बुद्ध के दो सौ वर्षों बाद बौद्ध धर्म एक स्थापित धर्म बन गया। महान भारतीय सम्राट अशोक के प्रयासों से बुद्ध का सन्देश समूचे एशिया में व्याप्त हो गया। अशोक ने 269 ई.पू. से 212 ई.पू. तक राज्य किया था।

बौद्ध धर्म के अभ्युदय और बाद में अनेक शाखाओं में विभक्त होने से पूर्व बुद्ध की शिक्षाएँ सांख्य दर्शन और योग की शिक्षाओं से बहुत हद तक प्रभावित थीं। बुद्ध

---

1. मिर्सिया एलिआड, 1969 योग 'इर्मोटली एंड फ्रीडम', प्रिंसटन यूनीवर्सिटी प्रेस, प्रिंसटन, पृ. 7
2. डॉ. राधाकृष्णन, 'इंडियन फिलासफी,' भाग-दो, पृ. 344

के एक गुरु आचार्य अराद थे जो सांख्य दर्शन में पारंगत थे। सांख्य और योग दोनों में ही आत्म-विनाश की ओर अग्रसर होने का निर्देश नहीं दिया जाता था बल्कि अष्टांग योग के माध्यम से अनुशासनबद्ध जीवन जीने की प्रेरणा दी जाती थी। बुद्ध ने जिस मध्यम मार्ग का उपदेश दिया है, वह उस काल की इन अवधारणाओं से मिलता-जुलता था। बुद्ध ने सांख्य और योग के समान 'अविद्या' की अवधारणा की भी शिक्षा दी थी जिनमें कहा था कि संसार दुःखमय है इसलिए व्यक्ति को 'निर्वाण' प्राप्त करना चाहिए। 'निर्वाण' का शाब्दिक अर्थ है बहिर्गमन या दीपक की लौ की तरह बुझ जाना। इस प्रकार निर्वाण का अर्थ था कि जो कुछ वैयक्तिक है, उसे समाप्त करना और समग्र सृष्टि के कार्य-व्यापार से एकाकार हो जाना जिससे व्यक्ति महत् उद्‌देश्य का अभिन्न अंग बन जाए। सार्वभौम जगत जो वर्तमान में है, या जो कभी होना सम्भव है, उसके साथ एकाकार हो जाना अर्थात् आत्म-सत्ता को सत् की सीमाओं में डुबो देना।

बुद्ध के लिए तो एक ही सार्वभौम सत् सत्ता थी किन्तु सांख्य और योग की दृष्टि में सृष्टि का सृजन पुरुष और प्रकृति के मिलन से सम्भव होता है। शंकराचार्य के अद्वैत वेदान्त में भी एक ही आधारभूत परम तत्त्व 'ब्रह्म' को स्वीकारा गया है। मेरी दृष्टि में वेदान्त और बौद्ध धर्म की तुलना में सांख्य और योग की अवधारणाएँ अधिक तर्क-सम्मत हैं जिसमें कहा गया है कि आत्मा और शरीर से मिलकर ही जीवन बनता है। शरीर पंचतत्त्वों से निर्मित है और व्यक्ति अपनी व्यक्तिगत साधना-अभ्यास से, आत्मा से शरीर को—उसके धारण को—शरीर के बन्धन से मुक्त करने में सक्षम है। यह तर्क-सरणि अधिक वैज्ञानिक प्रतीत होती है।

सांख्य और योग के सन्दर्भ में आयुर्वेद

आइए, सांख्य और योग के सन्दर्भ में आयुर्वेद के मूल सिद्धान्तों पर भी दृष्टिपात कर लें। महान ऋषि और चिकित्सा-आचार्य चरक ने 'चरक संहिता' का संकलन किया। यह आयुर्वेद का महान ग्रन्थ है। इस ग्रन्थ की रचना लगभग उसी काल में हुई, जब 'योग सूत्रों' की रचना हुई। 'चरक संहिता' में सांख्य दर्शन के सभी तत्त्वों का समावेश है और उनकी व्याख्या मानव शरीर को आधार बनाकर की गई है। इसकी सविस्तार चर्चा इस पुस्तक के खंड चार में की जाएगी। यहाँ उल्लेखनीय बात यही है कि सांख्य और आयुर्वेद दोनों ही ईश्वरवादी किन्तु धर्म-निरपेक्ष दृष्टिकोण अपनाते हैं। आयुर्वेद के आधारभूत सिद्धान्तों में सांख्य में वर्णित 'पंच महाभूतों' की गणना की जाती है। ये पंच महाभूत सृष्टि के भौतिक स्वरूप की रचना के अंग तो हैं ही, मानव शरीर की रचना भी इन्हीं पर आधारित है। आत्मा की विद्यमानता के कारण, जो 'पुरुष' का ही अंश है, शरीर की विशेष सार्थकता है। आत्मा शरीर में सचेतनता बनाए रखने का कारण है। शरीर और आत्मा को प्राण संयुक्त रखता है। प्राण वह ब्रह्मांडीय ऊर्जा है जिसे हम श्वसन क्रिया द्वारा शरीर में प्रवेश कराते रहते हैं। इस प्रकार आत्मा और प्राण पंचतत्त्वों

से रचित शरीर को सप्राण और सजीव बनाते हैं। यह शरीर अपने आप परिपूर्णतः जीवन-संचालित व्यवस्था है। सप्राण शरीर में समस्त शारीरिक एवं मानसिक कार्यवहन के लिए पंचतत्त्व तीन प्रमुख ऊर्जाओं—वात् पित्त और कफ का रूप धारण करते हैं। स्वास्थ्य एवं आरोग्य के सिद्धान्तानुसार इन तीनों में सन्तुलन रहना आवश्यक है जिससे वे अपने-अपने कार्य करते हुए, एक-दूसरे से सहयोग कर सकें। यदि इनमें सन्तुलन गड़बड़ा जाता है तो शरीर की आरोग्य व्यवस्था ठीक नहीं रहती और शरीर में रोग और अव्यवस्था प्रवेश पा लेती है।

आयुर्वेद की एक प्रमुख विशेषता यह है कि वह मानव की शरीर-रचना या उसकी प्रकृति पर बहुत जोर देता है। व्यक्ति की प्रकृति उसके चेहरे-मोहरे तथा उसके व्यवहार से देखी-पहचानी जा सकती है। पोषक तत्त्वों तथा अन्य बाह्य उपायों से व्यक्ति अपने स्वास्थ्य को बनाए रखता है और इनसे अपनी व्यक्तित्व-विषयक समस्याओं यथा क्रोध, झुँझलाहट और तुनकमिजाजी का भी उपचार कर सकता है।

वात् पित्त, कफ की तीनों ऊर्जाओं पर बाह्य तत्त्वों, जैसे—पोषण तत्त्वों, समय, स्थान, स्थितियों, मानसिक अवस्था और व्यवहार का भी सतत प्रभाव पड़ता रहता है। आयुर्वेद इन सभी पक्षों को, उपचार करते समय, ध्यान में रखता है और जीवन चर्या को ऐसे ढालता है जिससे मानसिक और शारीरिक सन्तुलन बनाए रखने में सहायता मिले और प्राण-शक्तियुक्त दीर्घ जीवन जीना सम्भव हो।

अस्वस्थता और रोग तभी होते हैं, जब इन तीनों ऊर्जाओं में मानसिक या शारीरिक स्तर पर (वैयक्तिक ऊर्जा) या सामाजिक स्तर पर (सामूहिक कर्मों में) असन्तुलन आ जाता है। अस्वस्थता और रोग विगत कर्मों के परिणाम भी होते हैं। आयुर्वेद हमें बताता है कि असन्तुलन किस प्रकार का है, उससे कैसे बचा जाए, गड़बड़ियों को कैसे ठीक किया जाए, महामारियों से कैसे निपटा जाए और किस प्रकार वैयक्तिक और सामाजिक स्वास्थ्य प्राप्त किया जाए।

आयुर्वेद आयु का विज्ञान है और इसमें आरोग्य की संकल्पना बहुत व्यापक है। यह हमें बताता है कि हमें ब्रह्मांडीय शक्तियों के अनुरूप आचरण करना चाहिए जिनके हम स्वयं अंग हैं। हम प्राकृतिक साधनों से अपना उपचार भी कर सकते हैं। तीन प्रकार की व्याधियाँ 'जन्मजात, विजातीय (बाह्य) और मानसिक' एक-दूसरे से सम्बन्धित और परस्परावलम्बी होती हैं। अस्वास्थ्य एवं रोगों का उपचार करने के लिए त्रिआयामी चिकित्सा 'तर्कसम्मत, मानसिक और आध्यात्मिक' एक साथ करने की सिफारिश की जाती है।

हिन्दू तत्त्व-चिन्तन के समान आयुर्वेद भी इस बात में विश्वास नहीं करता कि शरीर या ब्रह्मांडीय कार्य-व्यापार यान्त्रिक है और कालचक्र सीधी रेखा जैसा है। ब्रह्मांड सदैव परिवर्तनशील जीवन्त परिपूर्णता है। यही अवस्था की भी है। समय का स्वरूप वर्तुलाकार है। उपचार और आरोग्य की दृष्टि से शरीर को—टुकड़ों-टुकड़ों में—नहीं देखा जा सकता और किसी भी प्राणी का उपचार भौतिक, मानसिक, सामाजिक और आध्यात्मिक परिप्रेक्ष्य में ही किया जाना चाहिए।

आयुर्वेद में कर्म की भूमिका

आयुर्वेद में कर्मों की महत्त्वपूर्ण भूमिका है। विगत जीवन के कर्मों के फलभोग को दैविक ताप कहा जाता है और जन्म के समय स्वास्थ्य की अवस्था इन्हीं संचित कर्मों का फल होती है। अपने वैयक्तिक प्रयासों अथवा वर्तमान कर्मों से, हम स्वास्थ्य को सुधार भी सकते हैं और बिगाड़ भी सकते हैं। दैव एवं पुरस्कार कर्मों में सहयोजन होना चाहिए, जिससे स्वास्थ्य अच्छा रहे। इसका अर्थ यह हुआ कि हम अपनी शारीरिक प्रकृति के अनुरूप जीवन-यापन करें। यदि हमें दैव कर्मों से अच्छा स्वास्थ्य प्राप्त हुआ है तो हमें अपने स्वास्थ्य को ठीक रखने की दृष्टि से असावधानी नहीं बरतनी चाहिए। हमें अपने विगत कर्मों से जो अच्छा स्वास्थ्य प्राप्त हुआ है, उसे भरपूर ठीक रखने के लिए हर सम्भव प्रयास करना चाहिए। यदि हमें दैव कर्मों के कारण खराब स्वास्थ्य मिला है तो हमें वर्तमान कर्मों (पुरस्कार) द्वारा अपने को ठीक करके पुनः स्वास्थ्य प्राप्त करने के लिए मनोयोगपूर्वक प्रयास करना चाहिए।

आयुर्वेद योग साधना को बहुत महत्त्व देता है, विशेषतः अच्छे स्वास्थ्य एवं दीर्घायु की दृष्टि से मानसिक सन्तुलन बनाए रखने का पक्षधर है। शरीर-स्वास्थ्य बनाए रखने, रोगोपचार तथा आत्मोत्थान के लिए योगासन तथा प्राणायाम करने पर बल दिया जाता है। औषधोपचार के साथ आयुर्वेद में मानसिक तथा आध्यात्मिक उपचारों को भी विशेष महत्त्व दिया जाता है और इसके लिए अनेक योग-पद्धतियाँ अपनाने को कहा जाता है। आयुर्वेद के अनुसार व्यक्ति का उद्‌देश्य चाहे शारीरिक सुख पाना हो, चाहे मानसिक आनन्द की अवस्था में आना अथवा आध्यात्मिक क्षेत्र में प्रगति करना हो, सभी के लिए आरोग्य-युक्त शरीर नितान्त आवश्यक है। योग के लक्ष्यों की प्राप्ति के लिए स्वस्थ, निर्मल और शुद्ध शरीर तथा सन्तुलित मन परम आवश्यक है। योग साधक को इन्द्रियों और मन पर नियन्त्रण रखना सीखना चाहिए। यह नियन्त्रण तभी सम्भव है जब शरीर-शोधन क्रियाएँ, श्वसन क्रियाएँ तथा योगासन किए जाएँ और सत्यभाषण, दयालुता और सन्तुलन सरीखे सात्विक गुणों को जीवन में हृदय से अपनाया जाए। स्पष्ट है कि अस्वस्थ शरीर कभी भी योग के मार्ग पर नहीं चल सकता। इस दृष्टि से योग और आयुर्वेद का एक-दूसरे में विलय हो जाता है। योग साधकों के लिए यह सीखना भी आवश्यक है कि शरीर की तीन मुख्य ऊर्जाओं (वात-पित्त-कफ) में सन्तुलन कैसे रखें, शरीर की शक्ति और प्राणवत्ता कैसे स्थापित करें और प्राकृतिक औषधियों से शरीर को रोगों से कैसे मुक्त रखें। शरीर और चित्त से जागतिक सुखों का आनन्द लेने के अतिरिक्त मोक्ष की प्राप्ति की दिशा में अग्रसर होने के लिए भी शरीर एवं चित्त का स्वस्थ रहना उपयोगी होता है। यदि व्यक्ति रोगों से घिरा हो अथवा शारीरिक व्याधियों में फँसा हो तो वह अपनी इन्द्रियों पर कैसे विजय प्राप्त कर सकता है ?

आयुर्वेद वैज्ञानिक उपचार-पद्धति है और इसका उद्‌देश्य पूर्ण मानसिक एवं शारीरिक आरोग्य प्राप्त करना, जीवन-यापन की गुणवत्ता बढ़ाना और दीर्घायुष प्राप्त

करना होता है। आयुर्वेद यह नहीं कहता कि आप अपने स्वस्थ शरीर को जागतिक सुख-भोग में अथवा आध्यात्मिक साधना के लक्ष्यों को प्राप्त करने में लगाएँ। वह तो केवल यह कहता है कि जीवन की सर्वप्रथम प्राथमिकता अपने स्वास्थ्य की सुरक्षा है दूसरी प्राथमिकता जीवन के सुख भोग के लिए पर्याप्त भौतिक साधन होना और तीसरी प्राथमिकता आध्यात्मिक लक्ष्य की प्राप्ति है। पतंजलि के योग से भिन्न, आयुर्वेद संन्यास लेने की भी बात नहीं करता। आयुर्वेद तो यह ज्ञान प्रदान करता है कि इन्द्रियजन्य सुख यथा काम-सम्भोग, सुस्वादु भोजन तथा जीवन के अन्य सुखों का व्यक्ति कैसे भोग करे जिससे उसे जीवन का सर्वोत्तम आनन्द प्राप्त हो सके।

पतंजलि योग तथा अन्य योग-साधनाएँ

अब तक मैंने केवल पतंजलि योग की ही चर्चा की है क्योंकि प्राचीन भारत के षड्दर्शनों में 'योग' भी एक दर्शन है। परन्तु अन्य योग साधनाएँ और क्रियाएँ भी हैं तथा 'योग' के भी अन्य अंग हैं। अन्य योगाभ्यासों तथा पतंजलि योग के बीच सम्बन्ध समझने के लिए आवश्यक है कि इनकी प्रकृति को समझा जाए। लेकिन सबसे पहले योग शब्द की व्युत्पत्ति समझ लेनी चाहिए। योग शब्द संस्कृत की 'युज्' धातु से बना है जिसका अर्थ है बाँधना या जोड़ना, जुआ (बैलों का), एक करना, सदुपयोग करना, चित्त को किसी तत्त्व पर संकेन्द्रित करना और ध्यान-साधना करना। इस शब्द के अन्य अर्थ हैं–सन्नद्ध होना, तैयार होना, कार्यारम्भ करना, उपयोग अथवा प्रयोग करना। कहते हैं कि इस युज् धातु की लैटिन शब्द 'जुंगेर' की धातु से सामान्यता है जिसका अर्थ जोड़ना है। इससे फ्रांसीसी-भाषा में 'जौग', जर्मन शब्द 'जौख' और अंग्रेजी शब्द 'योक' निकले हैं जिसका अर्थ है दो जानवरों को एक साथ कार्यरत करने का साधन 'जुआ'। विभिन्न ग्रन्थों में 'योग' शब्द का प्रयोग विभिन्न अर्थों में हुआ है (विस्तार से ज्ञान प्राप्त करने के लिए देखें मौनियर-विलियम्स का संस्कृत-अंग्रेजी शब्दकोश)। इस शब्द के कुछ प्रमुख अर्थ हैं–नौकरी, उपयोग, प्रयोग, कार्य-सम्पादन, विभिन्न वस्तुओं का मिश्रण, व्यवस्थित करना, कार्यलीन होना, नियमित उत्तराधिकार, उपयुक्त, प्रयास, परिश्रमशीलता एकरूप होना, सम्पर्क, सम्बन्ध और मानसिक संकेन्द्रण। योग का व्यावहारिक दार्शनिक अर्थ है जीवात्मा का परमात्मा से तद्रूपता के उद्देश्य से आध्यात्मिक अनुशासन। इस शब्द का कार्य-विधि, तकनीक, उपयोग और प्रयोग के लिए सर्वाधिक प्रयोग मिलता है। पतंजलि ने 'योगसूत्र', भाग दो में योग से निःसृत शब्द 'विनियोग' का उपयोग तथा प्रयोग करने अर्थ में किया है।

योग के विभिन्न उपांगों में विधियों में प्रविधियों में अन्तर भले हो; किन्तु सभी का लक्ष्य एक ही है–जीवात्मा का परमात्मा में विलय।

श्रीमद्भगवद्गीता में कृष्ण अर्जुन को योग की शिक्षा देते हुए हर अध्याय में योग के साथ अलग-अलग उपसर्ग लगाते हैं। गीता में वर्णित योग विधियाँ कर्म, ज्ञान

और भक्ति-केन्द्रित हैं। ये सभी मार्ग एक ही मंजिल पर पहुँचाते हैं :

भक्त्या मामभिजानाति यावान्यश्चास्मि तत्त्वतः।
ततो मां तत्त्वतो ज्ञात्वा विशते तदनन्तरम् ॥18/55॥

भक्ति के द्वारा वह इस बात को जान लेता है कि मैं वस्तुतः कौन हूँ और कितना हूँ। तब तत्त्व रूप में मुझे जान लेने के बाद वह मुझमें प्रवेश करता है।

ज्ञाता अथवा भक्त परमेश्वर, पूर्ण पुरुष के साथ आत्म ज्ञान और आत्मानुभव में एकाकार हो जाता है। ज्ञान और भक्ति दोनों का एक ही लक्ष्य है। ब्रह्म बनने का अर्थ है–परमात्मा से प्रेम करना, उसे पूरी तरह जानना और उसमें प्रवेश कर जाना।

कृष्ण ब्रह्म या पूर्ण पुरुष के अवतार हैं और इस श्लोक में बताया गया है कि योग का चरम लक्ष्य ब्रह्म में विसर्जित् हो जाना, प्रवेश कर जाना है। गीता के ग्यारहवें अध्याय में वे अर्जुन को अपने विराट् रूप का दर्शन कराते हैं। इससे प्रकट है कि वह सर्वव्यापी आत्मा-परमात्मा के प्रतीक हैं।

वेदों, उपनिषदों तथा भगवद्गीता में ब्रह्म के लिए 'पुरुष' संज्ञा प्रयोग की गई है।

पुरुषः स परः पार्थ, भक्त्या लभ्यस्त्वनन्यया।
यस्यान्तः स्थानि भूतानि येन सर्वमिदं ततम् ॥ 8/22 ॥

हे पार्थ! (अर्जुन), वह परम पुरुष, जिसमें सब भूत निवास करते हैं और जिससे यह संसार व्याप्त है, अनन्य भक्ति द्वारा प्राप्त किया जा सकता है।

इस श्लोक में 'इदम्' प्रकृति के लिए और 'तत्' पुरुष के लिए प्रयोग किया गया है।

यदि हम ध्यान दें तो गीता में योग का प्रयोग 'भक्तियोग' के लिए किया गया है। कर्मयोग में जीव को कर्म करने का अधिकार है किन्तु उसके फल प्रभु को ही अर्पित करने को कहा गया है। वह 'प्रभु' परम पुरुष भी हो सकता है और अन्य देव भी जो उच्चतम लक्ष्य प्राप्ति के लिए सीढ़ी का काम कर सकते हैं। श्रीमद्भगवदगीता में यह स्वीकार किया गया है कि अशरीरी ब्रह्म से तदाकार होना अनन्त कष्टकर कार्य है :

क्लेशोऽधिकतर स्तेणाम व्यक्तासक्त चेतसाम्।
अव्यक्ता हि गतिर्दुःख देहवद्भिर वाप्यते ॥ 12/5 ॥

जिनके विचार अव्यक्त की ओर लगे हुए हैं, उनकी कठिनाई कहीं अधिक है क्योंकि अव्यक्त का लक्ष्य देहधारियों द्वारा प्राप्त किया जाना बहुत कठिन है। लोकातीत परमेश्वर की खोज सजीव ईश्वर की, जो सब वस्तुओं और व्यक्तियों की आत्मा है, पूजा की अपेक्षा अधिक कठिन है।

भगवद्गीता से तुलना करें तो पतंजलि योग ऐसी विधियों की चर्चा करता है जो परमेश्वर के प्रति श्रद्धा और भक्ति-भाव रखने की अपेक्षा व्यक्तिगत प्रयासों (साधना) पर अधिक बल देता है। भगवद्गीता का केन्द्रीय स्वर है ब्रह्म की महिमा का प्रतिपादन और साधक द्वारा निष्ठा-भक्ति रखना। हमारे कार्यों तथा प्रभु की प्रार्थना करने से अन्ततः उस प्रभु से तदाकार होने की कामना। पतंजलि योग में केन्द्रीय बिन्दु है साधक जिसमें ज्ञान, विवेक, चित्त और शरीर सभी कुछ है। पतंजलि ने आत्मा, विवेक, बुद्धि,

मन और शरीर को एकीकृत करने की विशेष चर्चा की है और ब्रह्मांड से उनका सम्बन्ध दर्शाया है। उन्होंने ऐसी योग विधियों का वर्णन किया है, जिससे योग साधक पहले शरीर से और फिर संसार से अपने लगाव को समाप्त करके मन की स्थिरता प्राप्त कर सकें। इन सभी प्रविधियों से व्यक्ति अपनी आत्मा की पहचान कर सकता है। ये ऐसी क्रमिक सीढ़ियाँ हैं जिन पर चढ़कर साधक शारीरिक सत्ता और संसार की माया से अपनी आत्मा को पृथक् करके 'कैवल्य' की अवस्था प्राप्त कर सकता है। इस अवस्था में आत्मा द्वारा कर्म के वाहन—प्रकृति से अलग होकर शरीर से मोक्ष प्राप्त करना सम्भव होता है। भगवद्‌गीता के विपरीत पतंजलि, जीवात्मा के परमात्मा तत्त्व से एकीकरण की चर्चा नहीं करते। इसे इस प्रकार समझा जा सकता है—पुरुष प्रकृति के साथ होने पर क्रियाशील होने को बाध्य है। जब साधक अपनी योग-साधना द्वारा इन्हें अलग-अलग कर देता है तो व्यक्ति में पुरुष का जो अंश होता है, वह शाश्वत पुरुष से एकीकृत हो जाता है। वास्तव में जब जीवात्मा परमात्मतत्त्व से बिछुड़ जाती है और जागतिक माया में फँस जाती है तो वह कर्म-फल-भोग के कारण जन्म-मृत्यु के आवागमन चक्र में फँस जाती है।

भगवद्‌गीता में वर्णित योग और पतंजलि योग में एक अन्य मुख्य भेद है योग साधक के प्रमुख कर्त्तव्यों (महाव्रत) के विषय में। योग साधक को अपनी जाति, स्थान, कालावधि और समय को ध्यान में रखकर कुछ विशिष्ट नहीं करना होता है। पतंजलि के अष्टांग योग में 'यम' के अन्तर्गत बहुत सी बातों का त्याग करना होता है। पंच मार्गी 'यम' में एक है अहिंसा जिसके अनुसार न तो किसी की हत्या करनी है, न किसी को कष्ट पहुँचाना है। पतंजलि योगसूत्र के दूसरे भाग के 34वें सूत्र में कहा गया है :

वितर्का हिंसादयः कृतकारितानुमोदिता
लोभक्रोधमोहपूर्वका मृदु मध्याधिमात्रा
दुःखाज्ञानानन्तफला इति प्रतिपक्ष भावनम् ॥34॥

(धर्मविरोधी कार्य यथा हत्या आदि चाहे लोभ, मोह या क्रोध के वशीभूत होकर की जाए, कराई जाए या उसका अनुमोदन किया जाए, चाहे उसमें सामान्य, मध्यवर्ती अथवा असीम रूप से भाग लिया जाए, उसका परिणाम अनन्त दुःख और अज्ञान होता है। अतः ऐसे कार्यों का विरोध किया जाए।)

योग का यह मत कृष्ण द्वारा अर्जुन को दी गई शिक्षा के सर्वथा विपरीत है जिसमें कृष्ण कहते हैं कि वीरयोद्धा को संग्राम में अपने धर्म का पालन करना ही चाहिए अर्थात् विपक्षी योद्धा का संहार करना उसका धर्म है।[1]

पतंजलि योग को शास्त्रीय योग माना जाता है। पतंजलि ने जिस अष्टांग योग का वर्णन किया है, उसके किसी एक या एकाधिक अंगों पर ही बल देते हैं। पतंजलि के योग को 'राजयोग' कहते हैं। यहाँ 'राजा' शब्द का प्रयोग योग साधन की मन की

---

1. श्रीमद्‌भगवद्‌गीता, अध्याय-II, श्लोक 31-33

अवस्था बताने के लिए किया गया है जिसमें साधक ने अपने चित्त की वृत्तियों का पूर्ण निरोध कर लिया है। चित्त की गतिविधियों का नियन्त्रण स्वयं चित्त ही करने में सक्षम है। इस प्रकार चित्त ही राजा है जो अपनी गतिविधियों का स्वयं नियन्त्रण करता है। मन की गतिविधियों का नियन्त्रण इन्द्रियाँ नहीं कर सकतीं क्योंकि वे संसार के मायाजाल में उलझने को सदैव उद्यत रहती हैं। इस प्रकार चित्त मालिक है और वह इन्द्रियों पर शासन करके उन्हें अपने अधीन रखता है।

स्वयं को कठोर बनाने के लिए 'हठयोग' किया जाता है जिसमें योगासनों और प्राणायाम के माध्यम से अपने शरीर को सुदृढ़ एवं सुगठित बनाया जाता है। ये सभी बातें पतंजलि के अष्टांग योग में समाहित है। हठयोग के दो प्रमुख ग्रन्थों ('हठयोग प्रदीपिका' और 'घेरंड संहिता') के आरम्भ में ही दो प्रमुख ग्रन्थों में 'हठयोग सिखाने की बात कही गई है जो 'राजयोग' की शिक्षा की पहली सीढ़ी समझी जाती है।

हमारे वर्तमान युग में भी 'योग' में अपार गुण हैं और इसे अनेक अर्थों में प्रयोग किया जाता है। मैंने 'चीनी योग' और 'ईसाई योग' आदि की भी चर्चा सुनी है। कभी-कभी 'योग' शब्द का प्रयोग कठिन शारीरिक मुद्राओं के लिए किया जाता है। अन्य संस्कृतियों में इसे चित्त के केन्द्रीकरण और आन्तरिक अनुशासन के लिए भी प्रयोग किया जाता है। सत्य तो यह है कि सभी धर्म आत्म-अनुशासन और चित्त की स्थिरता की अनेक विधियाँ अपनाने की शिक्षा देते हैं।

तान्त्रिक परम्परा

यहाँ अन्य समानान्तर वर्तमान विचारधाराओं पर भी विचार करना महत्त्वपूर्ण होगा जिन्होंने पूर्ववर्ती तत्त्व चिन्तन पर जबर्दस्त प्रभाव डाला है और अनेक वर्णसंकर चिन्तनधाराओं को जन्म दिया है। तान्त्रिक सिद्धान्तों ने भारत की दार्शनिक और धार्मिक परम्परा पर व्यापक प्रभाव डाला है। तन्त्र-साधना युगों-युगों से चली आ रही है और इसे हिन्दुओं, बौद्धों एवं जैनियों ने भी अपनाया है। समझा जाता है कि ईसा पूर्व दूसरी सदी में भारत में तान्त्रिक सिद्धान्तों का पर्याप्त प्रचलन था।

यद्यपि आरम्भिक तन्त्र उपनिषदें तथा योग उपनिषदें ईसा की आठवीं शताब्दी में मिलती हैं किन्तु हम यह मान सकते हैं तथा ऐसा निश्चित मानना भी चाहिए कि उनके सारभूत सिद्धान्त दस सदी पहले निश्चित हुए होंगे और उनका बाद में विस्तार होता रहा होगा जिससे वे वर्तमान ग्रन्थों के रूप में हमें प्राप्त हुए हैं।[1]

कुछ विचारकों की मान्यता है कि समेकित तान्त्रिक ग्रन्थ यदि ईसा पूर्व के नहीं हैं तो ईस्वी सन् के आरम्भिक काल के हैं।

बहुत से तान्त्रिक ग्रन्थ संस्कृत की गुप्त लिपि में लिखे गए जो ईसा चौथी से छठी

---

1. ज्याँ वारेन 1976, 'योग एंड हिन्दू ट्रेडीशन' यूनिवर्सिटी ऑफ शिकागो प्रेस, शिकागो, पृ. 182

शताब्दी के हैं। इसके अतिरिक्त दक्षिण भारत में ईसा की छठी शताब्दी के शैव आगमों की पांडुलिपियाँ भी सुलभ हैं।[1]

तान्त्रिक परम्परा में परमेश्वर तथा उनकी सृजनात्मक शक्ति पुरुष और प्रकृति के ही प्रतिनिधि हैं। इन्हें देवता और देवी समझा जाता है। इस तन्त्र साधना की विभिन्न शाखाओं में देवाधिदेव विष्णु अथवा शिव हैं, जिनकी शक्तियाँ लक्ष्मी और पार्वती हैं। इस प्रकार पुरुष और प्रकृति के सम्बन्ध ने आगे चलकर पति-पत्नी का रूप ले लिया। 'पुरुष' शब्द का एक अर्थ नर या पुरुषवाची है और 'प्रकृति' का अर्थ विराट प्रकृति है और यह नारीवाचक है। मानव शरीर विराट ब्रह्मांड का लघु स्वरूप है और नर-नारी के समागम से ही नए प्राणी की उत्पत्ति होती है। तान्त्रिक साधना में ये नर-नारी तत्त्व आत्मा तथा कुंडलिनी के रूप में विद्यमान हैं। आत्मा देव का अंश है और 'कुंडलिनी' देवी या शक्तिस्वरूपा है। कुंडलिनी का शाब्दिक अर्थ है कुंडल के रूप में एकाधिक चक्र लगाकर बैठी शक्ति।

कुंडलिनी अग्नि और सर्पिणी का प्रतीक है जो सुप्तावस्था में मानव शरीर में विद्यमान होती है। तन्त्र योग का उद्देश्य सुप्त पड़ी इस शक्ति को जागृत करना है। इस योग का चरम लक्ष्य यह होता है कि साधना द्वारा कुंडलिनी का आत्मा में लय कर लेना।

मानव शरीर के भीतर 'सूक्ष्म शरीर' भी होता है। वह सूक्ष्म शरीर नाड़ियों का जाल होता है जिसकी तुलना ब्रह्मांड से की जाती है। ब्रह्मांड के विभिन्न तत्त्व मानव शरीर के विभिन्न अंगों में विद्यमान होते हैं। सूक्ष्म शरीर को जीवन्त बनाने का कार्य नाड़ियों द्वारा प्राणों का संवहन करने से पूर्ण होता है। शरीर में तीन प्रमुख नाड़ियाँ हैं—इड़ा, पिंगला और सुषुम्ना। सुषुम्ना नाड़ी रीढ़ की हड्डी में से प्रवाहित होती है और इड़ा एवं पिंगला नाड़ियाँ सुषुम्ना नाड़ी को छः विभिन्न स्थानों पर से पार करती हुई गुजरती हैं। इन तीन नाड़ियों के छः स्थानों पर एक दूसरे से जहाँ सम्पर्क होता है, वहाँ सात में से छः चक्र विद्यमान होते हैं। इन चक्रों पर जीवन-ऊर्जा का मिलन-केन्द्र होता है जहाँ से उस ऊर्जा का आसपास संचरण होता है। ये विभिन्न चक्र कुंडलिनी ऊर्जा के ऊर्ध्वगमन के चरण होते हैं। सातवाँ चक्र मस्तक में दोनों आँखों के मध्य में स्थित होता है। इस आज्ञा चक्र पर कुंडलिनी की यात्रा समाप्त हो जाती है और आत्मा से उसका मिलन हो जाता है। इस अवस्था में साधक ब्रह्म से एकाकार हो जाता है और जन्म-मरण के चक्र से मुक्त हो जाता है। आकृति 6 में चक्रों के नाम, उनके स्थान, मन्त्र और गतिविधि को संक्षिप्त प्रारूप में दर्शाया गया है।

---

1. अजीत मुखर्जी एवं मधु खन्ना, 1977, 'द तान्त्रिक वे', न्यूयार्क ग्राफिक सोसायटी, बोस्टन, पृ. 10

शरीर में चक्र-स्थान	चक्र का नाम	मन्त्र	तत्त्व	प्रमुख क्रिया-कलाप
तालु मस्तिष्क का ऊपरी हिस्सा	सहस्रार	समस्त ध्वनियों से परे	परमात्मा	समस्त गतिविधियों से पर
भौंहों के बीच	आज्ञा	ॐ	मन	मानसिक कार्य
कंठ	विशुद्ध	हं	आकाश	श्रवण
हृदय	अनाहत	यं	वायु	स्पर्श
नाभि	मणिपुर	रं	अग्नि	दृष्टि
अंडकोष	स्वाधिष्ठान	वं	जल	स्वाद
गुदा	मूलाधार	लं	पृथ्वी	गन्ध

आकृति-6 : चक्रों के नाम, चक्र स्थान, मन्त्र, तत्त्व, प्रमुख क्रिया-कलाप

अद्वैत, वेदान्त और योग

विभिन्न तत्त्वचिन्तकों का एक ही लक्ष्य है, आत्मा को परमात्मा में लय कर देना, जिससे जन्म-मृत्यु से मोक्ष की प्राप्ति हो। शंकराचार्य (788-820 ई.) ने अद्वैत वेदान्त में पुरुष और प्रकृति के अद्वैत पर बल दिया है और परम सत् ब्रह्म से तद्रूप होने की संकल्पना की है। विराट जगत को वह माया मानते हैं जिसके कारण दृश्य रूप में बहुत सी वस्तुएं नाना रूप में दिखाई देती हैं जबकि वे वास्तविक रूप में एक ही हैं। ब्रह्म समस्त जगत में व्याप्त है, किन्तु उसकी सत्ता उसके अभावों से ही समझी जा सकती है। यदि सांख्य दर्शन की तालिका सं. 2 देखें तो हम पाते हैं कि पुरुष और प्रकृति के मिलन से ही अहंकार (अहं भाव) की उत्पत्ति होती है और समूचा सृजन उसी का परिणाम है।

वेदान्त दर्शन के अनुसार माया जीव के अन्तस मन से क्रियाशील होती है और अविद्या को बल देती है। वेदान्त की यह मान्यता पतंजलि के मत से भिन्न नहीं है क्योंकि पतंजलि के मतानुसार सभी कष्टों का मूल कारण अविद्या ही है। इस अविद्या के कारण ही हम समझते हैं विराट जगत शाश्वत, सत् तथा आनन्दप्रद है (योगसूत्र, भाग-दो, सूत्र 5)। सांख्य और वेदान्त में प्रमुख अन्तर यही है कि सांख्य जीवात्मा को महत्त्व देता है, जबकि शंकराचार्य के वेदान्त में सभी का एकत्व स्वीकारा गया है। उसमें माना गया है कि जीवात्मा ऐसे ही है जैसे अनेक पात्रों में भरे जल में एक ही चन्द्रमा

के भिन्न-भिन्न प्रतिबिम्ब हों। ये सभी प्रतिबिम्ब चन्द्रमा की वास्तविकता बदल नहीं सकते जो कि एक ही है। मैं इस सन्दर्भ में अधिक विवाद में नहीं पड़ूँगी क्योंकि यहाँ हमारा उद्देश्य योग और आयुर्वेद के प्राचीन ज्ञान का अपने दैनिक जीवन में उपयोग है, न कि विभिन्न दर्शनों के चिन्तनों की सूक्ष्मताओं में उलझना।

ब्रह्मांड, विराट जगत और देवगण

कुछ विद्वान यह भ्रमपूर्ण व्याख्या करते हैं कि हिन्दू धर्म विराट् जगत को अस्वीकार करता है। पाठकों को यह बात भली-भाँति समझ लेनी चाहिए कि व्यक्त जगत बहुआयामी एवं परत-दर-परत परमेश्वर का एक अंग मात्र है। परमेश्वर के अन्य अव्यक्त आयाम भी हैं। भौतिक प्राणी को भी अस्वीकार नहीं किया जाता वरन् इस बात पर जोर दिया जाता है कि उसका शरीर ही व्यक्ति-सत्ता का बोधक नहीं है। उसकी सत्ता का ज्ञान शरीर, मन और विवेक द्वारा होता है। कर्मेन्द्रियाँ तो महान हैं ही किन्तु उनके साथ ज्ञानेन्द्रियाँ और मन भी महत्त्वपूर्ण हैं। मन से भी बड़ा विवेक है जो भले-बुरे का विभेद करता है। और इन सबसे भी यह आत्मा है जो व्यक्ति-सत्ता का कारण है और शाश्वत परमेश्वर का अंगभूत रूप है। सभी दर्शनों और उनके उपांगों में स्वीकार किया गया है कि शरीर इन्द्रियों और विवेक-बुद्धि के साथ-साथ वास्तविक अनुभवकर्त्ता आत्मा है। कठोउपनिषद् में इस सम्बन्ध का वर्णन इन शब्दों में किया गया है :

आत्मान् रथिन विद्धि शरीरं रथमेव तु।
बुद्धिं तु सारथि विद्धि मनः प्रग्रहमेव तु ॥3॥
इन्द्रियाणी हयानाहुर्विषयां स्तेषु गोचरान्।
आत्मेन्द्रिय मनोयुक्तं भोक्तेत्याहुर्मनीषिणः ॥4॥[1]

हे नचिकेता ! तुम जीवात्मा को तो रथ का स्वामी (उसमें बैठकर चलानेवाला) समझो और शरीर को ही रथ समझो तथा बुद्धि को सारथि (रथ को चलानेवाला) समझो और मन को ही लगाम समझो। ज्ञानीजन इस रूप में इन्द्रियों को घोड़े बताते हैं और विषयों को उन घोड़ों के विचरने का मार्ग बतलाते हैं तथा शरीर, इन्द्रिय और मन इन सबके साथ रहनेवाले जीवात्मा को भोक्ता कहते हैं।

इस प्रकार हम देखते हैं कि किसी लक्ष्य पर पहुँचने के लिए रथ को सर्वोत्तम अवस्था में रहना चाहिए। आदेश बुद्धि देती है और मन नियन्त्रणकर्त्ता है। रथ को खींचनेवाले घोड़े होते हैं। इसी प्रकार इस जगत में परिचलनवाली शक्ति इन्द्रियाँ हैं। इन समस्त आयामों में बाँधकर रखनेवाली शक्ति जीवात्मा होती है जो रथ की स्वामी भी है। हिन्दू दर्शन में जीवात्मा की व्यक्ति सत्ता में इन्द्रियों का अस्तित्व बहुत महत्त्वपूर्ण है क्योंकि घोड़ों के बिना रथ का खींचा जाना सम्भव नहीं है। लेकिन अनियन्त्रित घोड़े भी रथ को नष्ट कर सकते हैं। इसलिए इस सन्दर्भ में विवेक बुद्धि के द्वारा मन

1. कठोपनिषद; III/3-4

का इन इन्द्रिय-अश्वों पर नियन्त्रण रखना भी अत्यधिक महत्त्वपूर्ण पक्ष है।

ब्रह्मांडीय ऊर्जा के एकत्व और जो कुछ व्यक्त सत्तावाला है, उनके बीच परस्परावलम्बन के कारण हिन्दू धर्म के लोग ब्रह्मांडीय ऊंर्जा के प्रत्येक व्यक्त स्वरूप का सम्मान और पूजा करते हैं। इससे स्पष्ट हो जाता है कि हिन्दू महान सरिताओं, सूर्य,

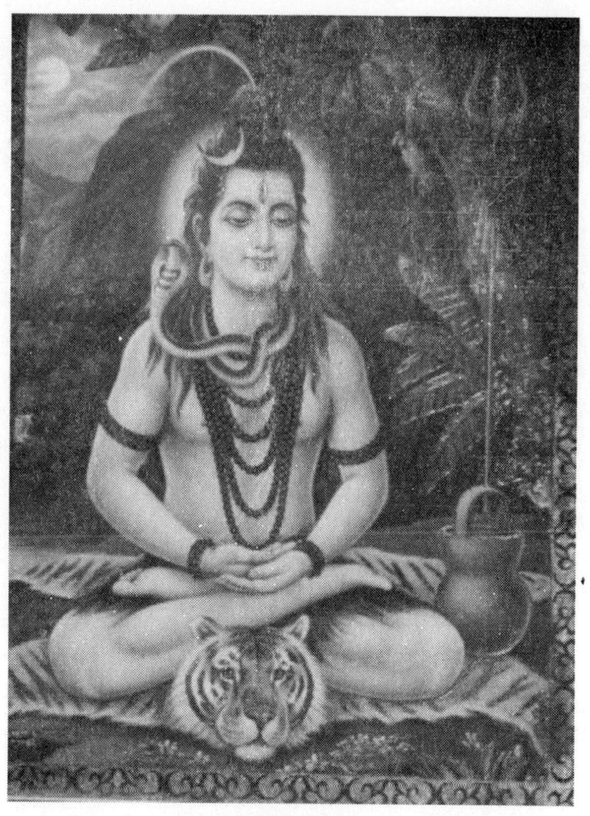

आकृति-7 : शिव

चन्द्रमा, ग्रहों, तारकों की पूजा करते हैं। पवन देव, प्रेम और कामदेव की भी अर्चना की जाती है। इसी से इस बात का भी उत्तर मिल जाता है कि फसल बोने और काटने के समय तथा भवन निर्माण के पूर्व भूमि-पूजन क्यों किया जाता है। मानव जीवधारी विराट ब्रह्मांडीय महाऊर्जा का एक अंग है और भिन्न-भिन्न ब्रह्मांडीय ऊर्जाओं का मानवीकरण करके हर ऊर्जा का एक देवता बना दिया गया है। मानवीकरण से देवगण मनुष्य के रूपाकार ही होते हैं किन्तु उनके दैवीय स्वरूप के कारण उनमें हमारी अपेक्षा

कहीं अधिक शक्ति-सम्पन्नता प्राप्त होती है। इन देवों की पूजा अर्चना, मन्त्रोच्चार तथा ध्यान-साधना के द्वारा जीवधारी उनके प्रति श्रद्धा तथा आभार की अभिव्यक्ति करते हैं। इस प्रकार हम ब्रह्मांडीय ऊर्जा के एकत्व और परस्परावलम्बी होने की अवस्था को भी स्वीकार करते हैं।

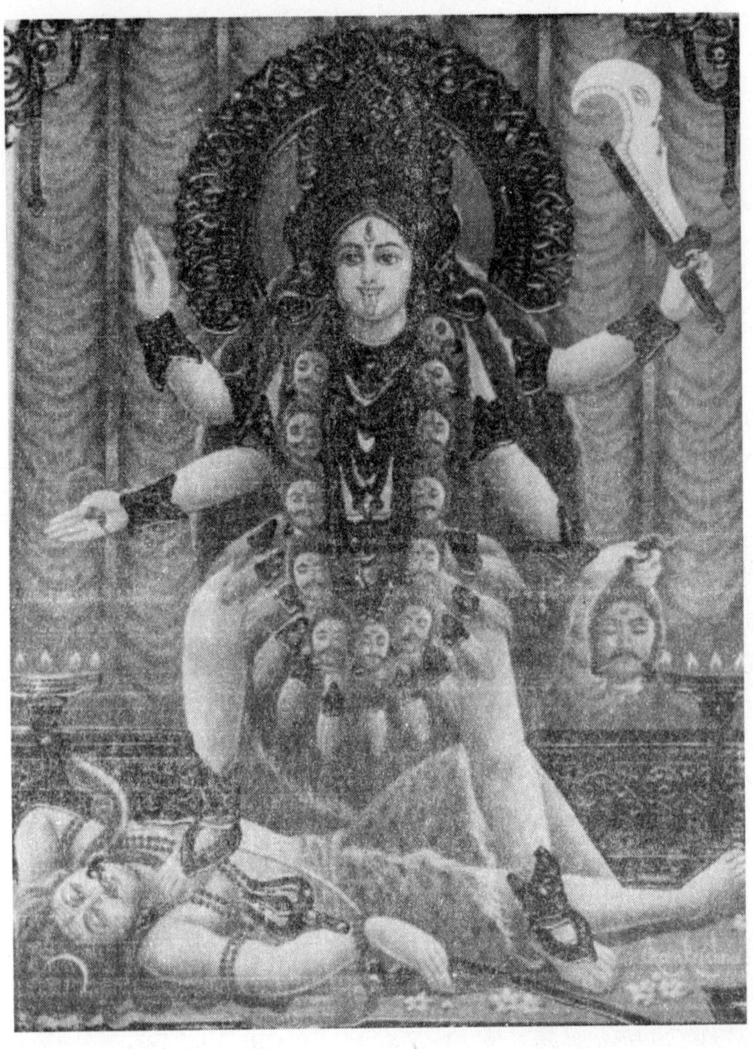

आकृति-8 : काली

देवताओं के मानवीकरण में भी दार्शनिक सांकेतिकता विद्यमान है। शिव का त्रिशूल प्रकृति के तीन गुणों (सत्व, रजस एवं तमस) का वाचक है। उनके गले में जो सर्प लिपटा

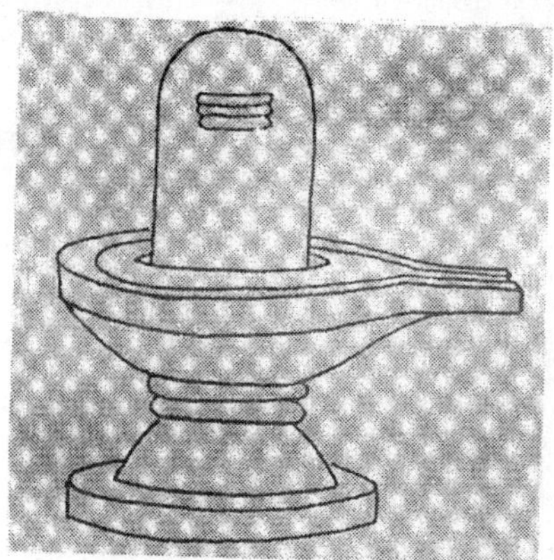

आकृति-9 : योनि में शिवलिंग

रहता है, वह काल और कालजन्य विनाश का सूचक है। शिव को महाकाल का स्वामी भी माना जाता है, इसीलिए उनका एक नाम महाकालेश्वर भी है। वह जिस बाघम्बर पर बैठते हैं, वह आकांक्षाओं का प्रतीक है। (आकृति-7)

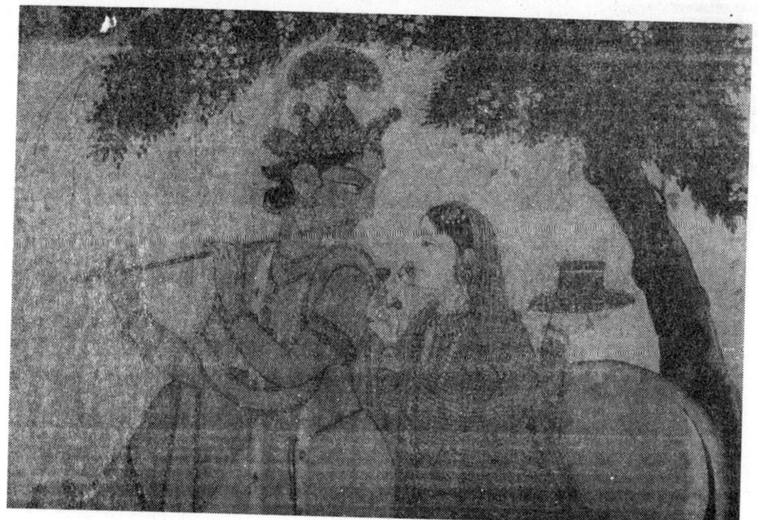

आकृति-10 : वेणु अधरों पर रखे कृष्ण और उनकी आराध्या राधा

देवी काली शक्ति का प्रतीक है और काल अथवा समय की संकेतक हैं। वास्तव में वह काल की इस शक्ति का प्रतीक हैं जो सदैव परिवर्तनशील हैं। उनके गले में नरमुंडों की माला विवेक-बुद्धि और बाहर निकली जीभ रजस तत्त्व की सूचक है जो प्रत्येक क्रियाकलाप को गतिशील बनाता है। उनके एक हाथ में खड्ग और रक्त टपकता मुंड कर्म फल-योग का प्रतीक है। (आकृति-8)

शिवलिंग में शिव का लिंग योनि में प्रतिष्ठित है जो इस ब्रह्मांडीय परिपूर्णता में नर-नारी के गुप्तांगों के मिलन का प्रतीक है। (आकृति-9)

कृष्ण और उनकी सहचरी राधिका और उनके वेणु-स्वर पुरुष, प्रकृति और विराट जगत के प्रतीक हैं।

आशा की जाती है कि परम्परा का यह संक्षिप्त विवरण योग और आयुर्वेद को उपयुक्त परिप्रेक्ष्य में देखने और हिन्दुओं की जीवन-यापन शैली को समझने में सहायक होगा। हमारे दैनिक जीवन में योग और आयुर्वेद दोनों को अपनाने के विषय में पहले यह समझना महत्त्वपूर्ण होगा कि हिन्दू धर्म में शरीर की संकल्पना क्या है और हमारे महान् देश में प्राचीन ऋषि-महर्षियों की पावनतापूर्ण विश्वव्यापी दृष्टि क्या रही है। आधुनिक युग के प्राणी जीवन को विखंडित दृष्टि से देखने के अभ्यस्त हो गए हैं इसलिए प्राचीन भारतीय चिन्तन धारा को समग्र ब्रह्मांड के कार्य-व्यापार के प्रति एक समग्रतापूर्ण दृष्टि भी समझ लिया जाए।

द्वितीय खंड

पातंजल योगसूत्र और उनका कालजयी ज्ञान

प्रथम भाग

समाधिपाद

अथ योगानुशासनम् ॥1॥

यहाँ योगानुशासन (वर्णित) है।

'अथ' शब्द का प्रयोग किसी ग्रन्थ के प्रारम्भ के समय प्रयोग किया जाता है और इसको शुभ समझा जाता है। वर्तमान सन्दर्भ में इस शब्द के प्रयोग से प्रकट किया गया है कि योग का अनुशासन कोई नई विचारणा नहीं है। योग पहले से ही विद्यमान था। यहाँ तो उसके नियम और विधियाँ ही दी जा रही हैं।

भारत में योग-विधियाँ अनन्त काल से विद्यमान रही हैं। 'महाभारत' में वर्णित है कि योग की विश्लेषण प्रस्तुति सबसे पहले हिरण्यगर्भ ने की। (X11-349,65) ऋग्वेद के अनुसार सृष्टि रचना से भी पूर्व हिरण्यगर्भ विद्यमान था। कहा जाता है कि हिरण्यगर्भ विश्वात्मा ही है (X-121-1)। इस प्रकार योग-विधियाँ उतनी ही प्राचीन हैं, जितनी सृष्टि-रचना। यहाँ यह भी ध्यान देने की बात है कि आयुर्वेद के ग्रन्थों के अनुसार आयुर्वेद भी उतना ही प्राचीन है जितनी सृष्टि रचना। शरीर की विद्यमानता के फलस्वरूप यह आवश्यक था कि शरीर-आरोग्य बनाए रखने और उसमें आई व्याधियों के उपचार की विधियाँ भी हों।

योगश्चित्तवृत्तिनिरोधः ॥2॥

चित्त की वृत्ति का निरोध करना योग है।

इस सूत्र में योग की परिभाषा दी गई है। मन की विचारणा-सरणि का नाम चित्त है। हम अपनी इन्द्रियों के द्वारा बाह्य दृश्य जगत से सदैव अवगत होते रहते हैं और यह ज्ञान मन ग्रहण करता रहता है। अतीत तथा वर्तमान की घटनाओं और उनका परिप्रेक्ष्यजन्य ज्ञान चित्त को लगातार क्रियाशील बनाए रखता है। हमारे मन में विचारों की शृंखला चलती रहती है। एक बात की स्मृति आते ही, हम दूसरी बात पर जा पहुँचते हैं और यह प्रक्रिया हमारे सभी के जीवनों में चलती रहती है। इस प्रकार मन की

आधारभूत वृत्ति विचार-प्रवाह की होती है। सचेतन प्रयासों द्वारा इस विचार-प्रवाह को रोकना, मन को स्थिर करना और फिर उसे विचार शून्य बनाना ही 'योग' कहलाता है।

तदा द्रष्टुः स्वरूपेऽवस्थानम् ॥3॥

तब द्रष्टा अपने स्वरूप में विराजमान होता है।

इस सूत्र में बताया गया है कि विचार-प्रवाह को रोकने का परिणाम क्या होता है। यहाँ द्रष्टा 'मैं' होता है। सामान्यतः 'मैं' 'अपनी' संकल्पना का वाचक होता है। 'मेरा' मन बाह्य उपादानों को देखता है और उन्हें 'अपने' से जोड़कर प्रस्तुत करता है। दूसरे शब्दों में, हम अपने को अपनी विचार प्रक्रिया द्वारा अपने भौतिक शरीर से जोड़कर सोचते हैं। शून्यता की अवस्था प्राप्त कर लेने पर हमारा आत्म-तत्त्व स्वयं को आत्मा से जोड़कर देखता है, जो हमारी आत्म सत्ता का कारण होता है। जब विचार-प्रक्रिया के अवरुद्ध हो जाने पर पूर्ण स्थिरता भाव में, मन स्वयं को आत्मा से जोड़ लेता है, तो वह इन्द्रियों तथा ऐन्द्रिक जगत से नहीं जुड़ता। इस प्रकार आत्मा में कोई परिवर्तन नहीं होता। उस समय आत्मा मन की गतिविधियों का मूक दर्शक या द्रष्टा मात्र होता है और इन गतिविधियों का कारण भी होता है। इस प्रकार योग की अवस्था में मन आत्मा की प्रकृति अपना लेता है और आत्मा की भाँति ऊपर वर्तित रहता है।

वृत्तिसारूप्यमितारत्र ॥4॥

दूसरी अवस्था में, आत्मा स्वयं ही मन के परिवर्तनों को अपना लेती है।

ऊपर लिखित अवस्था में क्या स्थिति बनती है, इसका वर्णन इस सूत्र में किया गया है। जब मन की चिन्तनपूर्ण अवस्था चल रही होती है तो आत्मा मन की परिवर्तित अवस्था को प्रतिबिम्बित करता है। इस स्थिति में मन का आत्मा से एकीकरण नहीं हो पाता क्योंकि मन न तो ऐन्द्रिक तात्त्विकता से और न आध्यात्मिक तात्त्विकता से एकरूप होने में सक्षम होता है। मन की विचार-प्रक्रिया अवरुद्ध हो जाने पर मन की आधारभूत प्रकृति आत्मा की प्रकृति के समान हो जाती है, इसीलिए आत्मा जीवन सत्ता के कारण आत्मा के साथ तद्रूप हो जाती है।

तीसरे-चौथे सूत्र में जो तथ्य-कथन किया गया है वह आगे की दो आकृतियों (आकृति-11-12) में दर्शाया गया है।

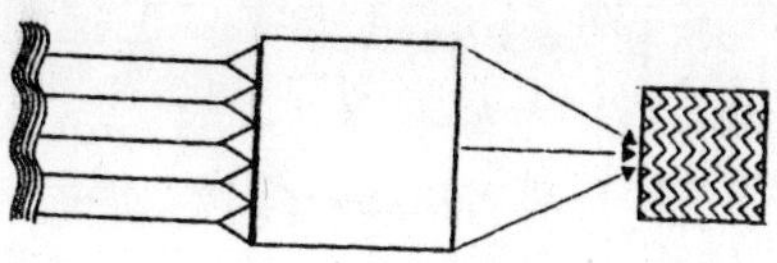

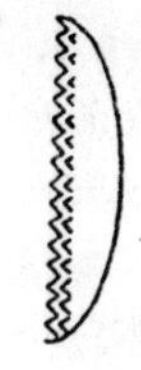

बाहरी जगत का इन्द्रियों द्वारा प्रत्यक्ष ज्ञान बोध	**मन** सतत परिवर्तनशील अंग है। हमारा आत्माभास मन और इन्द्रियों पर ही निर्भर करता है।	**आत्मा** आत्मा में कोई परिवर्तन नहीं होता,, वह मन की गतिविधियों की निष्क्रिय द्रष्टा है।

आकृति-11 : सामान्य स्थितियों में मन की अवस्था का रेखांकन

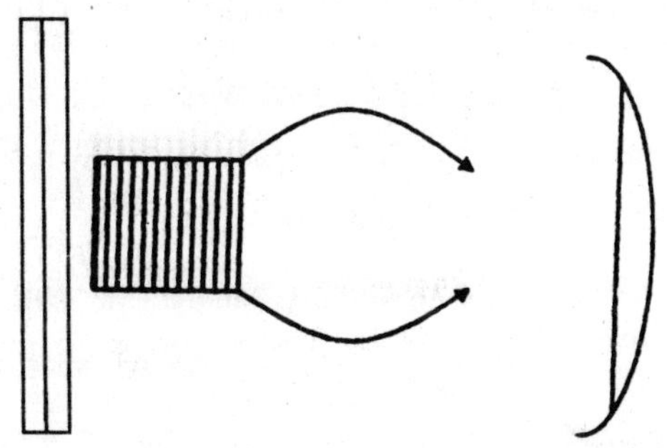

मन	**आत्मा**
समाधि की अवस्था में मन में परिवर्तन रुक जाता है यह स्थिर चित्तता की अवस्था होती है।	मन आत्मा के साथ तद्रूप हो जाता है और विशुद्ध आत्मा बन जाता है।

आकृति-12 : साधना की अवस्था में मन की अवस्था का रेखांकन

वृत्तयः पंचतय्यः क्लिष्टाऽक्लिष्टा : ॥5॥

मन की पाँच प्रकार की वृत्तियाँ क्लेशकारक या अक्लेशकारक होती हैं।

योग साधना के काल में मन की अवस्था का वर्णन करने के उपरान्त मन के उन रूपान्तरणों की चर्चा पतंजलि ने की है, जिन्हें योग की अवस्था प्राप्त करने के लिए निरुद्ध करना होता है। ये रूपान्तरण पाँच प्रकार के हो सकते हैं, जिन्हें क्लिष्ट और

अक्लिष्ट कहा जा सकता है। मन के क्लिष्ट रूपान्तरण वे हैं, जो अज्ञान की ओर ले जाते हैं। अपने सत् आत्मा को स्वीकार न करना और भौतिक शरीर को ही अपनी जीव-सत्ता मानना अज्ञान है। मन के वे रूपान्तरण जिनसे आपको विवेक बुद्धि प्राप्त हो कि आप अपने सत् स्वरूप को पहचानें और समझें कि आत्मा ही 'पुरुष' का अंश है, अक्लिष्ट रूपान्तरण है। अज्ञान अथवा अविद्या ही सभी कष्टों का कारण है और योग की अवस्था प्राप्त करने के लिए उससे जीवात्मा को मुक्त कराना आवश्यक है।

प्रमाण-विपर्यय-विकल्प-निद्रा-स्मृतयः ॥6॥

यह पाँच प्रकार की वृत्तियाँ हैं : प्रमाण, भ्रान्त धारणा, विकल्प, निद्रा और स्मृति।

इस सूत्र में विभिन्न प्रकार के पाँच रूपान्तरणों को गिनाया गया है। इनमें से प्रत्येक रूपान्तरण की व्याख्या आगे के पाँच सूत्रों में की गई है।

प्रत्यक्षानुमानागमा : प्रमाणानि ॥7॥

मन के पाँच रूपान्तरों में सर्वप्रथम प्रमाण है। 'प्रमाण' तीन चरणों में कार्य करता है : अवधारणा, अनुमान और आगम।

'प्रत्यक्ष' (अवधारणा) वह है जिसे इन्द्रियों से पहचाना जा सके। यह पदार्थ को इन्द्रियों से अनुभव करने के कारण प्रत्यक्ष ज्ञान समझा जाता है। उदाहरण के लिए, आँखों ने एक वृक्ष देखा तो उसकी छवि मस्तिष्क में अंकित हो जाती है और मन उसका ज्ञान अर्जित करता है। ज्ञान सम्बन्धित वस्तु के विषय में सामान्य धारणा को 'अनुमान' कहते हैं। आगम साक्ष्य चित्त का वह रूपान्तरण है, जो वृक्ष के ज्ञान को प्रामाणिक बनाता है। वृक्ष सम्बन्धी मेरे ज्ञान को अन्य लोगों के ज्ञान से तोलकर अपना ज्ञान बताता है। 'आगम' का अर्थ है, जो हम समझते तथा विश्वास करते हैं, उसे प्रामाणिक रूप से दावे के साथ व्यक्त कर सकें।

विपर्ययो मिथ्याज्ञानमतद्रूपप्रतिष्ठम् ॥8॥

विपर्यय मिथ्या विचार है जिससे (सम्बन्धित वस्तु की) सत्य प्रकृति ज्ञात नहीं होती।

पतंजलि ने मन का दूसरा रूप-परिवर्तन विपर्यय अथवा मिथ्या विचार बताया है। इसमें एक विचार मन में धारणा बनकर जमा होता है, जिससे वस्तु की सत्य प्रकृति या स्वरूप का संज्ञान नहीं होता। सामान्यतः किसी वस्तु का विवरण या वर्णन उसकी अन्तर्भूत प्रकृति तथा अंगभूत गुणों के अनुसार किया जाता है। वस्तु की उपयुक्त गुणवत्ताओं को समझने में अक्षम रहना मन के ऐसे ही भाव-परिवर्तन से जुड़ा रहता है जिसे विपर्यय अथवा मिथ्या ज्ञान कहा जा सकता है। उदाहरणार्थ; सूर्य प्रकाश और ऊर्जा का स्रोत है और उसी के कारण पृथ्वी पर जीवन सम्भव होता है। बिजली के बल्ब से भी प्रकाश

प्राप्त होता है लेकिन उसका तात्त्विक स्वरूप सूर्य से भिन्न होता है। इसके लिए एक का स्थान दूसरे को देना मिथ्या ज्ञान कहलाता है।

शब्दज्ञानानुपाती वस्तुशून्यो विकल्पः ॥9॥

विकल्प वह ज्ञान है जो शब्दों के ज्ञान से प्रेषित किया जाता है और उसमें विषय-वस्तु का रूपाकार नहीं होता।

उपर्युक्त वर्णन में मन के जिन दो रूप परिवर्तनों का वर्णन किया गया है, वे विषय-वस्तुओं पर आधारित हैं। अब अदृष्ट परिवर्तनों का वर्णन आरम्भ होता है।

'विकल्प' मन का वह भाव-परिवर्तन है जिसका हमारे आसपास की वस्तुस्थिति से कोई सम्बन्ध नहीं होता। ये वस्तुओं से सम्बन्धित अदृष्ट विचारों अथवा विकल्पों अथवा क्रियाओं के विषय में होते हैं। स्वर्ग, दूसरे लोक सम्बन्धी कल्पनाएँ, अशरीरी दार्शनिक अवधारणाएँ, जैसे प्राणी की वास्तविक आत्मा ही जीवात्मा है, ये सब मन के इसी श्रेणी के भाव-परिवर्तन होते हैं।

अभावप्रत्ययालम्बना वृत्तिर्निद्रा ॥10॥

निद्रा (मन की) वह वृत्ति है जो (नए ज्ञान) के अभाव पर आधारित होती है।

पूर्ववर्ती तीन सूत्र मन की उन वृत्तियों से सम्बन्धित हैं, जिनका ज्ञान से सम्बन्ध है। किन्तु निद्रा ऐसा परिवर्तन है जो हमारे मन में नया ज्ञान न आने की अवस्था में घटित होता है क्योंकि निद्रा की अवस्था में हमारी ज्ञानेन्द्रियाँ और कर्मेन्द्रियाँ निष्क्रिय अवस्था में होती हैं। फिर भी, निद्रा का एक परिवर्तन अवश्य है। व्यक्ति चेतनायुक्त होता है क्योंकि एक तो जागने पर व्यक्ति को स्मरण रहता है कि क्या स्वप्न देखा और दूसरे यदि स्वप्न की घटनाएँ याद न भी रहें तो भी उसे ध्यान रहता है कि उसने अच्छा स्वप्न देखा या बुरा। निद्रा निश्चलता अथवा निष्क्रियता की अवस्था होती है जो योग-साधना की स्थिरचित्तता से सर्वथा भिन्न होती है। निद्रा आत्म-नियन्त्रित नहीं होती और मन अतीत में अर्जित ज्ञान के आधार पर चिन्तन-प्रक्रिया में संलग्न होता है।

अनुभूतविषयासम्प्रमोषः स्मृति : ॥11॥

स्मृति मन की पाँचवीं वृत्ति है जो हमारे विचारों से सदैव जुड़ी रहती है। इसमें सचेतन भाव से दृष्ट या अनुभूत विषयों के सम्बन्ध में वे विचार मन में बने रहते हैं कि "मैंने ऐसा देखा या अनुभूति की।"

पाँचवें सूत्र में मन के पाँच प्रकारों को कष्टकर अथवा कष्टहीन कहा गया है। मन के परिवर्तनों का विवरण सामने होने पर, हम इस बात को कुछ ठोस उदाहरणों के सन्दर्भ में देखें। मन के एक परिवर्तन—स्मृति—को हम उस अवस्था में 'कष्टपूर्ण' गिनेंगे जब स्मृति से हमारे मन में दुखों या जागतिक सुखों के भाव उभरें। लेकिन उस स्थिति में

स्मृति कष्टपूर्ण नहीं होगी, जब हमें यह स्मरण आता है कि हमारी वास्तविक सत्ता में आत्मा है और योग का लक्ष्य जीवात्मा को जन्म-मृत्यु के आवागमन चक्र से मुक्त करना है। नींद भी उस समय कष्टकर हो सकती है, जब सोने से पूर्व हम बहुत चिन्तित हों और विश्राम की अवस्था निद्रा में वे विचार हमारे मन में घूमते रहें। किन्तु यदि हम सोने से पूर्व प्राणायाम करें अथवा किन्हीं अन्य सामान्य आसनों आदि से अपने मन को विचार-मुक्त कर लें तो निद्रा-काल में हमारा चित्त स्थिर होगा और मन शान्त होगा। इस प्रकार की निद्रा कष्टपूर्ण नहीं होगी। इस पुस्तक के दूसरे भाग के अन्त में 'योग-निद्रा' के कुछ साधनों का वर्णन किया जाएगा जिससे मन शान्त होगा और उसका पूर्ण प्रभाव होगा। मन के भाव-परिवर्तनों के द्वारा ही हम सांसारिकता में फँसे रहते हैं और इस संसार में बँधे रहते हैं। लेकिन संसार के जंजाल से मुक्ति भी चित्तवृत्ति के प्रयोग से सम्भव होती है। दूसरे शब्दों में मन की गतिविधियों (चित्तवृत्तियों) के निरोध के लिए मन को ही जमकर प्रयास करने पड़ते हैं।

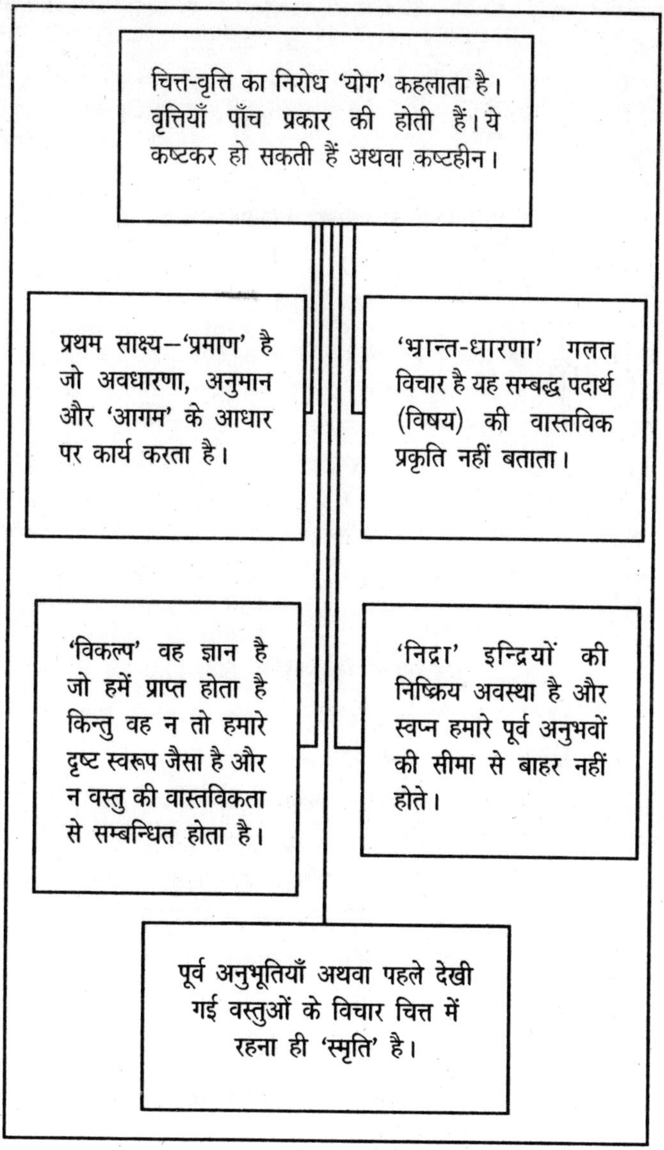

चित्त-वृत्ति का निरोध 'योग' कहलाता है। वृत्तियाँ पाँच प्रकार की होती हैं। ये कष्टकर हो सकती हैं अथवा कष्टहीन।

प्रथम साक्ष्य—'प्रमाण' है जो अवधारणा, अनुमान और 'आगम' के आधार पर कार्य करता है।

'भ्रान्त-धारणा' गलत विचार है यह सम्बद्ध पदार्थ (विषय) की वास्तविक प्रकृति नहीं बताता।

'विकल्प' वह ज्ञान है जो हमें प्राप्त होता है किन्तु वह न तो हमारे दृष्ट स्वरूप जैसा है और न वस्तु की वास्तविकता से सम्बन्धित होता है।

'निद्रा' इन्द्रियों की निष्क्रिय अवस्था है और स्वप्न हमारे पूर्व अनुभवों की सीमा से बाहर नहीं होते।

पूर्व अनुभूतियाँ अथवा पहले देखी गई वस्तुओं के विचार चित्त में रहना ही 'स्मृति' है।

तालिका-4 : सूत्र 2 से 11 तक का सार-रेखांकन

चित्त-वृत्ति का निरोध योग कहलाता है। वृत्तियाँ पाँच प्रकार की होती हैं। ये कष्ट कर हो सकती हैं अथवा कष्टहीन। प्रथम साक्ष्य—'प्रमाण' है जो अवधारणा, अनुमान और 'आगम' के आधार पर कार्य करता है। 'विकल्प' वह ज्ञान है जो हमें प्राप्त होता है किन्तु वह न तो हमारे दृष्ट स्वरूप जैसा है और न वस्तु की वास्तविकता से सम्बन्धित होता है। पूर्व अनुभूतियाँ अथवा पहले देखी गई वस्तुओं के विचार चित्त में रहना ही स्मृति है।

अभ्यासवैराग्याभ्यां तन्निरोधः ॥12॥

चित्तवृत्तियों के भाव परिवर्तनों को सतत अभ्यास और विराग भाव द्वारा ही बाधित किया जा सकता है।

मन के विभिन्न भाव-परिवर्तनों का वर्णन करने के उपरान्त पतंजलि प्रमुख साधनों का वर्णन करते हैं जिनसे चित्त की वृत्तियों का निरोध किया जा सकता है और मन को विचारशून्य बनाया जा सकता है। इस सूत्र में सतत अभ्यास का अर्थ है, मन (चित्त) के विचारों को रोकने के लिए लगातार प्रयास किया जाए। साधक को कुछ बार प्रयास करके सफल न होने पर अभ्यास त्याग नहीं देना चाहिए, वरन् विचारशून्य मनःस्थिति प्राप्त करने के लिए विशेष आसन पर बैठकर लगातार प्रयास करना चाहिए। विराग-भाव का अर्थ है—सांसारिक पदार्थों में मन को न रमाएँ अथवा व्यक्तियों आदि के प्रति आसक्ति-भाव न रखें। चित्तवृत्तियों के भाव-परिवर्तनों को समाप्त करने की यही कुंजी है।

तत्र स्थितौ यत्नोऽभ्यासः ॥13॥

इन (दो साधनों) में से मन को अविचलित अवस्था में रखने के लिए लगातार अभ्यास का यत्न करना होता है।

इस सूत्र में 'तत्र' शब्द पूर्व सूत्र में वर्णित दो साधनों की ओर संकेत करता है जिनसे चित्त में विचार विचलन को रोका जा सके। मन को विचलन से रोकने के लिए बारम्बार अभ्यास करना आवश्यक होता है। यही बात इस सूत्र में जोर देकर कही गई है। हम कुछ भी नहीं चाहें, तो भी विचार हमारे मन में प्रवेश कर जाते हैं। हमें उनके आगमन को रोकने के लिए बारम्बार प्रयास करने होते हैं। हमें मन में विचारों की प्रक्रिया समाप्त करनी होगी।

स तु दीर्घकाल नैरन्तर्यसत्कारासेवितो दृढभूमिः ॥14॥

दीर्घकालिक अनवरत अभ्यास करने और लक्ष्यप्राप्ति की साधना से योग के लिए दृढ़ आधार भूमि तैयार होती है।

विचारशून्य मनःस्थिति प्राप्त करने के लिए, दीर्घकाल तक लगातार प्रयास करने पर मन के भावों को रोकने में धीरे-धीरे सफलता प्राप्त होनी आरम्भ हो जाती है। यह प्रक्रिया

बहुत मन्द होती है क्योंकि हमारे मन को नई-नई बातें ज्ञात होती रहती हैं जिससे नई सूचनाओं पर आधारित पुरानी भाव-छवियाँ मन में उदित हो जाती हैं। यदि यह अभ्यास यदा-कदा ही किया जाए तो हर बार शून्य सफलता से ही आरम्भ करना होता है। उदाहरण के लिए, यदि अभ्यास करके एक प्रतिशत तक सफलता पा लेने पर अभ्यास छोड़ दिया जाए तो अत्यधिक सम्भावना इसी बात की होती है कि व्यक्ति को अभ्यास पुनः आरम्भ करने पर उसी बिन्दु से पुनः आगे बढ़ना पड़े। मन को निरुत्साहित करने में यह स्मरण रखना आवश्यक है कि मन में विचारों का प्रवाह बहुत तेजी से होता है। इसलिए इस प्रवाह को रोकने के लिए ईंट-दर-ईंट बाँध बनाना आवश्यक है। दो-चार ईंटें यहाँ या वहाँ लगाकर इस प्रवाह को रोकने की चेष्टा करने पर मन के विचार-प्रवाह की धारा में वे ईंटें ही समाप्त हो जाएँगी। लेकिन लगातार धीरे-धीरे अवरोध उपस्थित करने से इसे रोका जा सकता है। विचारों के प्रवाह को रोकना ही 'योग की दृढ़ नींव' स्थापित करना होता है।

दृष्टानुश्रविक विषयवितृष्णस्य वशीकारसंज्ञा वैराग्यम् ॥15॥

देखे अथवा सुने हुए विषयों के लिए तृषा भाव न रखने की सचेत अवस्था प्राप्त कर लेना ही वैराग्य भाव है।

दृष्ट विषय सांसारिक वस्तुएँ या विषय होते हैं। इनमें ठोस वस्तुएँ जैसे घर या जमीन शामिल हो सकती है। इसी प्रकार अन्य मानव प्राणियों यथा बच्चों, पत्नी, पति, मित्र इत्यादि के प्रति भी राग भाव हो सकता है। 'सुने हुए विषयों' में अन्य विषय हो सकते हैं जैसे मृत्यु के बाद पुनर्जन्म अथवा स्वर्ग आदि की अवधारणाएँ। इन श्रुत विषयों का ज्ञान धर्मग्रन्थों आदि से हो सकता है। पहले के युग में विद्वान व्यक्ति के मुख से वेद इत्यादि सुने जाते इस प्रकार उसे 'श्रुति' (सुना हुआ ज्ञान) कहा जाता था। आज के युग में 'श्रुति' वेदों के लिए पर्यायवाची शब्द है। जब चित्तवृत्ति में परिवर्तन का स्वरूप वर्तमान या भविष्य में सभी प्रकार के आनन्द प्रदान करनेवाली आकांक्षाओं या कामनाओं के स्तर से ऊपर उठ जाता है तो उसे साधक योगी द्वारा वैराग्य भाव की प्राप्ति कहा जाता है।

तत् परमं पुरुषख्यातेर्गुण वैतृष्णयम् ॥16॥

पुरुष की अनुभूति से उपजा वैराग्य भाव वस्तुओं की गुणवत्ता के प्रति विभेद मिटा देता है।

देखे या सुने हुए विषयों के प्रति विराग-भाव जागने पर साधक को अनुभूति होती है कि प्राणी की व्यक्ति-सत्ता शरीर से नहीं, वरन् आत्मा के कारण होती है जो परमेश्वर (पुरुष) का अंश है। इस प्रकार योगसाधक उस अवस्था में पहुँच जाता है, जब वह 'पुरुष' को ब्रह्मांड की सत्ता का कारण, उसके अविश्वासी, अपरिवर्तनीय और स्थायी

स्वरूप को मानने लगता है। इससे साधक में उच्चतर स्तर का वैराग्य भाव आ जाता है और उसे सदा परिवर्तनशील वस्तुओं, विषयों या घटनाओं के प्रति विराग भाव आ जाता है और इनसे कोई लगाव नहीं रहता। समस्त संसार और हमारी भौतिक सत्ता में सदा परिवर्तन आते रहते हैं क्योंकि प्रकृति के तीन गुण सत्व, रजस और तमस सदैव कर्मफल-योग के अनुरूप परिवर्तन लाते रहते हैं। जब साधक को परमात्मा की अनुभूति हो जाती है तो वह वस्तुओं की परिवर्तनीय प्रकृति से उदासीन हो जाता है और उसे परिपूर्ण वैराग्य हो जाता है।

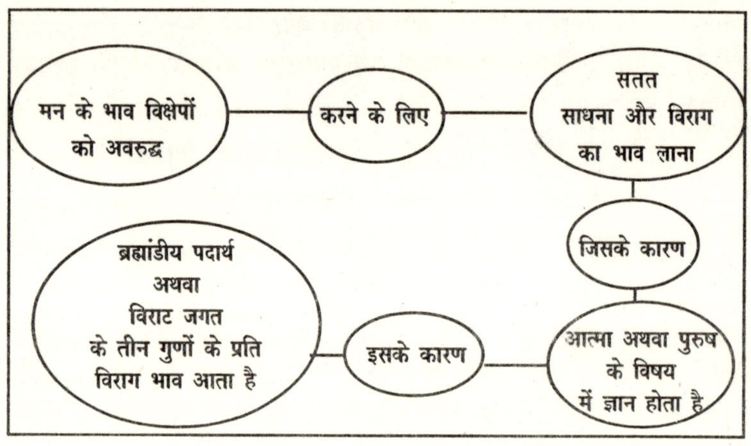

तालिका-5 : सूत्र 12 से 16 तक का सार

वितर्क विचारानन्दास्मितारूपानगमात सम्प्रज्ञातः ॥17॥

ज्ञान द्वारा प्राप्त योग की सम्प्रज्ञात अवस्था वितर्क, विचार, आनन्द और अस्मिता से अर्जित की जानी सम्भव है।

पतंजलि ने पहले बताया था कि 'पुरुष' के विषय में ज्ञान सतत अभ्यास और वैराग्य से प्राप्त किया जा सकता है। इस ज्ञान से योगी 'सम्प्रज्ञात' अवस्था में पहुँच जाता है। इस अवस्था को ज्ञान और चार प्रकार की विविध विधियों के माध्यम से चित्त को स्थिर करके प्राप्त किया जा सकता है।

'वितर्क' विद्या में विचारणीय विषय भौतिक पदार्थ होता है—उदाहरणार्थ : गाय। विचार-विमर्श करते हुए तर्क-वितर्क गाय की सत्यस्थिति और व्यक्ति के गाय के प्रति अपनी इन्द्रियों और ज्ञान द्वारा प्राप्त संज्ञान पर आधारित होता है।

'विचार' विद्या में सूक्ष्म विषयों—यथा स्वयं मन-विचार-विमर्श किया जाता है। हालाँकि शब्द-प्रक्रिया, अर्थ और तज्जन्य ज्ञान यहाँ भी प्रयोग किया जाता है किन्तु यहाँ विचारणीय विषय स्थूल न होकर सूक्ष्म होता है।

'आनन्द' में प्राणी अपने चित्त में ही आनन्द की खोज करता है। चित्त की स्थिरता विचार विमर्श में तभी आती है जब इसका आधार चित्त की सात्विक अवस्था होती है। **'अस्मिता'** या **'अहंभाव'** की विधि वहाँ प्रयोग की जाती है जहाँ केवल आत्म चैतन्यता की प्राप्ति ही उद्देश्य होता है। इसमें बुद्धि की निर्णयात्मिका विवेक शक्ति ब्रह्मांडीय पदार्थ 'प्रकृति' में विलीन हो जाती है।

मन की स्थिर अवस्था प्राप्त करने की इन चारों विधियों में मन की विचारशून्यता प्राप्त करने तथा एकाग्रता के लिए विषयों को आधार बनाया जाता है इसलिए इनमें मन विषयगत संसार से मुक्त नहीं होता।

विरामप्रत्ययाभ्यासपूर्वः संस्कारशेषोऽन्यः ॥18॥

(पूर्ववर्णित योगावस्थाओं में) मन के विक्षेपों को सतत साधनाभ्यास से रोका जाता है। दूसरी योग-अवस्था में चित्त पर पूर्व-आरोपित संस्कार शेष रहते हैं।

ज्ञान द्वारा प्राप्त जिस योग-अवस्था 'सम्प्रज्ञानता' का वर्णन पूर्वसूत्र में किया गया है, उसमें भी मनन के लिए एक विषय विद्यमान होता है। साधक को निरन्तर अभ्यास करने से ही 'पुरुष' के विषय में ज्ञान होता है किन्तु वह भी मन की परिवर्तनजन्य अवस्था है। इस सूत्र में जो विधि बताई गई है, उसके अनुसार विषय की विशिष्ट स्वीकार्यता भी नहीं रह जाती। साधक के मन में सभी परिवर्तन-भाव समाप्त हो जाते हैं, और उसके पूर्व संस्कार ही चित्त में अंकित रह जाते हैं। साधक वैराग्य की चरम परिणति पर पहुँच जाता है और उसे 'पुरुष' की अनुभूति का भी ज्ञान नहीं रहता।

भवप्रत्ययो विदेहप्रकृतिलयानाम् ॥19॥

'विदेह' और 'प्रकृतिलया' विधियों से योग साधना द्वारा चित्त की स्थिरता प्राप्त करने से योग-साधना का लक्ष्य (जन्म-मरण के आवागमन चक्र से मुक्ति) प्राप्त नहीं होता क्योंकि ये विधियाँ भव-संसार पर निर्भर हैं।

योग का चरम लक्ष्य तो आत्मा को परमात्मा (पुरुष) में विलय कर देना है। किन्तु इन विधियों से चित्त की वह एकाग्रता (स्थिरता) प्राप्त नहीं होती क्योंकि ये तो उस जागृतिकता पर आधारित है, जिसे 'पुरुष' में विलय होने के लिए हमें पार करके जाना होता है।

विदेह योग-साधना में साधक को अपनी समस्त ऊर्जाएँ मन के 'सत्त्व' और शरीर पर केन्द्रित करनी होती है; इसलिए आत्म तत्त्व की चेतना लुप्त हो जाती है। इस सूत्र में बताई गई 'प्रकृतिलया' विधि में व्यक्ति स्वयं को ब्रह्मांडीय पदार्थ—पदार्थ-प्रकृति में लय कर देता है जहाँ आत्मा की चेतनता ही विषय होती है। इस प्रकार विवेक बुद्धि का प्रकृति में विलीन करना सम्भव होता है। यहाँ भी परमात्मा की पहचान नहीं हो पाती। इन दोनों प्रकारों की साधना को 17वें सूत्र में 'आनन्द' और 'अस्मिता' कहा गया है।

इन दोनों साधनाओं के द्वारा प्राप्त चित्त की स्थिरता पतंजलि के योग का लक्ष्य नहीं है। साधक इन दोनों साधनाओं को करने के बाद अपने चित्त पर अंकित संस्कारों और पूर्वजन्म के कर्मों के फल भोग से मुक्त नहीं होता। इनके कारण उसकी भव-संसार से अनुरक्ति और आसक्ति समाप्ति नहीं होती। इस सम्बन्ध में योगी हरिदास का विख्यात उदाहरण है जिन्होंने पंजाब के महाराजा रणजीतसिंह के दरबार में चालीस दिन के लिए 'शरीर-त्याग' करने की शक्ति का प्रदर्शन किया था। उन्होंने अपने शरीर को पृथ्वी में गड़वा दिया और उस समाधि की रक्षा महाराजा के सैनिक करते थे। बताते हैं कि जब उन्हें समाधि से निकाला गया तो उन्होंने महाराजा रणजीतसिंह से पूछा, क्या वह उसकी योग-शक्तियों पर भरोसा करते हैं। इस प्रकार समाधि त्यागने के बाद भी वह भव-संसार में पूर्णतया आसक्ति रखते थे और वह अपनी योग-शक्तियों के प्रति महाराजा की प्रतिक्रिया जानने के लिए उत्सुक थे।

पातंजल योग का उद्देश्य 'कैवल्य' प्राप्त करना होता है जिससे जीवात्मा ब्रह्मांडीय पदार्थ-प्रकृति से सर्वथा विच्छिन्न हो सके। यह तभी सम्भव होता है, जब साधक परमात्मा के विषय में विवेक ज्ञान प्राप्त कर लेता है और उसके सभी पूर्व संस्कार तथा विगत कर्म फल-भोग नष्ट हो जाते हैं। इसका अर्थ है संस्कारों तथा कर्म-फल-भोग को सर्वथा नष्ट कर देना; जिसकी विस्तृत चर्चा बाद में की जाएगी।

श्रद्धावीर्यस्मृति समाधि प्रज्ञापूर्वक इतरेषाम् ॥20॥

उपरिवर्णित योग-साधन से भिन्न दूसरे साधन के पूर्व श्रद्धा, ऊर्जा, स्मृति-साधना और विवेक बुद्धि होनी चाहिए।

इस सूत्र में विभिन्न गुणों से युक्त वैकल्पिक पद्धति बताई गई है जिससे योग के लक्ष्य की प्राप्ति सम्भव होती है।

योग के लक्ष्य के प्रति साधक में पूर्ण श्रद्धा होनी चाहिए।

इस लक्ष्य को उत्साह के साथ प्राप्त करने की ऊर्जा (वीर्य) होनी चाहिए।

पूर्व अनुभूतियों को धारण करना 'स्मृति' है, जिससे साधक आगामी पाद की ओर अग्रसर हो सके। इसके लिए चित्त को एकाग्र करने हेतु एक विषय की आवश्यकता होती है। इस विषय को ध्यान-साधना का बीज मन्त्र कहा जाता है। ध्यान साधना के लिए चाहे जो भी बीजमन्त्र हो, उसे हृदयंगम करना और उसका सतत जाप करना समाधि प्राप्ति के लिए परम आवश्यक होता है। 'स्मृति' शब्द का प्रयोग सतत चेतनशीलता के लिए किया जाता है। एक ही विषय पर ध्यान केन्द्रित रखने के लिए उसे बारम्बार याद रखना स्मृति के प्रयास से ही सम्भव होता है।

समाधि वह अवस्था होती है, जब ध्यान का केन्द्रीकरण उस अवस्था में पहुँचता है जहाँ साधक केवल लक्ष्य के प्रति जागरूक रहता है और अन्य सभी प्रकार की सचेतनता समाप्त हो जाती है। (देखिए भाग III का तीसरा सूत्र)

प्रज्ञा वह विवेक-जागरूकता है जिसमें आत्मानुभूति जीवात्मा की अन्य अनुभूतियों से सर्वथा भिन्न होती है और वही प्राणी की वास्तविक आत्मा होती है।

श्रद्धा ——————— ऊर्जा (वीर्य) ——————— स्मृति
|
प्रज्ञा ——————————————— समाधि

योग के लक्ष्य में पूर्ण श्रद्धा के साथ साधक जुट जाता है तो इस उद्देश्य की पूर्ति के लिए आवश्यक ऊर्जा प्राप्त होती है। लक्ष्य-प्राप्ति के लिए धैर्यपूर्वक प्रयत्नशील होने से उसके मन में चेतनता आती है—स्मृति बढ़ती है। इस अवस्था में दत्तचित्त होकर लक्ष्य की ओर अग्रसर होना ही चित्त-समाधि है। इस समाधि-साधना से साधक में प्रज्ञा का उदय होता है जिससे वह अपनी वास्तविक आत्मा (जो पुरुष का ही अंश है) तथा जागतिक पदार्थ (प्रकृति) के बीच विभेद करने में सक्षम होता है। यह विवेक बुद्धि आने पर साधक आत्मा के स्वरूप को पहचान लेता है और उसे पदार्थजन्य भव-संसार से अलग रख पाता है। इसी को 'कैवल्य'। (आत्मा को 'प्रकृति' से पूर्णतया अलग रखना कहते हैं)।

तीव्रसंवेगानामासन्न : ॥21॥

तीव्र संवेगवाले योगियों को (समाधि और समाधिफल कैवल्य) आसन्न होते हैं।

संवेग योग विद्या का अर्थ केवल वैराग्य नहीं है अपितु वैराग्यमूलक साधन कार्य में कुशलता तथा तत्कृत अग्रसर भाव है। वैराग्यादि संस्कारयुक्त साधक उन्मुक्त ऊर्जावान् होकर साधन में सदा उन्नति की ओर संवेग से चलता रहे तो उसे तीव्र संवेगी कहा जाता है। संसार-कानन से उद्धार पाने के लक्ष्य प्राप्ति के लिए शीघ्रता ही योगियों का संवेग है। ध्यान-समाधि पाने के लिए इस संवेगी अधीरता से योग के लक्ष्य समाधि-फल (कैवल्य) की प्राप्ति सम्भव होती है।

मृदुमध्याधिमात्रत्वात्ततोऽपि विशेषः ॥22॥

मृदुत्व मध्यत्व और अधिमात्रत्व के हेतु से भी (तीव्र संवेगसम्पन्न व्यक्तियों में भी) भेद होता है।

इस सूत्र में बताया गया है कि तीव्र संवेगसम्पन्न होने पर भी, योग समाधि के आकांक्षी व्यक्तियों में भी विभेद होता है। इस सम्बन्ध में साधकों के तीन वर्गों की चर्चा इस सूत्र में की गई है—(1) मृदुतीव्र (2) मध्यतीव्र और (3) अधिमात्रतीव्र। इस भेद के कारण मृदुतीव्र संवेग युक्त साधक के लिए समाधि और उसका फल लाभ आसन्न होते हैं, मध्यतीव्र संवेगयुक्त साधक के लिए आसन्नतर और अधिमात्र तीव्र संवेगी साधक के लिए आसन्नतम होते हैं। साधकों में यह विभेद उनके गुणों के

संवेगी भाव की तीव्रता के कारण होते हैं। (गुणों के लिए देखें सूत्र 20)।

ईश्वर प्रणिधानाद्वा ॥23॥

ईश्वर में प्रगाढ़ आस्था (प्रणिधान) से भी समाधि सिद्धि की जा सकती है।

इस सूत्र में योग के लक्ष्य (समाधि-सिद्धि) प्राप्त करने का एक अन्य मार्ग बताया गया है। यह मार्ग है अभिध्यान। सम्यक् शरणागत भक्त की भक्ति के द्वारा अभिमुख होकर ईश्वर 'इसका अभिमत सिद्ध हो' ऐसी इच्छा ही अभिध्यान है। ईश्वर प्रणिधानरूप कर्म से ईश्वर की अभिमुखता प्राप्त करके, उनके अनुग्रह से परमार्थिक विशेष ज्ञान पाया जाता है। समाधि द्वारा फल लाभ को साधक ईश्वर को अर्पित कर देता है—उसके सुख-दुःख से स्वयं को निष्काम कर लेता है। पतंजलि ने यहाँ ईश्वर शब्द का प्रयोग 'पुरुष' के समानार्थी के रूप में किया है। ईश्वर में आस्था रखने का एक रूप में अर्थ यह है कि साधक 'पुरुष' में अपनी आत्मा के विलय के लिए, अपने भौतिक अस्तित्व से स्वयं को विमुख करने एवं इन्द्रियजन्य दुःख-सुखों से स्वयं को विलग करने के लिए सतत यत्नशील रहे।

वेदों के ब्रह्म और सांख्य के 'पुरुष' को उपनिषदों में 'ईश' कहा गया है। ईशावास्य उपनिषद् में 'ईश' का वर्णन इस प्रकार किया गया है :

"वे परमेश्वर सर्वव्यापी, प्रकाशमय और निर्गुण निराकार हैं, आप उनको छू नहीं सकते, न कोई कष्ट दे सकते हैं। वे परम शुद्ध, परम ज्ञानी, सर्वव्यापी, अदृष्ट और आत्म-विद्यमान हैं।'

ईश्वर शब्द का एक अर्थ परमात्मा भी है। इसीलिए प्रायः इस सूत्र की व्याख्या में भ्रान्ति उत्पन्न हुई है। लेकिन परवर्ती सूत्रों से स्पष्ट हो जाता है कि पतंजलि का ईश्वर परमात्मा का सगुण तथा साकार रूप और सृष्टि का रचनाकर्त्ता नहीं है। पतंजलि ने ईश्वर शब्द का वर्णन विशिष्ट अर्थ में किया है। ईश्वर का यह निरूपण आगामी सूत्र में किया गया है।

क्लेश कर्मविपाकाशयैरपरामृष्टः पुरुषविशेष ईश्वरः ॥24॥

क्लेश, कर्म, विपाक और आशय अपरामृष्ट पुरुष विशेष ही ईश्वर है, जो क्लेश, कर्मों, उनके फलों और तज्जन्य आकांक्षाओं से सर्वथा अछूता होता है।

तत्र निरतिशयं सर्वज्ञबीजम् ॥25॥

यह ज्ञान (अल्प, अधिक, और भी बढ़कर) जिस पुरुष में निरतिशयता को प्राप्त करता है, वही सर्वज्ञ है।

पूर्वेषामपि गुरुः कालेनानवच्छेदात् ॥26॥

वे प्राचीन गुरुओं के भी गुरु हैं, क्योंकि उनकी ऐश्वर्य-प्राप्ति काल से अविच्छिन्न नहीं होती।

उपरोक्त तीन सूत्रों में ईश्वर की परिभाषा, विशेषताएँ और विवरण दिया गया है। क्लेशों, कर्मों, कर्म-फल भोगों और इच्छाओं से अछूता यह वर्णन उस योगी को बताने के लिए नहीं दिया जा सकता जो 'कैवल्य' की अवस्था प्राप्त कर चुका है और उसे किसी प्रकार का क्लेश भी नहीं होता। योगी में अतीत और भविष्य का ऐसा असीम ज्ञान नहीं हो सकता जो पुरुष विशेष में होता है। योगी काल की सीमा का अतिक्रमण नहीं कर सकता। योगी सदैव काल की सीमा में बँधा होता है क्योंकि 'कैवल्य' की प्राप्ति के पूर्व उसका भी एक अतीत रहा होता है।

इस प्रकार पतंजलि ने 'ईश्वर' शब्द का प्रयोग 'पुरुष विशेष' के लिए किया है। यहाँ पुरुष विशेष शब्द 'परमात्मा' को जीवात्मा से भिन्न बताने के लिए प्रयोग किया गया है।

तस्य वाचकः प्रणवः ॥27॥

उसका वाचक प्रणव है।

'ओम्' के उच्चारण का तकनीकी शब्द है 'प्रणव'। लिखित रूप में इसका स्वरूप आकृति 13 में दिया गया है। ॐ विश्वात्मा ब्रह्म का प्रतीक है। इस संयुक्त वर्ण में तीन वर्ण सम्मिलित हैं—अ, उ और म् की अनुनासिक ध्वनि। यह लघुतम मन्त्र है। मुंडक उपनिषद् में प्रणव को वह मार्ग बताया गया है जिससे आत्मा का ब्रह्म में विलय सम्भव है। धनुष-बाण और लक्ष्य की उपमा में आत्मा बाण है, प्रणव धनुष है और लक्ष्य ब्रह्म है। बाण को सतत ध्यान-साधना के द्वारा तेज किया जाता है।

तज्जपस्तदर्थ भावनम् ॥28॥

ततः प्रत्यक् चेतनाधिगमोऽप्यन्तरायाभावश्च ॥29॥

इसका जप करने तथा उसके महत्त्व का मनन करने से सभी बाधाएँ नष्ट हो जाती हैं और सर्वशक्तिमान ब्रह्म की प्रत्यक् चेतना प्राप्त हो जाती है।

28 तथा 29वें सूत्रों को साथ-साथ ही लिया जाता है क्योंकि दोनों ही से मिलकर एक सम्पूर्ण वाक्य बनता है।

यहाँ 'पुरुष' के लिए 'सर्वशक्तिमान' शब्द का प्रयोग किया गया है। 'प्रत्यक्' का अर्थ है, प्रत्येक वस्तु में व्याप्त और चेतना का अर्थ है प्राणवत्ता। यहाँ 'प्रत्यक् चेतना' का प्रयोग पुरुष की संचेतना प्राप्त करने के भाव में किया गया है।

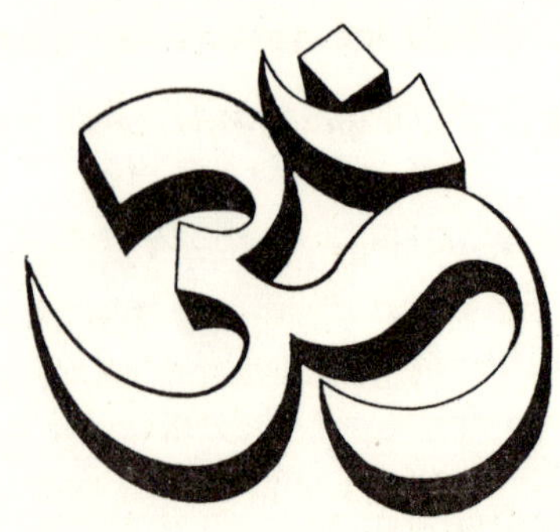

आकृति-13 : विश्वात्मा के प्रतीक रूप 'ओम्' का आकारमूलक रूप। इसके दो भाग हैं। नीचे का बड़ा भाग भव-संसार की विविधता तथा प्रकारों का सूचक है। उच्चारण करते समय 'ओऽऽ लम्बा होता है। ऊपर का चन्द्रबिन्दु इस बात का सूचक है कि समस्त विविधताओं के बाद भी सब कुछ 'सार्वभौम सत्' में विलीन हो जाता है जो जीव सत्ता का कारण है। अन्तिम स्वर अनुनासिक म् का होता है।

ॐ का प्रयोग मन की विचार की प्राप्ति के लिए किया जाता है। इसके वाचिक या मानसिक उच्चारण से तथा इसके महत्त्व का ॐ वर्ण के स्वरूप के मनन से योग के मार्ग की समस्त बाधाएँ दूर होती हैं। इन बाधाओं का वर्णन आगे के सूत्रों में किया गया है। ॐ ब्रह्म अथवा विश्वात्मा का प्रतीक है। यह सत्ताजन्य बहुत्व और विविधता का और विश्वात्मा से इनके एकत्व का सूचक है। (आकृति-13 और उसका वर्णन यहाँ द्रष्टव्य है)। केवल ओंकार अपेक्षाकृत सहजता से उच्चारित होता है। यह प्रश्वास के साथ एकतान भाव से ब्रह्मरन्ध के स्वल्प प्रयत्न से ही बोला जा सकता है। इस कारण चित्त को केन्द्रीकृत करने के लिए 'ओम्' शब्द की ही अधिक उपयोगिता है। वस्तुतः मन ही मन 'ओम् ध्वनि' उच्चारित होने से कंठ से मस्तिष्क की ओर एक प्रयत्न जाता है किन्तु मुँह को कोई प्रयत्न नहीं करना पड़ता।

व्याधि-स्त्यान-संशय-प्रमादालस्या-विरति-भ्रान्तिदर्शना-लब्धभूमिकत्वा-
वस्थितत्वानि चित्तविक्षेपास्तेऽन्तरायाः ॥30॥

चित्त के निम्नलिखित विक्षेप (योग-साधना में) बाधक होते हैं।—बीमारी, निष्क्रिय चित्तता, संशय, लापरवाही, आलस्य, इन्द्रियों के विषयों में लिप्तता, भ्रान्त विचार, अस्थिरचित्तता और चित्त के केन्द्रीकरण का अभाव।

1. बीमारी शरीर के भौतिक असन्तुलन से होती है।
2. प्रमाद योग के पथ पर अग्रसर होने के लिए पहलकदमी और उत्साह के अभाव के कारण होती है।

3. योग की व्यावहारिक उपयोगिता के प्रति हिचकिचाहट संशय के कारण होती है।
4. स्थिरचित्तता प्राप्त करने में असावधानी और ध्यान न देने से लापरवाही जन्म लेती है।
5. मन और शरीर के भारीपन और उत्साह के अभाव से आलस्य उत्पन्न होता है।
6. सांसारिक सुखों की कामना के कारण इन्द्रिय-विषयों के प्रति लिप्तता का भाव आता है।
7. योग के विषय में भ्रामक भावों के कारण भ्रान्त विचार जन्मते हैं। उदाहरण के लिए, कुछ लोग योग के साधना-अभ्यासों के फलस्वरूप प्राप्त कुछ ऋद्धि-सिद्धियाँ प्राप्त होने पर यह समझ लेते हैं कि उन्होंने योग का चरम लक्ष्य ही प्राप्त कर लिया।
8. चित्त के केन्द्रीकरण में अशक्य होने से स्थिरचित्तता प्राप्ति में एक या अन्य कारण बनना अक्षमता का सूचक है।
9. चित्त को केन्द्रीकृत करने में बारम्बार व्याघात आना अस्थिरता का कारण होता है।

दुःखदौर्मनस्यांगमेजयत्व-श्वास-प्रश्वासा विक्षेपसहभुवः ॥31॥

मन के विक्षेपों की (उपर्युक्त बाधाओं के अतिरिक्त) दुःख (आध्यात्मिक, आधिभौतिक तथा आधिवैविध) दौर्मनस्य—इच्छा के अभिघात होने से चित्त का क्षोभ, अंगसमूह का कम्पन, श्वास और भीतर से निकाली वायु प्रश्वास है। ये विक्षिप्त चित्त में ही होते हैं, समाहित चित्त में नहीं।)

पूर्ववर्ती सूत्र में चित्त विक्षेप के नौ भिन्न कारण बताए गए थे। इनके अतिरिक्त चित्त-विक्षेप के चार कारण और होते हैं।

10. दुःख एक या दूसरे रूप से मन को कष्टपूर्ण एवं परेशान करनेवाला विचार है।
11. दुर्मनता—चित्त की वह अवस्था है जो व्यक्ति की आकांक्षाओं की पूर्ति में बाधाओं के आने के कारण उत्पन्न होती है।
12. अंग-कम्पन—समूचे शरीर के काँपने से व्यक्ति के निश्चित आसन पर बैठने और चित्त को एकाग्र करने में बाधक होता है।
13. दीर्घ निःश्वास—अत्यधिक पूरक श्वास ग्रहण करना और उसी प्रकार अधिक मात्रा में भीतर से वायु का रेचन होना।

सूत्र तीस और इकतीस में योगाचार्य ने योग के मार्ग की दो विविध वर्गों की बाधाओं का वर्णन किया है। पहली नौ बाधाएँ तो योग के आरम्भिक चरण की बाधाएँ हैं जब साधक विचारशून्यता प्राप्त करने का प्रयत्न कर रहा होता है। एक बार जब वह आंशिक समाहित चित्त हो जाता है तो अन्तःमन के दमित भय, भावनाएँ और

असुरक्षाएँ उभरकर सतह पर आकर साधक के मार्ग की बाधाएँ बनती हैं।

तत्प्रतिषेधार्थमेकतत्त्वाभ्यासः ॥32॥

(इन बाधा-विक्षेपों का) प्रतिषेध करने के लिए किसी एकमेव सत्य पर ध्यान केन्द्रित करना चाहिए।

विचारशून्य चित्त की प्राप्ति में आनेवाली बाधाओं को दूर करने का यह एक साधन है। किसी एकमेव सत्य पर अथवा अपने विचारों के एक तत्त्व पर अपनी इच्छाशक्ति के द्वारा चित्त की एकाग्रता के मार्ग की बाधाएँ दूर की जा सकती हैं। एकमेव सत्य अथवा एक तत्त्व 'ईश्वर' हो सकता है या सत् का कोई अन्य तत्त्व। चित्त के विक्षेपों से बचने के अन्य अनेक साधनों की चर्चा आगामी सूत्र में की गई है।

मैत्रीकरुणामुदितोपेक्षाणां सुखदुःखपुण्यापुण्यविषयाणां भावनातश्चित्त प्रसादनम् ॥33॥

सुखी, दुःखी, पुण्यवान तथा अपुण्यवान प्राणियों के प्रति क्रमशः मित्र भाव, करुणा भाव, सन्तोष भाव और उपेक्षा भाव रखने से चित्त की शुद्धि होती है।

साधक, सुखी, दुःखी, पुण्यवान तथा अपुण्यवान प्राणियों के प्रति समान रूप से मित्रभाव, करुणा भाव, सन्तोष भाव एवं उपेक्षा भाव अपनाकर अपने चित्त को शुद्ध करता है। साधक/साधिका को न तो सुखी लोगों से किसी प्रकार की ईर्ष्या होती है और न अन्य प्राणियों के कष्टों से दुःख होता है। वह पुण्यवान और दुष्ट लोगों के प्रति समान मैत्री-भाव रखता है, वह न तो अपने शत्रु की परेशानियों से प्रसन्न होता है और न मित्रों की प्रसन्नता का भागीदार होता है। इस अर्थ में, साधक के न तो मित्र होते हैं और न शत्रु। साधक/साधिका सभी जीव-प्राणियों के प्रति मित्रता और करुणा का भाव रखता है।

चित्त की इस शुद्धता-प्रक्रिया को योग-साधना के मार्ग की तैयारी समझना चाहिए। चित्त के विक्षेपों को समाप्त करने के अन्य वैकल्पिक साधन हैं जिनका वर्णन पूर्ववर्ती सूत्रों में किया गया है।

प्रच्छर्दनविधारणाभ्यां वा प्राणस्य ॥34॥

अन्दर गई वायु को दोनों नासापुटों से प्रयत्न विशेष से रेचन करना प्रच्छदन है। प्राण को संयत करके रखना विधारण है। इनसे भी चित्त के विक्षेपों को रोकने में सहायता मिलती है।

विक्षेपों को रोकने का एक अन्य साधन प्राणायाम है। प्राणायाम का शाब्दिक अर्थ है वह प्राण तत्त्व जो सबमें व्याप्त है; इसमें वह वायु भी आती है जिसे हम श्वास द्वारा शरीर के भीतर ले जाते हैं। प्राणायाम के अभ्यास द्वारा श्वास-प्रश्वास की लय गति कम होती है क्योंकि श्वास लेते (पूरक) समय प्रश्वास-श्वास बाहर निकालने (रेचन) की गति

मन्द करते जा सकते हैं और पूरक श्वास के बाद श्वास को अन्दर रोकते हैं (कुम्भक) जिससे एक श्वास-प्रश्वास के पूरा करने में अधिक समय लगता है। प्राणायाम से साधक प्राण-ऊर्जा को शरीर के अन्दर नियन्त्रित, विनियमित और सन्तुलित करता है। इससे योग-साधना की दृष्टि से चित्त में विचारहीनता लाने में सहायता मिलती है।

विषयवती वा प्रवृत्तिरुत्पन्ना मनसः स्थिति निबन्धनी ॥35॥

विषयवती प्रवृत्ति उत्पन्न करके भी चित्त को स्थिर करना सम्भव है। नासाग्र में धारणा करने पर श्वास वायु में ही जो एक प्रकार का अभूतपूर्व सुगन्धानुभव होता है, उसकी उपलब्धि सहज ही की जा सकती है।

ध्वनि, स्पर्श, गन्ध, रस और रूप सरीखे ज्ञानेन्द्रियों के विषयों के माध्यम से विषयवती प्रवृत्ति के द्वारा भी चित्त की स्थिरता सम्भव है। इनमें से किसी एक की धारणा करने से अपूर्व सुगन्धानुभव के सूक्ष्म रूप की अनुभूति सम्भव होती है। इस अनुभूति से भी चित्त को विचारहीन बनाने में सहायता प्राप्त होती है। हममें से सभी को अपने जीवन में कभी न कभी ऐसा अनुभव होता है कि हम सौन्दर्य एवं मोहक दृश्य से अभिभूत हो गए। सामान्यतः यह अनुभूति स्वल्पकालिक होती है लेकिन इस अनुभव की पुनरावृत्ति से अनुभूति का समय बढ़ाते जाना सम्भव होता है और उसका प्रयोग हम विचार-शून्य चित्त को विकसित करने में कर सकते हैं। यह पद्धति इस तथ्य पर आधारित है कि जब हमारी एक या एकाधिक इन्द्रिय पूर्णतः उत्तेजित होती हैं तो हम उस अनुभव में पूर्णतः डूब जाते हैं और अन्य विचार चित्त से निकल जाते हैं। बहुत से धर्म या आध्यात्मिक सम्प्रदाय चित्त को संगीत या अन्य ध्वनियों के द्वारा विचार-शून्य बनाने के लिए उनका प्रयोग करते हैं।

विशोका वा ज्योतिष्मती ॥36॥

विशोका ज्योतिष्मती प्रवृत्ति चित्त को स्थिर अवस्था प्राप्त कराती है।

चित्त को दुःखरहित अवस्था में लाने का एक अन्य साधन इस सूत्र में किया गया है। विशोका का नामान्तर ज्योतिष्मती है। परम सुखमय सात्विक भाव का अभ्यस्त होने पर उसके द्वारा चित्त अवसिक्त रहता है, अतः इसका नाम विशोका है। सात्त्विक प्रकाश या ज्ञानलोक के आधिक्य के कारण इसका नाम ज्योतिष्मती है। शोकरहित यह जागृत अवस्था साधक तभी प्राप्त कर पाता है, जब प्रकृति के तीन गुणों—रजस, तमस और सात्विक में पूर्ण सन्तुलन आ जाता है। इससे चित्त सचेतनता प्राप्त करता है। इस अवस्था की प्राप्ति पर चित्त जागतिक व्यापारों में नहीं फँसता और इसी से वह दुःख-शोक से स्पर्शित नहीं होता। जब चित्त तीनों गुणों में पूर्णतः सन्तुलित हो जाता है तो वह ऐसी अवस्था होती है कि वह गुणों के प्रभावों से मुक्त हो जाता है। इस स्थिति में चित्त आत्मा का रूप ग्रहण कर लेता है जो निर्गुण होती है। तीनों गुणों के

अन्तःव्यवहार (गुणों के गुणों में बरतने) के कारण विविध सांसारिक क्रिया-कलाप सम्भव होते हैं और दुःख और सुखों (आनन्द) की अनुभूति होती है।

वीतरागविषयं वा चित्तम् ॥37॥

किसी वीतरागी व्यक्ति पर धारणा करने से भी चित्त में स्थिरता आती है।

ऐसे किसी व्यक्ति के विषय में ध्यान धारण करने से भी साधक को चित्त को सुस्थिर करने में सहायता मिलती है। विषय-विकारों से सर्वथा अस्पृष्ट रहनेवाले व्यक्ति बिरले ही होते हैं, जो औरों के लिए उदाहरण अथवा आदर्श का काम करते हैं। ऐसे मानव प्राणी महान योगी या सन्त ही हो सकते हैं।

स्वप्ननिद्राज्ञानालम्बनं वा ॥38॥

स्वप्न या निद्रा की अवस्था की धारणा भी चित्त स्थिर करने में सहायक होती है।

निद्रा और स्वप्न की अवस्था में इन्द्रियाँ बाह्य जगत के प्रति मुँदी होती हैं और इस प्रकार आत्मा, नए ज्ञान के बिना केवल चित्त से प्रभावित होती है। जागृत अवस्था में निद्रा या स्वप्न की अवस्था को फिर से जीने और इसके साथ ही यह सचेतनता बनाए रखने कि 'मैं स्वप्न देख रहा हूँ' या 'मैं सो रहा हूँ' यह भी चित्त को विचारशून्य बनाने की एक विधि है। निद्रावस्था में बाह्य और मानव दोनों प्रकार के विषय अन्धकारग्रस्त होते हैं और केवल जड़ता का अस्फुट भाव रह जाता है। इस सद्भाव का आलम्बन करके उसका ध्यान करना निद्राज्ञानालम्बन है।

यथाभिमतध्यानाद्वा ॥39॥

योग के उद्देश्य की दृष्टि से जो भी अभिमत है, उसका ध्यान में करने से अन्यत्र भी लाभ होता है।

ध्यान साधना के लिए विचारशून्य चित्त की स्थिति प्राप्त करने के लिए पतंजलि ने भिन्न-भिन्न प्रकार की विधियों का वर्णन किया है। इस सूत्र में इस श्रेणी की विधियों में उन्होंने यह विधि भी बताई है कि साधक अपने प्रिय विषय का ही मनन-चिन्तन करे। वह विषय अपने आप में कोई महत्त्व नहीं रखता क्योंकि वह तो मात्र एक माध्यम है। वह विषय सूर्य, चन्द्रमा, मेघ, पर्वत, पत्थर, नदी या कोई झील या फिर अपनी कोई प्रिय कविता, कोई चित्र या कोई कलाकृति भी हो सकती है। किसी मन्दिर का सुन्दर वास्तु-रूप और संसार भर में फैले धार्मिक स्थानों का भी यही उद्देश्य होता है कि मानव प्राणियों को आन्तरिक स्थिरचित्तता प्राप्त करने के लिए प्रेरित या प्रोत्साहित करें।

परमाणु-परममहत्त्वान्तोऽस्य वशीकारः ॥40॥

(साधक की) यह सिद्धहस्तता परमाणु से लेकर अनन्त तक विस्तृत होती है।

सूक्ष्म विषयों पर चित्त की एकाग्रता में साधक की सिद्धहस्तता पदार्थ के सूक्ष्मतम कण परमाणु तक को स्पर्शित करती है। इसी प्रकार आकाश सरीखे व्यापक विषय और

अनन्त विस्तारपूर्ण विषयों पर भी दक्षतापूर्वक प्रयोग की जा सकती है। साधक की यह सिद्धहस्तता है।

शब्दादि गुणों के परमाणु तन्मात्र हैं जो सबसे सूक्ष्म अवस्था होती है। तन्मात्र की ग्राहिका करण-शक्ति तथा तन्मात्र का ग्रहीता, ये सब परमाणु भाव हैं।

अस्मिता ध्यान में जो अनन्तवत् भाव होता है, वह एवं महान आत्मा, ये परम महान भाव हैं। पंच महाभूत भी परम महान (स्थूल भाव) हैं। किसी एक विषय में अभ्यास करके स्थिति प्राप्त चित्त को योग की प्रणाली से परमाणु तथा परम महान् विषय पर धारण करने की अवस्था को वशीकार कहा जाता है। चित्त वशीकृत होने पर सबीज ध्यानाभ्यास समाप्त होता है और तब विरामाभ्यासपूर्वक असम्प्रज्ञात समाधि लाभ ही शेष रहता है।

क्षीणवृत्तेरभिजातस्येव मणेर्ग्रहीतृग्रहणग्राह्येषु
तत्स्थतदञ्जनता समापत्तिः ॥41॥

जिस प्रकार स्फटिक मणि उपाधि भेद से विभिन्न प्रकार भाव के रंग-रूपाकार ग्रहण करती है, उसी प्रकार ग्रहीत-ग्रहण-ग्राह्य से साधक का न्यून विक्षेपवाला चित्त इनमें से किसी भी एक भाव में अवस्थित होकर तदाकारता प्राप्त कर लेता है और इसी को समापत्ति (ध्यान-साधना युक्त चित्त) कहा जाता है।

मन की स्थिरचित्तता प्राप्ति के मार्ग में अवरोध	मन के इन अवरोधों एवं ध्यान बँटाने से जूझने के उपाय
1. रोग,	1. एक सत्य पर ही ठहर जाना, अथवा
2. प्रमाद,	2. सुखी और दुखी, मृदुल और क्रूर मानवों के प्रति मित्रता, करुणा, कोमलता और अथवा उदासीनता, अथवा
3. संशय,	3. प्राणायाम का अभ्यास, अथवा
4. लापरवाही,	4. इन्द्रिय जन्य संज्ञानोत्पत्ति, अथवा
5. आलस्य,	5. शोक-मुक्त, प्रबुद्ध मन प्राप्त करना, अथवा
6. इन्द्रिय-विषयों में आसक्ति,	6. किसी वासना-हीन का परिध्यान, अथवा
7. भ्रामक विचार,	7. स्वप्न और निद्रा ज्ञान के विषय में विचार करना, अथवा
8. एकाग्रता बनाने में असफलता,	8. ऐसे विषय पर चिन्तन करना जिसे हम उचित समझें।
9. अस्थिरता,	
10. शोक,	
11. परेशानी,	
12. कम्पन, और,	
13. आह भरना।	

तालिका-6 : 30 से 39 तक के सूत्रों में आई योग मार्ग में होनेवाली बाधाओं और उनसे जूझने/उन पर विजय पाने के उपाय

इस सूत्र में पतंजलि ने चित्त की उस अवस्था का वर्णन किया है जब साधक मन में लगातार उठनेवाले विचारों को अवरुद्ध करने में सफलता प्राप्त कर लेता है। जब

चित्त के विक्षेप क्षीण हो जाते हैं तो उसके चित्त की स्पष्टता स्फटिक मणि के समान हो जाती है। उस अवस्था में उसका चित्त मनन करने पर अधोलिखित में से किसी को प्रतिबिम्बित कर सकता है–द्रष्टा (आत्मा), दर्शक (इन्द्रियाँ और चित्त) तथा दृश्य (सृष्टि के पंचमहाभूत अर्थात् आकाश, वायु, पवन, जल, पृथ्वी)।

इस अवस्था में चित्त विवेक बुद्धि (सम्प्रज्ञात समाधि) प्राप्त कर लेता है और वह प्रकृति-पुरुष तथा इन दोनों के योग से सृजित सृष्टि को अलग-अलग समझाने में सक्षम होता है। इसे ही साधनामय चित्त या समापत्ति कहते हैं।

शब्दार्थज्ञान विकल्पैः संकीर्णा सवितर्का समापत्तिः ॥42॥

इस साधनामय चित्त अथवा समापत्ति को जो शब्द, अर्थ और तत्सम्बन्धी ज्ञान को एक-दूसरे में मिला देता है, उसे 'सवितर्का' चित्त कहते हैं।

सामान्य विचार-प्रक्रिया में शब्द, अर्थ और विषय सम्बन्धी ज्ञान को गड्डमड्ड कर दिया जाता है। किन्तु किसी विषय का वाचक शब्द, उसका अर्थ और उसके बारे में हमारा ज्ञान तीन अलग-अलग पहलू हैं। इन तीनों को एक-दूसरे में मिला देनेवाले चित्त को 'सवितर्का' चित्त कहते हैं। शब्द-ध्वनि, उसके संकेतित विषय और विषय सम्बन्धी ज्ञान के बीच ध्यान बँट जाता है। उदाहरण के लिए, 'गाय' शब्द, वास्तव में विद्यमान गाय और मन में उसका स्वीकृत भाव अलग-अलग तत्त्व होते हैं। यह भ्रामक स्थिति अस्पष्टता को जन्म देती है। इसके फलस्वरूप इस प्रकार की ध्यान-साधना उच्चस्तरीय चित्त केन्द्रीकरण के लिए उपयोगी नहीं होते। फिर भी, यह अवस्था पहली सीढ़ी का काम देती है, जिससे उच्चस्तरीय ध्यान-साधना की ओर अग्रसर हुआ जा सकता है।

स्मृतिपरिशुद्धौ स्वरूपशून्येवार्थमात्रनिर्भासा निर्वितर्का ॥43॥

स्मृति से (शब्द, अर्थ और परम्परा ग्राह्य भाव) को निकाल देने पर ज्ञान की अनुभूति ही अपना स्वरूप खो देती है। उस अवस्था को ध्यान-साधना अथवा निर्वितर्का समापत्ति कहते हैं।

पूर्ववर्ती सूत्र में 'सवितर्का समापत्ति' (तर्कयुक्त, ध्यानचित्त) का वर्णन किया गया है जिसमें शब्द, अर्थ और उसके प्रेषणीय भाव में गड्डमड्ड होती है। जब चित्त का केन्द्रीकरण वस्तु विशेष पर ही होता है और उसका अर्थ एवं प्रेषित भाव विस्मृत हो जाता है तो उसको 'निर्वितर्का समापत्ति' कहते हैं। उस अवस्था में शब्द और उससे परम्परागत ध्वनित भाव की विस्मृति से ज्ञान का उदय होता है। परम्परा से ध्वनित भाव और शब्द तभी लुप्त होते हैं जब उसको स्मृति से निकाल दिया जाता है। उस अवस्था में चित्त स्वरूप शून्य हो जाता है और स्वयं अपनी अस्मिता खो देता है और विषय के वास्तविक स्वरूप का चिन्तन-ध्यान करता है।

एतयैव सविचारा निर्विचारा च सूक्ष्मविषया व्याख्याता ॥44॥

इससे साधकचित्त की दो अन्य अवस्थाओं–सविचार और निर्विचार–का आख्यान हो गया है जिसमें मनन-आशय का विषय सूक्ष्म होता है।

यहाँ दो अन्य प्रकार के साधक चित्तों का वर्णन किया गया है। ये दोनों वर्ग भी आधारभूत रूप से पूर्ववर्ती विभाजन के समान ही हैं। इसमें अन्तर यही है, यहाँ जिस विषय की धारणा-ध्यान किया जा रहा है, वह उसका सूक्ष्म रूप है। उदाहरण के लिए, यदि निर्वितर्क ध्यान चित्त से सविचार रूप से सूर्य पर (अग्नितत्त्व की दृष्टि से) ध्यान लगाया जाए तो सूर्य का वह तत्त्व दृष्ट रूप से परे होता है। ध्यान साधना चित्त की दूसरी अवस्था वह है, जब तत्त्व रूप से परे तथा देशकाल से ऊपर जाकर जब सूक्ष्म अवस्था में ध्यान किया जाता है और स्मृति, शब्द, अर्थ, ज्ञान आदि से मुक्त होता है। इस अवस्था को निर्विचार अवस्था कहते हैं।

सूक्ष्मविषयत्वं चालिंग पर्यवसानम् ॥45॥

सूक्ष्म विषय का पर्यवसान विलग न होनेवाले आलिंग में होता है।

यहाँ पर्यवसानहीन इस तत्त्व का अर्थ है प्रकृति–ब्रह्मांडीय पदार्थ। सूक्ष्म तत्त्वों के पाँच विषय हैं, पंचमहाभूत–आकाश, वायु, अग्नि, जल और पृथ्वी। ये पंच महाभूत प्रकृति में लीन होते हैं, किन्तु प्रकृति इसके बाद किसी में विलीन नहीं होती। इससे आगे और सूक्ष्म (अर्थात् सूक्ष्मतर) कुछ भी नहीं है।

ता एव सबीजः समाधिः ॥46॥

उपरिवर्णित चार प्रकार की साधनाएँ 'सबीज' साधनाएँ हैं।

ऊपर जिन चार प्रकार की साधनाओं का वर्णन किया गया है, वे सब उच्चतर स्तर की ध्यान-साधना की क्रमिक सीढ़ियाँ हैं। ये साधनाएँ किसी एक विषय पर आधारित होती हैं, इसलिए इन्हें 'सबीज' साधनाएँ कहा गया है। निर्बीज साधना–जो उच्चतम स्तर की साधना है और योग का परम लक्ष्य है, वह यहाँ से एक सीढ़ी ऊपर होती है। इस अवस्था की प्राप्ति कैसे सम्भव है, इसका आगे के सूत्रों में वर्णन किया गया है।

निर्विचारवैशारद्येऽध्यात्मप्रसादः ॥47॥

निर्विचार साधनाचित्त की समग्रता में योगी को अध्यात्म का प्रसाद प्राप्त होता है।

ज्ञान शक्ति का चरम उत्कर्ष होने के कारण जो कुछ अज्ञान होता है वह सम्पूर्ण सत्य होता है और उसमें ज्ञेय विषय के सभी धर्म एक साथ प्रकाशित होते हैं। किन्तु यह प्रज्ञा भी साक्षात्कार-जनित होती है। निर्विचार सभापति की ऋतम्भरा प्रज्ञा और श्रुत एवं अनुमानजनित प्रज्ञा सर्वथा पृथक् पदार्थ हैं। इनमें पंकिल जल और तुषारजात जल के समान भेद होता है।

ऋतम्भरा तत्र प्रज्ञा ॥48॥

इस अवस्था में उस प्रज्ञा का उदय होता है जिसमें 'सत्य' का ज्ञान होता है।

पूर्व सूत्र में जिस अध्यात्म प्रसाद की चर्चा की गई है, उसे प्राप्त करके साधक को सत्य का दर्शन करनेवाली प्रज्ञा की प्राप्ति होती है। इससे वह अपनी आत्मा की सब सत्ता को पहचान पाता है जबकि प्राणी अपने जीवात्मा के साथ ही जुड़ा होता है और जीव गति में ही रहता है।

श्रुतानुमानप्रज्ञाभ्यामन्यविषया विशेषार्थत्वाद् ॥49॥

वह प्रज्ञा विशेष विषय से सम्बन्धित होने के कारण श्रुत (आगम) और अनुमान से ज्ञान प्रज्ञा से भिन्न विलयवाली है। श्रुत ज्ञान तथा आनुमानिक ज्ञान शब्दों की सहायता से होते हैं और सब शब्द, विशेषतः गुणवाची शब्द, जाति या सामान्य-जन के नाम हैं। अतः शब्दजन्य ज्ञान सामान्य ज्ञान है।

इस सूत्र में जिस ज्ञान की चर्चा की गई है, वह श्रुत ज्ञान तथा अनुमान-ज्ञान, सामान्य ज्ञान से भिन्न है। सामान्य ज्ञान धर्मग्रन्थों, साधना-अनुभव और ज्ञानीजनों के परीक्षणों से प्राप्त किया जाता है। साधनाजन्य ज्ञान बहुत सूक्ष्म स्तर का होता है और केवल वैयक्तिक प्रयासों तथा अनुभूति से प्राप्त होता है। इसी ज्ञान को सचेतन ज्ञान अथवा जागृति कह सकते हैं जिसके द्वारा सार्वभौम सत् और आत्मा से उसका सम्बन्ध जाना जा सकता है। यह ज्ञान गुरु भी प्रदान नहीं कर सकता। योग के पथ पर गुरु केवल मार्ग का दर्शन तथा उस पर चलने की विधियों का ज्ञान ही करा सकता है। किन्तु साधनाजन्य ज्ञान की प्राप्ति तो अपने स्वयं की अनुभूति से ही सम्भव होती है। इस ज्ञान का उद्देश्य भी विशिष्ट तथा सुनिश्चित होता है और वह उद्देश्य है आत्मा का भव-संसार (जन्म-मरण के आवागमन चक्र से) मुक्ति प्राप्त करना।

तज्ज : संस्कारोऽन्यसंस्कारप्रतिबन्धी ॥50॥

सम्प्रज्ञात समाधि से जो संस्कार उत्पन्न होते हैं, वे अन्य संस्कार (पूर्वअर्जित संस्कारों) को समाप्त कर देते हैं।

हमारे पूर्वकर्मों की संचित छाप संस्कार होते हैं। पूर्वजन्मों के अनुभवों और कर्मों के अवशेष होते हैं। उनके कारण हम अपने वर्तमान जीवन में कुछ क्रिया-कलापों की ओर आकृष्ट होते हैं और कुछ कर्म करने को बाध्य होते हैं। दूसरे शब्दों में हमारे वर्तमान जीवन का अदृष्ट व्यक्तित्व पूर्वजन्मों के अन्य संस्कारों और पूर्वकर्मों के फल-भोग से बँधा होता है। जीव-प्राणी योग के लक्ष्य 'कैवल्य' (आत्मा के पूर्ण एकात्म) को तब तक प्राप्त नहीं कर सकता, जब तक वह पूर्वजन्म के संस्कारों को नष्ट नहीं कर दे क्योंकि वे संस्कार व्यक्ति को उसके कर्मफल-योग संसार (जीवन-मरण के आवागमन-चक्र) से बाँधे रखते हैं। इस सूत्र में कहा गया है कि सम्प्रज्ञात समाधि

द्वारा पूर्वजन्म के संचित संस्कारों को नष्ट किया जा सकता है।

तस्यापि निरोधे सर्वनिरोधान्निर्बीजः समाधिः ॥51॥

संप्रज्ञात समाधि द्वारा उत्पन्न संस्कारों को नष्ट कर देने के बाद सभी संस्कारों को नष्ट करना होता है। तब जाकर निर्बीज समाधि सम्भव होती है।

पूर्व संस्कारों को नष्ट कर देने पर साधक नए प्रज्ञा संस्कारों को अर्जित करता है। अधिक ध्यान साधना करते रहने पर साधक/साधिका धीरे-धीरे इन प्रज्ञा संस्कारों को भी नष्ट करने में सक्षम होता है। इस स्तर पर ध्यान-साधना को निर्बीज समाधि कहते हैं। आत्मा अब स्वप्रकृति में—विशुद्धि, एकान्त तथा मुक्तावस्था में व्याप्त होती है। इस प्रकार साधक योग की चरम सिद्धि प्राप्त कर लेता है। (देखिए : सूत्र-3)।

5. निर्बीज समाधि–यह ध्यान समाधि का अन्तिम चरण होता है, जिसमें पूर्वजन्म और वर्तमान के सभी संस्कार नष्ट हो जाते हैं और आत्मा प्रकृतिस्थ हो विशुद्ध, एकान्त तथा मुक्त हो जाती है।

4. निर्विचार समापत्ति–इसमें ध्यान साधना विषय के सूक्ष्म रूप से भी परे चली जाती है। यह देश-काल से परे और स्मृति, शब्द, अर्थ और उसके ज्ञान आदि से मुक्त होती है। इस स्तर तक साधना सबीज होती है जिसमें विषय के आधार पर ही साधना की जाती है।

3. सविचार समापत्ति–यहाँ ध्यान धारणा विषय का सूक्ष्म (अव्यक्त) रूप ले लेती है। सृष्टि के पंच महाभूत हैं–आकाश, वायु, प्रकाश (अग्नि), जल और पृथ्वी। वर्तमान उदाहरण में सूर्य का सूक्ष्म रूप है प्रकाश।

2. निर्वितर्क समापत्ति–इस चरण में आकर साधक चित्त शब्द (बीज) और उसके परम्परागत भाव से मुक्त हो जाता है। केवल विषय (यहाँ उदाहरण सूर्य) का आकार ही चित्त में शेष रह जाता है।

1. सवितर्क समापत्ति–साधना का यह प्रथम चरण है। इसमें किसी विषय पर यथा सूर्य पर उसके स्वरूप, आकार तथा दूरी सरीखी बातों पर मनन किया जाता है। ध्यान का यह बीज होता है। इस धारणा से ध्यान की वह स्थिति आती है, जिसमें शब्द, अर्थ और उसका ज्ञान एक दूसरे से मिल जाते हैं और यह ध्यान इन तीनों से बँध जाता है।

तालिका-7 : सूत्र 42 से सूत्र 51 तक ध्यान साधना के पाँच विविध चरणों को रेखांकन द्वारा दर्शाया गया है। प्रथम चार चरणों को 'समापत्ति चित्त' कहा गया है और अन्तिम चरण को 'समाधि' की संज्ञा दी गई है।

द्वितीय भाग

साधनापाद

तपः स्वाध्यायेश्वरप्राणिधानानि क्रियायोगः ॥1॥

तपस्या, स्वाध्याय तथा ईश्वर प्राणीधान, ये क्रियायोग हैं।

योगसूत्र का दूसरा भाग साधना पक्ष से सम्बन्धित है। इसमें क्रियायोग विषयक निर्देश दिए गए हैं जिससे साधक जान सके कि, किस पक्ष का मनन करना है और क्या योग-विधियाँ अपनाई जाएँ। प्रथम सूत्र में क्रियायोग के तीन प्रमुख अंगों का कथन दिया गया है :

1. **तप** : उन क्रिया-कलापों को त्याग देना अथवा उन्हें घटाना, जिनसे सुख मिलता है। यह ऐसा क्रियायोग है, जिससे साधक को अन्ततः अपनी इन्द्रियों तथा चित्त पर नियन्त्रण करने की क्षमता प्राप्त होती है।
2. **स्वाध्याय** : ध्वनि, किसी शब्द या मन्त्र का मौन जाप करना, जिससे चित्त में स्थिरता आए। मन्त्र ॐ के विस्तृत वर्णन एवं उसके जप के लिए प्रथम भाग के सूत्र 27-29 देखिए)।
3. **ईश्वर प्रणिधान** : ईश्वर के प्रति अपार श्रद्धा—अर्थात् अपने सभी कार्यों तथा कर्मों के फलों को ईश्वर को अर्पित कर देना। ईश्वर का वर्णन भाग-1 के सूत्र 23 में देखिए।

समाधिभावनार्थ : क्लेशतनूकरणार्थश्च ॥2॥

यह साधनाभ्यास करने का उद्‌देश्य धारणा-ध्यान में जुट पाना और क्लेशों से छुटकारा पाना है।

इस सूत्र में—उपरिवर्णित साधनाभ्यासों का उद्‌देश्य बताया गया है। समाधि साधना के लिए आवश्यक है कि व्यक्ति क्लेशों से मुक्ति प्राप्त करे। समाधि-साधना की अवस्था प्राप्त करने में इस बात से सहायता मिलती है, जिसमें पहले क्लेशों को कम किया जाए और फिर सर्वथा समाप्त कर दिया जाए। इन विक्षेपों का नाम तथा वर्णन आगामी सूत्र में दिया गया है।

अविद्याऽस्मितारागद्वेषाभिनिवेशाः पंचक्लेशाः ॥3॥

ये क्लेश पाँच हैं—अविद्या, अहंकार-भाव, कामनाएँ, द्वेष-भाव और आत्म-सत्ता के प्रति आसक्ति (देहाभिमान)। इन क्लेशों की व्याख्या आगामी सूत्रों में दी गई है।

अविधा क्षेत्रमुत्तरेषां प्रसुप्ततनुविच्छिनोदाराणाम् ॥4॥

प्रसुप्त क्लेश, दमित क्लेश, विच्छिन्न क्लेश और उदार अस्मितादि क्लेशों, की प्रसवभूमि अविद्या है।

पूर्ववर्ती सूत्र में पाँच प्रकार के क्लेश गिनाए गए हैं, जिनमें सर्वप्रथम अविद्या है। चार अन्य क्लेशों का आधारभूत कारण अविद्या है। अविद्या की परिभाषा आगामी सूत्र में दी गई है।

चार प्रकार के क्लेशों का विवरण इस प्रकार है :

1. **प्रसुप्त क्लेश** : ये क्लेश ऐसे हैं, जिनका अभी चित्त में उदय नहीं हुआ है। सहायक स्थितियों के अभाव में ये अभी ऊपरी चित्त में नहीं आए हैं। उदाहरण के लिए, पहले में भयप्रद अनुभवों से स्थिति-विशेष में उनका असर होने की आशंका रहती है।
2. **दमित क्लेश** : योग साधन अथवा दृढ़ इच्छा-शक्ति के द्वारा दबाए गए क्लेश।
3. **विच्छिन्न क्लेश** : वैषम्यजन्य भाव के कारण किसी विचार को उदित न होने देना जैसे किसी इच्छा को, अर्पण भाव के कारण अथवा विपरीत स्थितियाँ होने पर त्याग देना।
4. **उदार क्लेश** : ये ऐसे क्लेश हैं, जो उसके कारणभूत विषय या पात्र की उपस्थिति में ही व्यक्त हों—जैसे क्रोध की अवस्था में विरोध प्रकट करना।

साधक को इन क्लेशों और विक्षेपों से मुक्त होने के लिए इनके मूलभूत कारण, अविद्या को समाप्त कर देना चाहिए। अविद्या को विद्या (ज्ञान) की अग्नि में भस्म कर देना चाहिए।

अनित्याशुचिदुःखानात्मसु नित्यशुचिसुखात्मख्यातिरविद्या ॥5॥

अनित्य, अशुचि, दुःख तथा अनात्मा को नित्य, शुचि, सुख तथा आत्मस्वरूपता की भावना रखना अविद्या है।

हमारे आसपास की वस्तुओं तथा अपने शरीर की अनित्यता और अनात्मस्वरूप को न समझ पाना और यह समझते रहना कि ये नित्य है, अविद्या है। आत्मा के अतिरिक्त अन्य कुछ भी नित्य नहीं है, इसे समझने में अक्षम रहना अविद्या है।

सांसारिक वस्तुओं की इस अनित्यता तथा सतत परिवर्तनशील प्रकृति के कारण, अस्थायी सुख और आनन्द अन्ततः हमें दुःखों के द्वार पर ला पटकते हैं। किसी परियोजना में सफलता मिलने तथा उससे प्राप्त होनेवाले लाभों से यह इच्छा जगती है

कि इस दिशा में चलकर और अधिक की प्राप्ति की जाए। इच्छाओं की पूर्ति में सांसारिक सुखों की अनुभूति होती है और इससे सांसारिक कार्य-व्यापार में वे अधिकाधिक फँसते जाते हैं। उस योग साधक के लिए जो सांसारिक बन्धनों से पूर्णतः विरक्त रहने का लक्ष्य लेकर चलता है, भौतिक सुख अप्रत्यक्ष रूप से कष्टप्रद होते हैं क्योंकि वे उनको अन्ततः दुःख में ही घसीटते हैं। इस प्रकार इन सुखों को आनन्दप्रद समझना अविद्या ही है। इस सन्दर्भ में आगे पन्द्रहवें सूत्र में कहा गया है, विवेक-बुद्धियुक्त चित्त के लिए यह सब दुःख ही है (दुःखमेव सर्वंविवेकिनः)

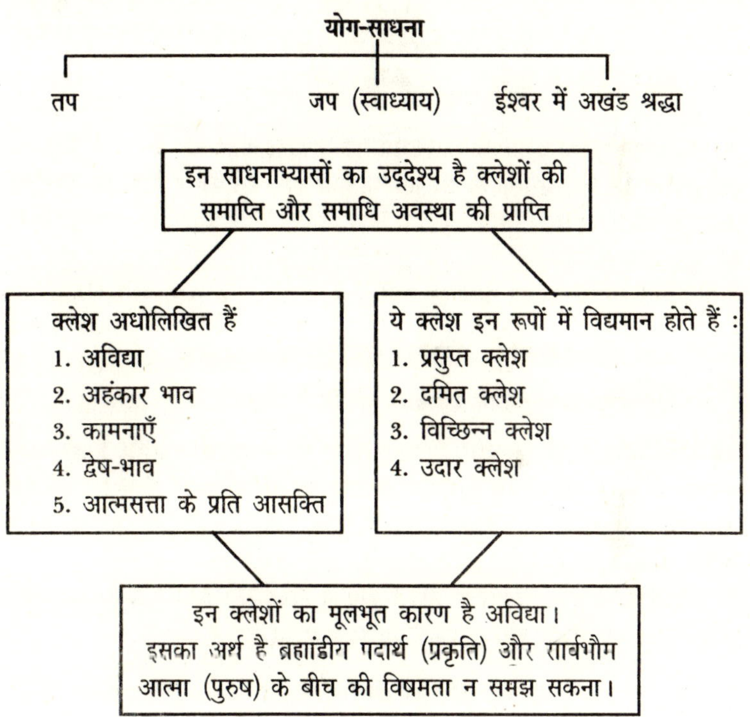

तालिका-8 : सूत्र 1 से 5 तक वर्णित वाक्यों का सारांश

दृग्दर्शनशक्त्योरेकात्मतेवास्मिता ॥6॥

देखने की दृक्शक्ति तथा दर्शनशक्ति को एक मान लेना (अभेदारोप) अस्मिता है।

इस सूत्र तथा आगामी तीन सूत्रों में उन चार अन्य विक्षेपों का वर्णन किया गया है जिनका तीसरे सूत्र में उल्लेख किया गया है। अस्मिता नामक चित्त विक्षेप तक उत्पन्न होता है जब हमें देखने की शक्ति (दृक् शक्ति) अर्थात् आत्मा और दर्शन की शक्ति

को एक ही मान लिया जाता है। यहाँ दर्शन शक्ति आँखें हैं (अनात्म)। 'मैं ही कर्त्ता हूँ' और इससे जुड़े विचार आत्मा और अनात्म में विभेद करने में अक्षम रहते हैं।

सुखानुशयी रागः ॥7॥

राग वह है जो सुख-प्राप्ति की कामना जगाते हैं।

राग नामक चित्त विक्षेप है सुख की कामना या सुखभोग की प्यास तथा उससे प्राप्त होनेवाला सन्तोष। यह विक्षेप व्यक्ति चित्त को इन्द्रियों का दास बना देता है और इस प्रकार समाधि प्राप्ति के लिए चित्त के केन्द्रीकरण के प्रयासों में बाधक बनता है।

दुःखानुशयी द्वेषः ॥8॥

द्वेष दुःखों पर आधारित होता है।

द्वेष वह भावना है जो दुःखों के कारण उपजती है और वह किसी व्यक्ति या विषय के विरुद्ध होती है। यह क्रोध की बदला लेने या आक्रमण करने की वृत्ति जगाती है। इससे किसी को मर्माहत अथवा उसका वध भी किया जा सकता है (यह हिंसा ही है)। किन्तु जब यह हिंसा मनोरंजन के लिए की जाए जैसे पशुओं को पीड़ा पहुँचाने या कष्ट देने के लिए, तो यह 'राग' की श्रेणी में आती है।

स्वरसवाही विदुषोऽपि तथारूढ़ोऽभिनिवेशः ॥9॥

जिजीविषा अर्थात् जीने की इच्छा बुद्धिमान व्यक्तियों में भी होती है।

अपने भौतिक अस्तित्व की रक्षा के लिए (चित्त में) जो आसक्ति होती है वह सहज स्वाभाविक है। यह सहजवृत्ति है और स्वाभाविक रूप से क्रियाशील होती है। यह सभी जीवप्राणियों में होती है। यह कृति (चित्त-विक्षेप) दुःख और मृत्यु के भय के कारण उत्पन्न होती है।

आगे के दो सूत्रों में क्लेशों को दो वर्गों में विभाजित किया गया है—सूक्ष्म और स्थूल। फिर इन क्लेशों को दूर करने के उपाय बताए गए हैं।

ते प्रतिप्रसव हेयाः सूक्ष्माः ॥10॥

इन सूक्ष्म क्लेशों को उनके विपरीत धारण करके दूर किया जा सकता है।

ये सूक्ष्म क्लेश इस कारण जिजीविषा से उदित होते हैं जिसका वर्णन पूर्ववर्ती सूत्र में किया गया है। ये क्लेश अपने भौतिक सत्ता से सम्बन्धित भयों तथा असुरक्षा से जुड़े होते हैं। ये अस्मिता (अहंकार) भाव से उदित होते हैं। इन क्लेशों को बारम्बार यह स्मरण करके हटाया जा सकता है कि "मैं मात्र इन्द्रिय ही नहीं हूँ। मेरी सत्ता तो वास्तव में मेरी आत्मा से है।" यह समझदारी आने से उन सूक्ष्म क्लेशों के मूलभूत कारण समाप्त हो जाते हैं।

ध्यानहेयास्तद् वृत्तयः ॥11॥

स्थूल या समग्र क्लेशों से धारण-ध्यान द्वारा मुक्त हुआ जा सकता है।

इन स्थूल या समग्र क्लेशों, यथा राग और द्वेष को ध्यान-धारण से समाप्त किया जा सकता है। इसके लिए एकाग्रचित्त से ध्यान करना होता है और सतत साधना-अभ्यास करने होते हैं जिनसे चित्त की शुद्धि होती है। इनको कपड़े पर लगे मैल के समान, सूक्ष्म क्लेशों को कपड़ों पर लगे धब्बों की तुलना में हटाना अपेक्षाकृत सरल होता है। धब्बों को हटाने में अधिक प्रयास करने होते हैं।

क्लेशमूलः कर्माशयो दृष्टादृष्टजन्मवेदनीयः ॥12॥

पूर्वजन्म के कर्म क्लेशों की आधारशिला बनते हैं और जन्म के समय ये कर्म दृष्टव्य भी होते हैं अथवा अदृष्ट ही रहते हैं।

पूर्वजन्मों के कर्मों के फलस्वरूप संस्कार रूप में इनका फल-भाव आत्मा से लिप्त रहता है। पूर्वजन्म के कर्मों का फल-भोग यानी आगामी निर्धारण जन्म का स्थान और समय करते हैं। पूर्वजन्म के कर्म अगले जीवन के क्लेशों का आधार बनते हैं, क्योंकि पूर्वजन्म में अधूरे रहे राग-द्वेष और कामनाएँ आदि भी हम इस जन्म में साथ लाते हैं। पूर्वजन्म के कर्मों के फल कभी-कभी जन्म के समय ही दिख जाते हैं कि जन्म के समय और जन्म के तुरन्त बाद क्या स्थितियाँ विद्यमान थीं। हमारा व्यक्तित्व कैसा है, हमारा शरीर-सौष्ठव रचना या कोई अन्य विशेषताएँ होना जिन्हें हम दैवी वरदान कहते हैं अथवा मानसिक क्षमताएँ कम होना (विकृतियाँ होना) अथवा जन्म के समय विकलांग होना या रोगग्रस्त होना या आर्थिक स्थिति खराब होना आदि जन्म के समय या उसके तुरन्त बाद सामने आनेवाले कर्मों के वे फल हैं, जिन्हें हम दृष्ट (दिखनेवाले) फल कह सकते हैं। पूर्वजन्म के कर्मों के अदृष्ट फल समय आने पर इस जीवन में अथवा अगले जीवन में पककर, सामने आते हैं।

पूर्वजन्म के कर्मों के फल देश-काल के अनुसार सामने आते हैं, इसे विभिन्न वृक्षों के बाग के दृष्टान्त से अधिक स्पष्टता से समझा जा सकता है। कल्पना कीजिए कि आप किसी बगीचे में फलों के अनेक वृक्ष लगाना चाहते हैं। पहले तो आपको ऐसी भूमि चुननी होगी जहाँ की जलवायु में वे वृक्ष फलें-फूलें। इसके बाद आप उस भूमि में ऐसे वृक्ष लगाते हैं, जो उस जलवायु में बढ़ें, फलें। कल्पना कीजिए कि आप केला, आम, लीची, सन्तरे, नीबू, अनार और अमरूद के पेड़ लगाते हैं। ये वृक्ष अलग-अलग समय पर फल देंगे। नीबू, सन्तरा, अनार, अमरूद और केले पर दो साल से लेकर पाँच सालों के बीच फल आने लगेंगे। लीची के वृक्ष पर फल आने में दस साल लगेंगे और आम के फल आने में इतना समय लगेगा कि उसके फल आपके बच्चे ही खाएँ।

बाग के इस उदाहरण में, आप उसमें सेब, चैरी तथा आलूबुखारे के वृक्ष नहीं लगाएँगे क्योंकि उनके लिए शीतल जलवायु की आवश्यकता होती है। इसी प्रकार

पूर्वजन्मों के संस्कारों की अवस्था के कारण आप विशिष्ट स्थिति में आ पड़े हैं और बाग में वृक्ष लगाने के समान आपके विकल्प सीमित हैं। जैसे अलग-अलग वृक्ष अलग-अलग समय पर फल देते हैं, इसी प्रकार पूर्वजन्मों और इस जन्म में किए कर्मों के फल समय विशेष और स्थितियाँ-विशेष में ही सामने आते हैं। अब हम दूसरा उदाहरण लेते हैं। कल्पना कीजिए कि आपने अपने पूर्वजन्मों में किसी को आहत किया है, या दुख पहुँचाया है अथवा ऋण लेकर उसे चुकाया नहीं है। परिस्थितियाँ उस व्यक्ति-विशेष को शीघ्र ही अर्थात् कुछ दशकों या कई जन्मों में आमने-सामने न आने दे। यह आमना-सामना दूसरे व्यक्ति के पूर्वकर्मों और उनके फल-लाभ की स्थिति के अनुरूप फल-भोग के कारण सम्भव न हो। लेकिन विभिन्न परिस्थितियों और अजीबो-गरीब हालात में उनका अक्सर सामना हो जाए और पिछला लेना-देना चुकता करना पड़ सकता है। प्रकृति अपनी ही परिपूर्ण कीमिया है। फल देनेवाले वृक्ष पर समय आने पर फल आएँगे और आम के पेड़ पर सन्तरे के फल नहीं आएँगे। इसी प्रकार सृष्टि की सुव्यवस्थित संरचना बनी हुई है जिसमें घटनाओं और कर्म फल-भोग अपने निर्धारित देशकाल की विशिष्ट स्थितियों में भोगने ही पड़ेंगे। लेकिन हमें अपनी विवेक-बुद्धि और दृढ़ इच्छा-शक्ति के प्रयोग की स्ववंचना प्राप्त है। हम अपने विगत कर्मों के बुरे प्रभावों को कम करने के लिए तथा इस जीवन के शेषकाल एवं अगले जन्म में स्थितियाँ सुधारने के लिए अच्छे कर्म कर सकते हैं। फलदायी वृक्षों के उपर्युक्त उदाहरण में मानव प्राणी एक समझदार माली की भाँति अपनी कड़ी मेहनत तथा प्रयासों से ऐसी स्थितियाँ बना सकता है जिससे उसके वृक्षों से बढ़िया फल मिल सके। इसी प्रकार उसकी लापरवाही से घटिया किस्म के ही फल मिलेंगे।

हमारे जीवन में, जब तक हम मर नहीं जाते, कर्म और संस्कारों का क्रम गणितीय आधार पर चलता है। मृत्यु के समय हमारे जीवन के कर्म आगामी जीवन में निर्णायक भूमिका निभाते हैं (अर्थात् हम उच्चवर्ण में जन्म लेंगे या नीच वर्ण में, हम धनी स्थितियों या निर्धन स्थितियों में जाएँगे हमारी बौद्धिक प्रतिभा कैसी होगी या आसपास की स्थितियाँ कैसी होंगी) तथा हमारे जीवन की गुणवत्ता कैसी होगी)। यह अन्तिम विषय आगामी सूत्र में वर्णित है।

कर्म-फल सिद्धान्त की सरल व्याख्या यहाँ दी गई है। पूर्वजन्म के फल-भोग के विषय में कुछ परिवर्तन घटित होना सम्भव है अर्थात् कर्मफल भोग केवल आगामी एक जीवन में ही भोगना होगा अथवा वह आगामी अनेक जन्मों में भोगना होता है।

सति मूले तद्विपाको जात्यायुर्भोगाः ॥13॥

क्लेशपूर्ण कर्मों की जड़ तो होती है, उनके फल जन्म, आयु और अनुभूतियों के रूप में भोगने पड़ते हैं।

पूर्वसूत्र के भाष्य में यह बताया जा चुका है कि पूर्वजन्मों के फल भोगना तो सुनिश्चित है। इस सूत्र में पूर्वजन्मों के फल-भोग की तीन कोटियाँ बताई गई हैं—ये हैं जन्म किन

स्थितियों तथा उच्च या नीच कुल में होगा, आयु अल्पकालीन होगी या दीर्घ जीविता प्राप्त होगी और अनुभव (भले या बुरे) कैसे होंगे।

ते ह्लादपरितापफलाः पुण्यापुण्य हेतुत्वात् ॥14॥

इन (जन्म, आयु और अनुभव) से पुण्य अथवा अपुण्य पूर्वकर्मों के आधार पर सुखदायक अथवा दुःखदायक फलों की प्राप्ति होती है।

इस सूत्र में निश्चयपूर्वक कहा गया है कि जन्म (उच्चवर्ण या नीच वर्ण में) आयु (दीर्घ या अल्पायु) तथा अनुभव (सुख या दुख के) पूर्वकृत कर्मों के परिणाम होते हैं।

परिणामतापसंस्कारदुःखैर्गुणवृत्तिविरोधाच्च दुःखमेव सर्वंविवेकिन : ॥15॥

परिणाम, ताप और संस्कार इस विविध दुःख से तथा सत्त्व, रजस, तमस वृत्तियों के कारण विवेकवान पुरुष को सभी (विषय सुख भी) दुःखकर जान पड़ते हैं। विषय भोग के समय ये आम आदमियों को अच्छे लगते हैं, किन्तु परिणाम में दुःख देते हैं। विवेकी योगियों के ये विषय भोग सुख प्रदान काल में भी दुःख देते हैं।

पूर्ववर्ती सूत्र में यह कहा गया है कि अच्छे और बुरे कर्मों का सुखमय एवं दुःखमय अनुभव होता है। इस सूत्र में यह बताया गया है कि विवेकवान पुरुष के लिए ये सभी दुःखमय है चाहे वे पुण्यकर्मों के फलस्वरूप प्राप्त सुख ही क्यों न हों।

सूत्र के पूर्व भाग में कहा गया है कि तीन विभिन्न प्रकार के क्लेश भिन्न-भिन्न कारणों से होते हैं :

1. **परिणाम :** रागों (कामनाओं) से जन्मे सांसारिक सुखों के फलस्वरूप परिणाम सामने आते हैं। व्यक्ति जितना अधिक विषय भोग करता है, इन्द्रियों की प्यास उनके लिए उतनी ही अधिक बढ़ती जाती है। इन सुख-भोग की कामनाओं के कारण बेचैनी और दुःख हुआ करते हैं।
2. **ताप :** द्वेष-भाव के कारण पैदा होता है। यह इस अर्थ में परिणाम से भी सम्बद्ध होता है क्योंकि विषय-सुख भोग की सामर्थ्य प्राप्ति के लिए व्यक्ति अत्यधिक प्रयत्न करता है और इस प्रकार वह दूसरे लोगों को परेशान करता है–कष्ट देता है। इस प्रकार व्यक्ति वे 'कर्म' संचित करता है, जिनसे, उसे अधिकाधिक दुःख मिलता है।
3. **संस्कार :** क्लेश का वह स्वरूप है, जिन्हें व्यक्ति अपने कर्मों से संचित करता है। इस कर्म-संचय से, व्यक्ति को संस्कारों के अनुरूप सुखों और दुःखों का भोग करना होता है। इस प्रकार हमारे संस्कार हमें कर्मों एवं उनके फल भोगों के शाश्वत चक्र से बाँध देते हैं।

सूत्र के दूसरे भाग में बताया गया है कि इसमें प्रकृति के तीन मूलभूत गुणों सत्त्व, रजस और तमस की भी भूमिका रहती है।हर कर्म में इन तीनों गुणों का न्यूनाधिक

मात्राओं में योगदान रहता है किन्तु उसमें गुण-विशेष की प्रधानता के कारण उसे सात्त्विक, रजस और तमस कर्म कहा जाता है। कोई भी कर्म विशुद्ध रूप से सात्विक, राजसिक तथा तामसिक नहीं होता। इस प्रकार ये गुण भले ही परस्पर-विरोधी हैं; फिर भी साथ-साथ रहते हैं और हमें सुख, दुःख और आसक्ति आदि से ग्रस्त करते हैं।

विवेक बुद्धिवाले व्यक्ति के लिए दुःख और सुख दोनों ही क्लेशदायी होते हैं, क्योंकि सुख में भी जागतिक आसक्ति के दुश्चक्र में खींच ले जाते हैं। योग-साधक इसी आसक्ति भाव के पार जाने के लिए साधना करता है।

हेयं दुःखमनागतम् ॥16॥

जो दुःख अभी आया न हो, उससे बचना चाहिए।

विवेकशील व्यक्ति के लिए सुख भी क्लेशकारक है, यह बताने के बाद पतंजलि कहते हैं कि दुःख से बचना कैसे चाहिए। जो दुःख और क्लेश व्यक्ति अतीत काल में भोग चुका अथवा वर्तमान में जिनका अनुभव कर रहा है, उनसे तो बचा नहीं जा सकता। साधक को उन दुःखों से बचने की तैयारी करनी चाहिए जो अभी नहीं आए हैं।

द्रष्टृदृश्ययोः संयोगो हेयहेतुः ॥17॥

दृष्टा और दुःख दोनों को पृथक् रखना चाहिए और इनके सम्मिश्रण से बचना चाहिए।

दृष्टा तो आत्मा है और दृश्य वह है, जिसे हम बुद्धि से देखते-समझते हैं। गुणों के विपरीत, बुद्धि तीन मूलभूत गुणों से उद्‌भूत तत्त्व है और कर्मों में बाँधनेवाली है। विवेकपूर्ण चित्त, दृष्टा (आत्मा) को पुरुष का अंश समझता है जो बुद्धि से भिन्न है। इन दोनों के सम्मिश्रण से अहं भाव की जागृति होती है और वह स्वयं को 'कर्त्ता' समझने लगता है। (भाग I का सूत्र 3, 'दृष्टा' के लिए देखिए)।

प्रकाशक्रियास्थितिशीलं भूतेन्द्रियात्मकं भोगापवर्गार्थं दृश्यम् ॥18॥

दृश्य प्रकाशपूर्ण, क्रियाशील और स्थितिशील है। यह भूत और इन्द्रिय इन दो प्रकारों के भोग तथा अपवर्ग साधक विषय स्वरूप है।

'दृष्टा' और दृश्यदर्शन की मीमांसा करने के उपरान्त अब पतंजलि 'दृश्य' की विशिष्टताएँ बताते हैं। दृश्य प्रकाशयुक्त, क्रियाशील और स्थितिजन्य है। जिस कर्म से विषय का ज्ञान प्राप्त होता है, वह ज्ञान और संचय की शक्ति प्राप्त होना उस स्थिति विशेष से जुड़ा होता है। यह अवस्था सूक्ष्म और भौतिक तत्त्वों से सम्बन्धित होती है। इन्द्रियाँ, तद्‌रूपता के तत्त्वों के आधार पर क्रियाशील होती हैं जो उनके लिए वाहन का कार्य करती हैं। इससे अनुभूति होनी सम्भव होती है और ज्ञान का संवर्द्धन होता है। सूक्ष्म दृष्टि से देखने पर सर्वत्र ही प्रकाश, क्रिया और स्थिति ये तीनों ही गुण दिखाई देते हैं।

विशेषाविशेषलिंगमात्रालिंगानि गुणपर्वाणि ॥19॥

गुणों के चार विभाग हैं—विशेष, अविशेष, लिंग तथा अलिंग।

प्रकृति के अंगीभूत तीन गुण होते हैं—सत्त्व, रजस और तमस। व्यक्त रूप में इन गुणों को विपरीत युग्मों में विभाजित किया जा सकता है :

1. विशेष अर्थात् जो बहुतों में साधारण नहीं होता। विशेष शान्त, सुखकर, घोर या दुखकर और मूढ़ या मोहकर हैं। यह बहुत्ववाची नहीं है और दुर्लभ रूप से घटनीय है। अविशेष इसके ठीक विपरीत होते हैं। उदाहरण के लिए आकाश, वायु, अग्नि, जल और पृथ्वी (अर्थात् महाभूत) विशेष हैं और इनके पाँच अविशेष हैं—शब्द, स्पर्श, रूप, रस, गन्ध (सूक्ष्म तत्त्व या तन्मात्राएँ) पाँच 'अविशेष' हैं। इसी प्रकार ज्ञानेन्द्रियाँ एवं कर्मेन्द्रियाँ 'विशेष' हैं और इनका 'अविशेष' है 'अस्मिता'। व्यक्ति बोधक प्रधान तत्त्व और चित्त के संयोजन से 'अस्मिता' भाव का उदय होता है।
2. 'लिंग' और 'अलिंग' का विभाजन बोध-ज्ञान और 'प्रकृति' को रेखांकित करता है। पहले ही कहा जा चुका है कि 'अलिंग' वह है जिसका लय नहीं होता। इसके विपरीत 'लिंग' की विद्यमानता का एक कारण होता है। ज्ञान-बोध का कारण है प्रकृति और पुरुष का संयोग। प्रकृति का कोई कारण नहीं होता और उससे परे कुछ सूक्ष्म और अन्यव्यापी नहीं है और उसके उद्‌भव का कोई स्रोत नहीं है।

गुणों के चार वर्गों में किए गए विभाजन में वे सभी तत्त्व समाहित हैं, जिनसे प्रकृति-पुरुष के संयोग से सृष्टि का सृजन होता है।

द्रष्टा दृशिमात्रः शुद्धोऽपि प्रत्यायानुपश्यः ॥20॥

द्रष्टा केवल पर्यवेक्षक होता है और विशुद्ध रूप होने पर वह सीधे ज्ञान पर ही दृष्टि लगाए रखता है।

आत्मा निष्क्रिय भाव से मन की सभी गतिविधियों को देखती रहती है। (देखिए, भाग I, सूत्र 3, 4)। पहले यह स्पष्ट किया जा चुका है कि आत्मा 'पुरुष' का अंश है और निर्गुण है। तीनों गुणों से अतीत होने पर भी आत्मा चित्त और बुद्धि की गतिविधियों से सर्वथा असम्पर्कित नहीं रहता। बोध से गम्य सभी ज्ञान से वह प्रकाशित रहती है और चेतना का कारण भी वही है। दूसरे शब्दों में कहें तो सच्चा अनुभवकर्त्ता आत्मा ही है।

तदर्थ एव दृश्यस्यात्मा ॥21॥

'तत्' (पुरुष) ही दृश्य का सार है और अनुभवकर्त्ता है।

इस सूत्र में 'वह' सर्वनाम का प्रयोग पुरुष के लिए किया गया है। पूर्व सूत्र में यह कहने के उपरान्त कि सच्चा अनुभवकर्त्ता आत्मा ही है, यह और जोड़ा गया है कि वही

दृश्य तथा अनुभव भी है। दूसरे शब्दों में 'पुरुष' के बिना अनुभूति भी सम्भव नहीं है। समस्त प्राणियों में 'पुरुष' का एक अंश आत्मा के रूप में विद्यमान होता है।

कृतार्थं प्रति नष्टमप्यनष्टं तदन्यसाधारणत्वात् ॥22॥

कृतार्थ पुरुष का दृश्य नष्ट होने पर भी अन्य साधारण पुरुषों के लिए दृश्य रह जाता है अतः दृश्य अनष्ट है। इस कारण दृश्य सर्वथा है और सदा रहेगा भी।

यहाँ दृश्य का अर्थ सार्वभौम जगत का दृश्य है। जब दृश्य किसी व्यक्ति-विशेष के लिए समाप्त हो जाता है, तब भी यह दृश्य अन्य लोगों के लिए नष्ट नहीं होता और अन्य लोग उसका अनुभव कर सकते हैं। जब संज्ञान का क्रियाकलाप बन्द हो जाता है तो उस व्यक्ति-विशेष के लिए दृश्य नष्ट हो जाता है। अर्थात् व्यक्ति की मृत्यु के उपरान्त विराट जगत अन्य लोगों के लिए सजीव होता है। इस सूत्र में पुरुष की विविधता और प्रकृति की एकरूपता बताई गई है। पुरुष का एक अंश सभी प्राणियों में विद्यमान रहता है जबकि प्रकृति एकरूप रहती है।

स्वस्वामिशक्त्योः स्व रूपोपलब्धिहेतुः संयोगः ॥23॥

संयोग से ही स्वामिशक्ति और स्वशक्ति मिलकर एकरूप होकर दिखती हैं।

इस सूत्र में दो ऊर्जाओं का उल्लेख किया गया है और बताया गया है कि ये दोनों ऊर्जाएँ मिलकर एक हो जाने पर एकरूप प्रतीत होती हैं जबकि वस्तुतः ये दो ऊर्जाएँ सर्वथा भिन्न होती हैं। प्रधान ऊर्जा स्वामिशक्ति है, जो आत्मा और पुरुष से सन्दर्भित है। 'स्वशक्ति' वह ऊर्जा है जो बाह्य जगत से संज्ञान कराता है। यद्यपि स्वामिशक्ति अथवा आत्मा निष्क्रियद्रष्टा स्वशक्ति से नहीं मिलती, किन्तु कोई भी संज्ञान 'स्वामिशक्ति' के माध्यम से सम्भव नहीं है। वैसे, आत्मा स्वप्रकाशित है और विवेक चेतना उसी से आती है। इन्द्रियाँ, ज्ञान और आत्मा ही परस्पर संयोग से संचेतना के कारणहेतु हैं। इस संयोग से ही देख पाने की शक्ति (इन्द्रियों और ज्ञान) तथा देखनेवाली शक्ति (आत्मा) में स्पष्टतः एकरूपता दिखती है। किन्तु ज्ञानीजन के लिए ये दोनों ऊर्जाएँ पृथक्-पृथक् शक्तियाँ हैं। इस भाव को आगामी सूत्र में और स्पष्ट किया गया है।

तस्य हेतुरविद्या ॥24॥

स्वामिशक्ति और स्वशक्ति के संयोग से दिखनेवाली एकरूपता का कारण अविद्या है।

पूर्वसूत्र के कथन के आगे बताया गया है कि अविद्या (अज्ञान) के कारण ही हम देख पाने की शक्ति (इन्द्रियों और ज्ञान) तथा दृष्टाशक्ति आत्मा में एकरूपता देखते हैं। दूसरे शब्दों में यह विशाल संसार और आत्मा का एकरूप दिखाना अविद्या के कारण है। अविद्या ही समस्त क्लेशों का कारण है। इस प्रकार अन्ततः यह संयोग ही सभी क्लेशों का कारणभूत तत्त्व है।

तदभावात् संयोगाभावो हानं तद् दृशेः कैवल्यम् ॥25॥

अविद्या यदि न हो तो वह संयोग भी नष्ट हो जाता है और उसके बाद कैवल्य अथवा आत्मा को परिपूर्ण एकत्व पाना सम्भव होता है।

योग का लक्ष्य—कैवल्य—की प्राप्ति के लिए यह आवश्यक है कि सबसे पहले साधक अविद्या का नाश करे। अविद्या के अभाव में आत्मा और अनात्मा की विवेक-समझ आती है। इससे साधनाभ्यास के उपरान्त ब्रह्मांड के दो आधारभूत तत्त्वों—पुरुष तथा प्रकृति का संज्ञान होता है। कैवल्य की प्राप्ति के लिए हमें अपने अन्दर से 'पुरुष' तथा 'प्रकृति' तत्त्वों को विलग करना होता है। इन दोनों के संयोग से ही 'कर्म' और सांसारिकता के बन्धन में जीवात्मा ग्रस्त होती है। एक बार इन दोनों पक्षों को अलग-अलग कर देने पर हमारे अन्दर पुरुष का जो अंग व्याप्त होता है, वह परम पुरुष का अविभाज्य अंग बन जाता है और सार्वभौम आत्मा या परब्रह्म में लय हो जाता है।

विवेकख्यातिरविप्लवा हानोपायः ॥26॥

सतत विवेक ज्ञान-बुद्धि से सम्पन्न होना इस संयोग को नष्ट करने का एकमेव उपाय है।

विवेक अथवा ज्ञान ही पुरुष और प्रकृति में भेद कर सकता है। विवेक द्वारा यह भेद समझ लेना ही पर्याप्त नहीं है, वरन् इस भेद के प्रति सतत सचेत रहना भी आवश्यक है। विवेक प्रयोग करके भव-संसार से आसक्ति समाप्त होना भी जरूरी है क्योंकि 'पुरुष' 'प्रकृति' के संयोग से ही सृष्टि—भव-संसार उद्‌भूत होता है। आत्मा और बुद्धि के संयोग को समाप्त करने के लिए विवेक का प्रयोग करना होता है। संयोग ही आत्मा और संसार के बीच पुल का काम करता है। जब यह सेतु नष्ट हो जाता है तो आत्मा अलग रह जाती है जो सांसारिक मायाजाल में नहीं फँसती।

यह विवेक ज्ञान प्रथमतः तो धर्मग्रन्थों के अध्ययन-मनन से प्राप्त किया जाता है और उसके उपरान्त विविध प्रकार के योगाभ्यासों द्वारा अर्जित किया जाता है।

तस्य सप्तधा प्रान्तभूमिः प्रज्ञा ॥27॥

विवेकी आत्मा का सम्पूर्ण ज्ञान सात प्रकार का होता है।

योगसूत्र में प्रज्ञा के इन सात प्रकारों का विस्तारपूर्वक वर्णन नहीं किया गया है। यहाँ जो विवरण दिया गया है वह व्यास की टीका पर आधारित है। सात प्रकार की इस प्रज्ञा को दो वर्गों में विभाजित किया गया है :

(क) चित्त के उत्पादों से मुक्ति

1. जो ज्ञातव्य है, वह पहले ही ज्ञात है, अधिक कुछ जानना नहीं है।
2. जो नष्ट करना है, वह (क्लेश) पहले ही नष्ट हो चुके हैं। अब नष्ट करने को कुछ नहीं है।

3. साधनाभ्यास से आत्मा एवं बुद्धि का संयोग नष्ट किया जा चुका है।
4. विवेकपूर्ण ज्ञान प्राप्त किया जा चुका है।

(ख) चित्त से ही मुक्ति

5. विवेकबुद्धि ने प्रकृति और पुरुष के बीच विभेद कर लिया है।
6. समस्त गुण उसी प्रकार गिर गए हैं जिस प्रकार पहाड़ी चट्टान से पत्थर गिर जाते हैं।
7. आत्मा परम एकान्तपूर्ण हो गई और वह अपनी ही प्रकृति के अनुरूप कार्य करती है। इस प्रकार योग का लक्ष्य कैवल्य-प्राप्ति हो चुका है।

योगांगानुष्ठानादशुद्धिक्षये ज्ञानदीप्तिराविवेकख्यातेः ॥28॥

योगाभ्यास करने से समस्त अशुद्धियाँ नष्ट हो जाती हैं और प्रकाशपूर्ण ज्ञान विवेकयुक्त प्रज्ञा की प्राप्ति की ओर ले जाता है।

योगाभ्यासों के नाम आगामी सूत्र में गिनाए गए हैं। अशुद्धियाँ ही चित्त विक्षेप हैं—क्लेश हैं जो विशुद्ध आत्मा के प्रकाश को आच्छादित किए रहते हैं। इन प्रकाश-क्लेशों—चित्त-विक्षेपों को नष्ट कर देने पर साधक का चित्त प्रकाशित हो जाता है। इस प्रकार चित्त के प्रकाशित होने पर आगे चलकर विवेकपूर्ण प्रज्ञा की प्राप्ति सम्भव होती है।

यमनियमासनप्राणायामप्रत्याहारधारणाध्यानसमाधयोऽष्टावंगानि ॥29॥

आठ प्रकार के ये योगाभ्यास हैं—यम, नियम, आसन, प्राणायाम, प्रत्याहार, धारणा, ध्यान और समाधि॥

यहाँ जिन आठ प्रकार के योगाभ्यासों की चर्चा की गई है, उनको आगामी सूत्रों में परिभाषित किया गया है।

अहिंसासत्यास्तेयब्रह्मचर्यापरिग्रहा यमाः ॥30॥

यम के उपांग हैं अहिंसा, सत्य, अचौर्य, ब्रह्मचर्य और अपरिग्रह।

दूसरों को कष्ट देना या हत्या करना हिंसा है। **अहिंसा** हिंसा की विरोधी है। **सत्य**—सदा सत्य बोलना, सत्य को तोड़ना-मरोड़ना नहीं, और न असत्य भाषण करना, **ब्रह्मचर्य**—वासनाओं के वशीभूत होकर किसी प्रकार की शारीरिक क्रिया न करना, **अचौर्य**—चोरी न करना, **अपरिग्रह**—सुख-प्राप्ति के साधनों की अपने लिए आकांक्षा भी न करना।

जातिदेशकालसमयानवच्छिन्नाः सार्वभौमा महाव्रतम् ॥31॥

ये (यम) जाति, स्थान, समय, अवधि आदि की चिन्ता बिना किए करणीय सार्वभौम महाव्रत हैं।

अष्टांग योग साधना का पहला अंग **यम** है जिसके पाँच उपांग हैं। इस सूत्र में कहा गया है कि साधक को अपने जाति-धर्मों, देश-काल, अवधि की चिन्ता न करके साधक

के इन धर्मों का पालन करना चाहिए। श्रीमद्भगवद्गीता में कृष्ण अर्जुन से कहते हैं कि युद्ध करना तो उसका जातिधर्म है। इसी प्रकार व्यवसाय धर्म के अनुरूप हिंसा की जा सकती है जैसे मछुआरा अपनी आजीविका कमाने, जैव वैज्ञानिक या वैज्ञानिक पशुओं पर परीक्षण कर सकते हैं। किन्तु योग-साधक किन्हीं भी परिस्थितियों में हिंसा नहीं करेगा। इसी प्रकार यम के ये महाव्रत किसी स्थान या काल से प्रभावित नहीं होते जैसे किसी तीर्थस्थान, पवित्र अवसर या महोत्सव पर या दिन के पूर्वार्द्ध में हिंसा की छूट नहीं है। साधक को इन पाँचों महाव्रतों का किसी भी स्थिति या परिस्थिति में पालन करना ही है।

शौचसन्तोषतपःस्वाध्यायेश्वरप्रणिधानानि नियमाः ॥32॥

नियम के उपांग हैं—शुद्धीकरण (शौच), सन्तोष, किसी मन्त्र का मानसिक जाप करना और ईश्वर के प्रति अपार श्रद्धा।

शौच : यह शुद्धीकरण दो प्रकार का है—शारीरिक तथा मानसिक जिससे बाह्य एवं आभ्यन्तर पवित्र हो सके। मानसिक शुद्धीकरण का अर्थ है क्लेशों—विक्षेपों से मुक्ति प्राप्त करना जिससे चेतना जाग्रत हो सके।

सन्तोष : सन्तोष का अर्थ है कि न्यूनतम सम्भव साधनों से गुजर चला लेना जिससे साधक स्वयं को उपयुक्त शारीरिक अवस्था में रख सके।

अन्य तीन उपांगों की चर्चा इस भाग के प्रथम सूत्र में की गई है।

जब इन साधनाभ्यासों को किसी भौतिक लक्ष्य की प्राप्ति के लिए किया जाता है तो ऊपर वर्णित अष्टांग योग नहीं होते। पतंजलि की योग-साधना का एकमात्र लक्ष्य आत्मा को ब्रह्मांडीय पदार्थों से सर्वथा मुक्त करके 'कैवल्य' की प्राप्ति है।

वितर्कबाधने प्रतिपक्षभावनम् ॥33॥

जब अनुपयुक्त विचार अष्टांग योग-साधना में बाधक बने तो उन्हें विपरीत विचारों के द्वारा निरस्त कर देना चाहिए।

योगाभ्यास के दौरान सम्भव है कि नाना प्रकार के विचार (वितर्क) चित्त में बार-बार उदित हों। उदाहरण के रूप में, मन किसी से प्रतिशोध लेने के लिए व्यग्र हो जिसमें अन्य लोगों को आहत करने की भावना हो। ऐसी स्थिति में साधक को यह स्मरण करना चाहिए कि ये बुरी भावनाएँ हैं और दृढ़तापूर्वक योगाभ्यास में लगे रहना चाहिए।

वितर्का हिंसादयः कृतकारितानुमोदिता लोभक्रोधमोहपूर्वका मृदमध्याधिमात्रा दुःखाज्ञानानन्तफला इति प्रतिपक्षभावनम् ॥34॥

वितर्कपूर्ण कार्य, जैसे हत्या आदि, चाहे स्वयं करे, किसी से करवाएँ अथवा करवाने की सम्मति दें, वे चाहे लोभ, क्रोध या मोहपूर्वक करें, चाहे उसमें मामूली

सहयोग हो, सीमित सहयोग हो या असीमित सहयोग हो; इनसे अनन्त कष्ट और अज्ञान होता है। अतः इनका प्रतिरोध करना चाहिए।

यह परम आवश्यक है कि साधक (सूत्र 30 में वर्णित) महाव्रतों का पूर्णतः पालन करे। इनके विपरीत (प्रत्यक्षतः, परोक्षतः या औरों को प्रोत्साहन देकर) आचरण करना, किसी भी मात्रा में विरुद्धाचरण करना अथवा किन्हीं भी परिस्थितियों में वैसा करने का परिणाम अनन्त दुःख प्राप्त होना तथा अविद्या में फँस जाना होता है। सबका एक ही फल निकलता है।

अहिंसाप्रतिष्ठायां तत्सन्निधौ वैरत्यागः ॥35॥

जब साधक में पूर्ण अहिंसाभाव आ जाता है तो उसके आसपास के सभी प्राणी बैर त्याग देते हैं।

जब साधक दूसरे प्राणियों के प्रति पूर्ण अहिंसा का भाव अपना लेता है तो उसके आसपास के खतरनाक तथा आक्रमणकारी पशु (यथा शेर एवं सर्प) भी उस पर आक्रमण नहीं करते और उसके साथ सौमनस्यपूर्वक रहते हैं।

सत्यप्रतिष्ठायां क्रियाफलाश्रयत्वम् ॥36॥

जब सत्य को पूर्णतया धारण कर लिया जाता है तो वही साधक के क्रियाकलापों के फल का आधार बन जाता है।

सामान्य जन किसी फल-प्राप्ति की इच्छा से ही दान-पुण्य या धर्माचरण करता है। जब साधक सत्यनिष्ठा से साधनाभ्यास करता है तो उसे बिना कर्म किए ही फल प्राप्त हो जाते हैं। ऐसे साधक के वचन व्यर्थ नहीं जाते। लेकिन साधक/साधिका को इन फलों के प्रति निरपेक्ष भाव रखना चाहिए क्योंकि उसे तो उच्चतर लक्ष्यों की प्राप्ति करनी है।

अस्तेयप्रतिष्ठायां सर्वरत्नोपस्थानम् ॥37॥

जब किसी साधक को चोरी से बचने का संयम पूर्णतः सिद्ध हो जाता है तो समस्त रत्न साधक को सुलभ होते हैं।

जब साधक को अस्तेय (चोरी की भावना पर संयम) पूर्णतः सिद्ध हो जाता है तो उसमें पूर्ण विश्वसनीयता का तेज विकीर्ण होता है और दानदाता उसे सद्कर्मों के लिए मुक्त हृदय से दान देते हैं किन्तु साधक को सांसारिक वस्तुओं से स्वयं को विरक्त रखना चाहिए।

ब्रह्मचर्यप्रतिष्ठायां वीर्यलाभः ॥38॥

जब पूर्ण ब्रह्मचर्य सध जाता है तो ऊर्जाशक्ति प्राप्त होती है।

ब्रह्मचर्य व्रत पूर्णतः सध जाने पर साधक को अत्यधिक बल और शक्ति की प्राप्ति होती है। आकांक्षा और भोगवृत्ति से विरत कर लेने पर सबलता बनाए रखना सम्भव होता है। इससे शरीर और चित्त को अतिरिक्त शक्ति प्राप्त होती है।

अपरिग्रहस्थैर्ये जन्मकथन्ता सम्बोधः ॥39॥

अपरिग्रह सम्पूर्णतः आ जाने पर जीवन की विभिन्न अवस्थाओं का ज्ञान सुलभ हो जाता है।

अपरिग्रह का अर्थ केवल साधनों से दूर ही रहना नहीं, अपितु आत्मा को शरीर से भी दूरी बनाए रखना है। कामनाओं से जुड़े रहने के कारण, हमारा शरीर सुख-भोगों का साधन भी है। इसीलिए हमारी ऊर्जा बाह्य जगत के सुखों की ओर आकर्षित रहती है। भोग के साधनों से पूर्णतः विरक्त हो जाने पर साधक/साधिका को अपने भविष्य, अतीत और वर्तमान सभी का ज्ञान हो जाता है। उसे अपने पूर्वजन्मों का भी ज्ञान प्राप्त हो जाता है।

सार रूप से कहें तो अष्टांग योग के प्रथम अंग—यम के पाँच उपांग होते हैं—अहिंसा, सत्य, अचौर्य, ब्रह्मचर्य और अपरिग्रह। इन पंच महाव्रतों का पालन साधक को प्रत्येक अवस्था में करना चाहिए। पाँच महाव्रतों के पालन में सम्पूर्णता प्राप्त कर लेने पर इनके परिणाम उसे प्राप्त होते हैं जिनका वर्णन पूर्ववर्ती पाँच सूत्रों में किया गया है।

इन पाँच महाव्रतों के पालन के समय साधक को प्रत्यक्ष या अप्रत्यक्ष रूप से यह विचार भी नहीं आना चाहिए कि यह मुझे नहीं करना चाहिए। अपने चित्त को किसी अकरणीय कर्म की भावना से सर्वथा शुद्ध कर लेना चाहिए। इस दृष्टि से इन महाव्रतों के पूर्ण परिपालन के लिए साधक को सतत साधना करनी आवश्यक होती है। निरन्तर लम्बी साधना के बिना उनकी पूर्णतः सिद्धि प्राप्त नहीं हो पाती है।

शौचात्स्वांगजुगुप्सा परैरसंसर्ग : ॥40॥

आत्मशुद्धि की प्रक्रिया में पहले अपने शरीर को शुद्ध करना होता है। इससे किसी दूसरे शरीर की कामना ही नहीं रह जाती।

इस सूत्र में ऋषि अष्टांग योग के दूसरे अंग—आत्म-अनुशासन—के परिणामों की विवेचना आरम्भ करता है। आत्म-अनुशासन के पाँच उपांग होते हैं। इस तथा आगामी सूत्र में पहले उपांग—शुद्धिकरण (शौच) के परिणामों का विवेचन किया गया है।

यह पहले ही बताया जा चुका है कि शुद्धिकरण (शौच) दो प्रकार का होता है—शरीर तथा चित्त का शुद्धिकरण (सूत्र 32)। शरीर के अन्तर और बाह्य भागों की शुद्धि प्रतिदिन करते रहने के बाद साधक को यहाँ अनुभूति होती है कि सभी प्रयत्न करने के बाद भी शरीर शुद्ध नहीं रह पाता और उसकी शुद्धि बारम्बार करनी होती है। साधक को ज्ञात होता है कि शरीर की आत्मा से पृथक् सत्ता है और आत्मा शुद्ध तत्त्व

है। शरीर की सतत अशुद्धि का कारण साधक समझ लेता है और समझ लेता है कि भौतिक शरीर की आत्मा से सर्वथा पृथक् सत्ता है। इस संज्ञान से वह अपने ही शरीर से स्वयं को दूर रखता है। इसके फलस्वरूप वह दूसरों के भौतिक शरीर से भी दूर रहना आरम्भ कर देता है क्योंकि वह भोग-लिप्सा का कारण है।

सत्त्वशुद्धिसौमनस्यैकाग्रयेन्द्रियजयात्मदर्शनयोग्यत्वानि च ॥41॥

विशुद्ध सत्त्व (तत्त्व), सौमनस्य, आन्तरिक आनन्द, चित्त की स्थिरता इन्द्रियों को अपने अधीन करना (ये सब) शुद्धिकरण के परिणाम होते हैं।

आन्तरिक और बाह्य शुद्धियों के नियमित अभ्यास के साथ-साथ मानसिक शुद्धि भी की जाती है। साधक शान्तचित्त हो जाता है और आन्तरिक स्थिरता और आनन्द की प्राप्ति होती है। मन के तीन गुणों में सत्त्व गुण की प्रधानता हो जाती है। इस सूत्र में मानसिक शुद्धिकरण के लिए 'सत्त्वशुद्धि' शब्द का प्रयोग किया गया है। इसका अर्थ है कि मन के तीन गुणों में रजस और तमस घट जाता है और आन्तरिक सौमनस्य, शान्ति और स्थिरता का वाचक सत्त्व गुण दोनों अन्य गुणों से पृथक् हो जाता है। सत्त्व चित्त की अवस्था से आन्तरिक शान्ति और आनन्द की प्राप्ति होती है। इनकी प्राप्ति बाहरी सांसारिक साधनों पर आधारित नहीं होती। इससे चित्त में सुस्थिरता आती है। चित्त की सुस्थिरता से ही व्यक्ति अपनी इन्द्रियों को अपने नियन्त्रण में करने में सक्षम होता है। इनका अन्ततः परिणाम यह होता है कि साधक को आत्मा की—हमारे अन्दर व्याप्त 'पुरुष' के अंश की अनुभूति होती है। आत्मा ही जीवात्मा की सत्ता का कारण है।

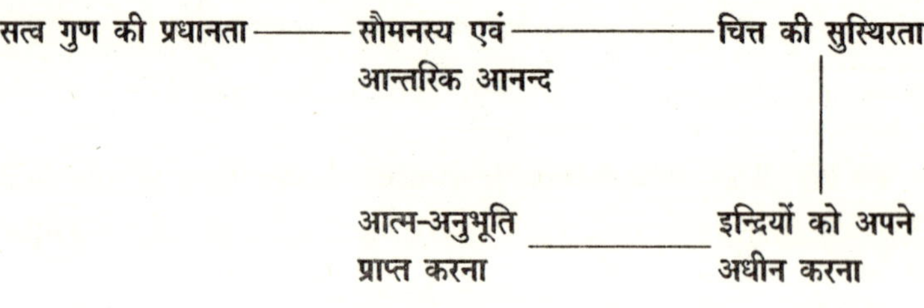

सन्तोषादनुत्तमसुखलाभः ॥42॥

सन्तोष भाव प्रगाढ़ हो जाने पर उच्चतर आनन्द की प्राप्ति सम्भव होती है।

अष्टांग योग का दूसरा उपांग है सम्पूर्ण सन्तोष। पूर्ववर्ती सूत्र में जिन सफलताओं का उल्लेख किया गया है, उससे स्पष्ट है कि साधक चित्त की उस अवस्था को प्राप्त हो जाता है। इस अवस्था में पहुँच जाने पर साधक समग्रतः सन्तुष्ट और आन्तरिक आनन्द से भरपूर होता है और उसके लिए सांसारिक सुख तथा सफलताएँ अर्थहीन हो जाती हैं।

कार्येन्द्रियसिद्धिरशुद्धिक्षयात्तपयः ॥43॥

तप का फल होता है शारीरिक चेतनाओं की पूर्णता (क्योंकि) तमाम अशुद्धियाँ समाप्त हो चुकी हैं।

अष्टांग योग का तीसरा उपाय है 'तप'। 'तप' करने से सभी क्लेश समाप्त हो जाते हैं। सूक्ष्म, गुह्य तथा अनादि को पहचानने की विवेक-बुद्धि आ जाती है। सामान्य स्थितियों में रजस और तमस गुणों के कारण विक्षेप (क्लेश) बने रहते हैं क्योंकि ये गुण हमारी विवेक-बुद्धि को तिमिराच्छन्न कर देते हैं।

स्वाध्यायादिष्टदेवतासम्प्रयोगः ॥44॥

मौन जप के माध्यम से इष्टदेव की झाँकी मिलती है।

आत्म अनुशासन का चौथा भाग है—स्वाध्याय अथवा मौन जप। इष्टदेव से यहाँ पतंजलि का तात्पर्य है वह देव जिसके नाम का मन्त्र जप किया जाता है। इससे उस इष्टदेव के दर्शन होते हैं। लेकिन यह उसी अवस्था में होता है जब मौन जप साकार देवता के लिए किया जाए। यह मौन जप-साधना निराकार ब्रह्म की भी की जा सकती है।

समाधिसिद्धिरीश्वरप्रणिधानात् ॥45॥

ईश्वर के प्रति प्रगाढ़ आस्था से ही समाधि-लाभ होता है।

इस सूत्र में आत्म-अनुशासन (अष्टांग के दूसरे उपांग) के पाँचवें और अन्तिम भाग का विवेचन किया गया है। इसमें कहा गया है कि समाधि प्राप्ति का एक अन्य साधन है ईश्वर में प्रगाढ़ आस्था होना। ईश्वर के प्रति प्रगाढ़ श्रद्धा का वर्णन (1.23 : 11-1) करते हुए कहा गया है कि समस्त जप-तप और उसके फल ईश्वर को अर्पण कर देना इस प्रकार सभी कर्म फल की इच्छा के बिना किए जाते हैं।

एक बार यह पुनः स्पष्ट हो जाता है कि पतंजलि ने 'ईश्वर' शब्द का प्रयोग किसी साकार देवता के लिए नहीं, अपितु 'पुरुष' के लिए ही किया है जिसे पूर्वसूत्र में 'इष्टदेव' कहा है।

स्थिरसुखमासनम् ॥46॥

आसन वह है जो स्थिर हो और सुखपूर्ण हो।

अष्टांग योग का तीसरा उपांग है 'आसन'। बैठने की यह विशेष मुद्रा है जिसमें बैठकर योग साधना की जाए, जैसे पद्मासन, वज्रासन इत्यादि। इस सूत्र में बताया गया है कि आसन तभी सिद्ध होता है जब मुद्रा एकदम स्थिर रहे—न हिले-डुले और न काँपे। साथ ही वह मुद्रा कष्टदायक तथा असुविधाजनक न हो। चित्त के स्थरीकरण के लिए योगासन परम आवश्यक है।

योग-साधनाएँ अनिवार्यतः चित्त के नियन्त्रण पर आधारित होती हैं किन्तु चित्त तक जाने का मार्ग शरीर से होकर ही गुजरता है। इस भाग के 41वें सूत्र में कहा गया है कि शरीर के शुद्धिकरण से मन की अवस्था सत्त्वगुण युक्त हो जाती है। इसी दृष्टि से हमें आसन-सिद्धि की अवधारणा को समझना चाहिए। जब हम एक ही मुद्रा में स्थिर रूप से काफी समय तक बैठने की क्षमता अर्जित कर लेते हैं तो हमें इसके साथ ही साथ मानसिक स्थिरता भी प्राप्त होती है। चित्त पर शरीर के निर्देशन का यह परोक्ष साधन है। लेकिन इसका दूसरा पक्ष यह भी है कि हमारी मानसिक ऊर्जाओं के प्रयोग के बिना आसन पर स्थिर होकर बैठने में सफलता प्राप्ति सम्भव नहीं है।

प्रयत्नशैथिल्यानन्तसमापत्तिभ्याम् ॥47॥

आसनों को स्थिर तथा सुखदायक बनाने में प्रयत्नहीनता और चित्त की सतत स्थिरता का पूरा योगदान रहता है।

आसन की सिद्धि तभी सफल होती है जब साधक को उस मुद्रा में रहने के लिए शारीरिक प्रयास न करने पड़ें और साथ ही वह चित्त का केन्द्रीकरण भी कर सकें। लेकिन लगातार अभ्यास करने पर हम उस आसन पर अधिक समय तक बैठ सकते हैं और इससे शरीर में भी लचीलापन आ जाता है। लगातार शारीरिक और मानसिक प्रयास के उपरान्त हम उस अवस्था में आ जाते हैं जब उस आसन पर बैठना वैसा ही सरल-सहज हो जाता है जैसे कुर्सी पर बैठना। आसन-सिद्धि के लिए पूर्ण मानसिक केन्द्रीकरण की आवश्यकता साधक को होती है। यदि हमारा चित्त अस्थिर होगा तो शरीर भी चंचल रहेगा और हमें उस आसन पर बैठने में कठिनाई होगी। इसका दूसरा पक्ष यह भी है कि यदि एक बार आसन की सिद्धि हो गई तो इससे चित्त में सुस्थिरता लाने में भी सहायता मिलती है। अगर आसन-सिद्धि के बाद हम किसी बात पर चित्त को केन्द्रित नहीं कर पाते अथवा कुछ विचार उसमें विक्षेप पैदा करते हैं तो आसन हमारे चित्त को स्थिरता प्रदान कर सकता है। इस प्रकार आसन-सिद्धि के द्वारा चित्त और शरीर के बीच भाव-संचरण सम्भव होता है।

आसन-सिद्धि के लिए दूसरी आवश्यक बात यह है कि शारीरिक मुद्रा के साथ चित्त का भी सहयोग हो। स्थिर तथा सुखकर आसन पर बैठने के लिए चित्त की सुस्थिरता भी आवश्यक है। भ्रान्त चित्त से शरीर भी अस्थिर रहेगा और साधक को उस आसन पर बैठे रहने में कठिनाई होगी।

ततो द्वन्द्वानभिघातः ॥48॥

तब साधक को समग्रतः विपरीत परिस्थितियों से भी कोई अन्तर नहीं पड़ेगा।

योगासन की सिद्धि पर साधक समग्रतः विपरीत परिस्थिति यथाशीत, उष्णता, भूख, प्यास, आदि से भी विचलित नहीं होगा। आसन की सिद्धि से चित्त और शरीर में स्थिरता

आती है, जिससे साधक को शरीर की सामान्य आवश्यकताओं पर भी अधिकार कर पाने में सहायता मिलती है।

तस्मिन्सति श्वास-प्रश्वासयोर्गतिविच्छेदः प्राणायामः ॥49॥

जब आसन की सिद्धि हो जाए तो लयबद्ध गति से पूरक और रेचक (श्वास-प्रश्वास) श्वास लेने का अभ्यास करना होता है और इसी को प्राणायाम कहते हैं।

अब हम अष्टांग योग के चौथे उपांग अर्थात् प्राणायाम पर आते हैं। साधक प्राणायाम साधना तब आरम्भ करता है जब आसन की सिद्धि हो जाए। प्राणायाम का विवेचन सूत्र 1.34 में किया गया है। इस सूत्र में जिस 'अन्तराल' या 'कुम्भक' की चर्चा की गई है, वह दो प्रकार का होता है। एक प्रकार है प्राणवायु को भीतर खींच लेने के बाद उसे फेफड़ों में भरे ही श्वास रोकना! दूसरा प्रकार है श्वास फेफड़ों से निकाल देने के बाद श्वास रोकना। इन्हें अन्तः कुम्भक और बाह्य कुम्भक कहते हैं।

प्राणायाम में श्वास-प्रश्वास के बीच की अवधि में एक साथ नहीं, वरन् धीरे-धीरे और लगातार अभ्यास से वृद्धि की जाती है। श्वास खींचने तथा श्वास निकालने की क्रिया एक नियमित विधि से करनी चाहिए जिससे उसकी एक गति एवं लय बन जाए। वह बीच-बीच में घटे-बढ़े नहीं।

बाह्याभ्यन्तरस्तम्भवृत्तिर्देशकालसंख्याभिः परिदृष्टो दीर्घ सूक्ष्मः ॥50॥

बाह्य, आभ्यन्तर तथा स्तम्भ, (ये प्राणायाम के तीन पक्ष हैं जो स्थान, समय और संख्या के अनुसार दीर्घ अथवा कम लम्बे हो सकते हैं।

बाह्य का अर्थ है श्वास बाहर निकालना, आभ्यन्तर का अर्थ है श्वास भीतर खींचना और 'स्तम्भ' वह स्थिति है, जिसमें न श्वास भीतर खींची जाए, न निकाली जाए। इन तीनों के लिए पहले (सूत्र 1.34) 'रेचक', 'पूरक' और 'कुम्भक' का प्रयोग किया गया है। ऐसा प्रतीत होता है कि इन शब्दों का प्रयोग बाद में शुरू किया गया है क्योंकि न तो पतंजलि ने और न आरम्भिक भाष्यकार व्यास ने इनका प्रयोग किया है। लेकिन इनके अर्थ समानार्थवाची हैं।

बाह्य, आभ्यन्तर तथा स्तम्भ नाम स्थान, समय एवं संख्या पर आधारित है। इसके बाद इनको 'दीर्घ' और 'सूक्ष्म' में विभाजित किया गया है। यहाँ स्थान का अर्थ शरीर का वह भाग है जहाँ प्राण-वायु प्रेषित की जाती है। समय का अर्थ है, प्राणायाम कितने समय किया गया और संख्या का अर्थ है, प्राणायाम कितनी बार किया गया। इन तीन पहलुओं के आधार पर प्राणायाम को 'दीर्घ' या 'सूक्ष्म' कहा जाता है।

बाह्याभ्यन्तरविषयाक्षेपी चतुर्थः ॥51॥

प्राणायाम का चौथा पक्ष बाह्य और आभ्यन्तर दोनों रूपों से सम्बद्ध है।

पूर्वसूत्र में प्राणायाम के तीन पक्ष बताए गए हैं—बाह्य, आभ्यन्तर तथा स्तम्भ। प्राणायाम में 'स्तम्भ' अवस्था का अर्थ है—फेफड़ों को वायुरहित करके श्वास रोकना तथा फेफड़ों में श्वास भरकर श्वास रोकना। 'स्तम्भ' अवस्था लाने के लिए श्वसन से अवरोध की अवस्था में आना पड़ता है। लम्बे समय तक प्राणायाम की साधना करने से श्वसन क्रिया इतनी मन्द हो जाती है कि श्वास लेना सहज ही रोकना सम्भव होता है। यह प्राणायाम की चौथी अवस्था है। इसमें गतिशील श्वसन क्रिया को 'स्तम्भ' अवस्था में लाना आकस्मिक नहीं होता।

ततः क्षीयते प्रकाशावरणम् ॥52॥

प्राणायाम की यह साधना प्रकाश के आवरण को क्षीण बना देती है।

जैसी कि पहले चर्चा की गई है, अविद्या के कारण हम अपनी सत् आत्मा को पहचानने में असमर्थ रहते हैं। हम संसार को शाश्वत समझते हैं और इस प्रकार दुःखों से ग्रस्त रहते हैं। यहाँ तक कि जिसे हम संसार के आनन्द (सुख) समझते हैं, वे अन्ततः अपनी नश्वर प्रकृति के कारण दुःखप्रद बन जाते हैं। सांसारिक सुख अधिक समय तक नहीं रहते और जब वे सुख प्राप्त नहीं होते तो हमें दुःख और क्लेश होता है। दूसरे शब्दों में, हमारे अन्तस में ही शाश्वतता और आनन्द भाव विद्यमान होता है किन्तु अज्ञान या अविद्या के कारण हम उसे पहचान नहीं पाते। अविद्या मोटा काला कम्बल है जो हमारे आन्तरिक स्रोत से विकीर्ण प्रकाश को अवरुद्ध करता है। प्राणायाम के साधना-अभ्यास से यह बाधा क्षीण होती है और हम प्रकाशवान बनने में सक्षम हो जाते हैं।

धारणासु च योग्यता मनसः ॥53॥

और हमारा चित्त धारणा करने की योग्यता प्राप्त कर लेता है।

पहले (पहले भाग के सूत्र 34 में) बताया गया है कि प्राणायाम से चित्त के विक्षेपों से लड़ने में सहायता मिलती है। इस सूत्र में इसी तत्त्व के आगे बढ़ाकर बताया गया है। विक्षेपों की समाप्ति के बाद साधक चित्त 'धारणा' की क्षमता हासिल कर लेता है। अष्टांग योगाभ्यास में धारणा छठा अंग है। इसका वर्णन तीसरे भाग के प्रथम सूत्र में किया गया है।

स्वविषयासम्प्रयोगे चित्तस्य स्वरूपानुकार इवेन्द्रियाणां प्रत्याहारः ॥54॥

प्रत्याहार इन्द्रियों को उनके विषयों (और उनकी) चित्त की प्रकृति से निरपेक्ष बनाना है।

इस सूत्र में अष्टांग योग के पाँचवें अंग 'प्रत्याहार' की चर्चा की गई है जिसका अर्थ है इन्द्रियों को रोकना। इसकी उस अवस्था का वर्णन है जिसमें इन्द्रियों को उनके विषयों की ओर आकृष्ट होने से रोका जाता है। हर इन्द्रिय का अपना-अपना एक विषय होता है जैसे दृष्टि का विषय है रंग, कर्णेन्द्रिय का विषय ध्वनि है। जब इन्द्रियाँ अपने विषयों

को त्याग देती हैं और अपनी प्रकृत अवस्था में निवास करती हैं तो वे चित्त की प्रकृति से जुड़ जाती हैं। दूसरे शब्दों में, मन का इन्द्रियों पर पूर्ण नियन्त्रण होता है और वह इन्द्रियों को उनके विषयों की ओर जाने का निर्देश देने की स्थिति में आ जाता है। उदाहरण के लिए, आँखें बाहरी संसार को देखती हैं और नए ज्ञान का संचय करती हैं। **प्रत्याहार** मन की वह क्षमता है जिससे वह इन्द्रियों को अपना काम करने देता है और जब चाहे, तभी इन्द्रियों को विषयों की ओर जाने से रोक सकता है। यह इन्द्रियनिग्रह अल्पकालीन होता है। उदाहरणार्थ, व्यक्ति 'मेले में भी अकेला' हो सकता है और वह न कुछ देखेगा और न सुनेगा तथा भीड़ का अनुभव भी नहीं करेगा। यह श्रवण, दृष्टि और स्पर्श इन्द्रियों को विषयों से हटा लेने पर सम्भव होता है।

ततः परमा वश्यतेन्द्रियाणाम् ॥55॥

प्रत्याहार की साधना से इन्द्रियों को पूर्णतः वशीभूत किया जा सकता है।

इस सूत्र में प्रत्याहार साधना का परिणाम बताया गया है। इन्द्रियाँ पूर्णतः साधक के वशीभूत होती हैं और वे अपने-अपने विषयों की ओर आकृष्ट नहीं होतीं। इससे चित्त को संयमित करना सम्भव होता है। प्रत्याहार द्वारा इन्द्रियजय ही सर्वोत्तम है।

अष्टांग योग के शेष तीन अंगों का वर्णन तीसरे भाग में किया गया है।

तृतीय भाग

विभूतिपाद

देशबन्धश्चित्तस्य धारणा ॥1॥

चित्त को एक आन्तरिक स्थल (देश) पर केन्द्रित करना ही धारणा है।

अष्टांग योग में 'धारणा' उसका छठा अंग है। द्वितीय भाग के अन्तिम सूत्रों में 'प्रत्याहार' की चर्चा की गई है, जिनके अनुसार इन्द्रियों को उनके विषयों से पराङ्मुख करना और चित्त की प्रकृत अवस्था से जोड़ना ही प्रत्याहार है। इस प्रकार पूर्ण इन्द्रियजय सम्भव होती है और बाह्य जगत से चित्त सर्वथा निरपेक्ष हो जाता है। इन्द्रियों का चित्त की प्रकृत अवस्था से तद्रूप हो जाना धारणा अभ्यास की अनिवार्य परिणति है जिससे आगे 'ध्यान' और 'समाधि' सम्भव होती है।

दूसरे शब्दों में, अपने चिन्तन को एक बिन्दु पर केन्द्रित करना ही धारणा है। वह बिन्दु बाह्य जगत का नहीं होता क्योंकि इन्द्रियों को बाह्य विषयों से पराङ्मुख किया जा चुका है। यह तो अन्तःआकाश (देश) तक ही सीमित रह जाता है। चित्त केन्द्रित करने के ये स्थान, व्यास के अनुसार नाभि के आसपास हृदय पुंडरीक के पास नेत्रों के मध्य तथा जिह्वाग्र आदि हैं। यहाँ यह समझ लेना चाहिए कि ये ऊर्जा चक्र सूक्ष्म रूप से कारण शरीर में विद्यमान होते हैं। बाद में, योग के इतिहास में, चित्त के केन्द्रीकरण के इन चक्रों के सुन्दर नाम रखे गए और सूक्ष्म शरीर के इन सूक्ष्म ऊर्जा चक्रों को परिभाषित किया गया। 'योग उपनिषद्'[1] में भी इन चक्रों का उल्लेख हुआ है किन्तु कौन सा चक्र, कब कैसे पहले या बाद में चर्चित हुआ, यह बताना कठिन है। स्वामी हरिहरानन्द आरण्य के अनुसार पतंजलि और व्यास के कालों में अनाहत और इसके ऊपर सुषुम्ना नाड़ी[2] की ज्योति पर ध्यान साधा जाता था।

तत्र प्रत्ययैकतानता ध्यानम् ॥2॥

*एक बिन्दु पर एकतानता से चित्त का केन्द्रीकरण **ध्यान** है।*

---

1. योग उपनिषद, पअ, 2-20
2. स्वामी हरिहरानन्द आरण्य, पतंजल योग दर्शनम् (हिन्दी), 1980, मोतीलाल बनारसी दास, दिल्ली, पृ.287

धारणा का विश्लेषण पूर्व सूत्र में किया जा चुका है। धारणा तथा ध्यान में यही अन्तर है कि धारणा में चित्त का केन्द्रीकरण टूट-टूट कर होता है और ध्यान में एक विषय पर ध्यान का केन्द्रीकरण सतत प्रवाह के समान होता है। धारणा की तुलना गिरते निर्झर की बूँदों से की जा सकती है, जबकि ध्यान तेल सरीखे गाढ़े तरल पदार्थ के लगातार गिरने के समान है।

तदेवार्थमात्रनिर्भासं स्वरूपशून्यमिव समाधिः ॥3॥

समाधि ध्यान की वह अवस्था है जब उसके अर्थ की ही चेतना शेष रहती है और आत्म-सत्ता तक विस्मृत हो जाती है।

जब ध्यान उस अवस्था में पहुँचता है, तब केवल उसके उद्देश्य की चेतना ही चित्त में रहती तथा अन्य सभी प्रकार की चेतनाएँ समाप्त हो जाती हैं। यह वह अवस्था है जिसमें इस तथ्य का ज्ञान कि 'मैं साधना कर रहा हूँ' निश्शेष हो जाती है।

त्रयमेकत्र संयमः ॥4॥

ये तीनों (धारणा, ध्यान, समाधि) मिल जाने पर (ये तीनों) संयम की अवस्था लाती हैं।

धारणा और **ध्यान** समाधि की दिशा में दो पग हैं। उस अवस्था को **संयम** के समकक्ष समझा जा सकता है। इस सूत्रों में इन तीनों स्तरों को **संयम** कहा गया है। इसका कारण यह है कि समाधि में जाने के लिए संयम की अवस्था की बारम्बार पुनरावृति करनी होती है। संयम-साधना के लिए अनेक बार धारणा, ध्यान और समाधि की अवस्था से बार-बार गुजरना होता है। इस अवधारणा को बाद के सूत्रों में स्पष्ट किया गया है जहाँ यह बताया गया है कि विभिन्न विषयों तथा विषयाश्रयों के प्रति **संयम** अपनाने पर विभिन्न प्रकार की **सिद्धियाँ** प्राप्त होती हैं।

तज्जयात्प्रज्ञालोकः ॥5॥

इस संयम के धारण करने पर नीर-क्षीर विवेक की बुद्धि विकसित होती है।

यहाँ जिस नीर-क्षीर विवेक का उल्लेख किया गया है, वह सामान्य सांसारिक विवेक बुद्धि (जिसे हम सामान्यतः जानते हैं) से परे की अवस्था है। **संयम** के अभ्यास से साधक में यह क्षमता आ जाती है कि कौन-सी चीज छोटी है, गुह्य है अथवा दूरस्थ है।

तस्य भूमिषु विनियोगः ॥6॥

(चित्त के विक्षेपों की अवस्था में) उस (संयम) का प्रयोग विविध चरणों में किया जाना चाहिए।

पूर्वसूत्र में बताया गया है कि जब साधक संयम-साधना करता है तो उसमें सद्-असद् में भेद करने की विवेक बुद्धि का विकास हो जाता है। इस विवेक बुद्धि से उसके चित्त में नए विक्षेपों का उदय सम्भव है। उस समय इन विक्षेपों का प्रतिरोध करने के लिए पुनः संयम-साधना का प्रयोग करना होता है। साधक को यह साधना तब तक करते

रहना चाहिए जब तक दृढ़ विवेक बुद्धि (प्रज्ञा) का विकास न हो जाए। यह विवेक-ज्ञान ही साधक को पुरुष एवं प्रकृति में विभेद करने की क्षमता प्रदान करता है और इस प्रकार साधक योग के अन्तिम लक्ष्य **कैवल्य** की प्राप्ति कर लेता है।

तालिका 9 एवं 10 में अष्टांग योग का (द्वितीय भाग, सूत्र 29 से 55 और तृतीय भाग सूत्र 1-3 और इस भाग में सूत्र 1-6 तक का) सारांश तथा वैचारिक विकास दर्शाया गया है।

त्रयमंतरंगः पूर्वेभ्यः ॥7॥

ये तीन (धारणा, ध्यान और समाधि) पहले उल्लेख पाँच योगांगों से सर्वथा भिन्न हैं।

पूर्ववर्णित योग साधना—यम, नियम, आसन, प्राणायाम, प्रत्याहार हैं। इन पाँचों योगांगों से तत्काल संप्रज्ञात योग प्राप्त होना सुनिर्भर नहीं होता। (देखिए प्रथम भाग सूत्र 18)। ये पाँचों अंग आगे की तीन साधनाओं—धारणा, ध्यान और समाधि की तैयारी का साधन मात्र हैं। इसी से इस सूत्र में इन्हें सर्वथा भिन्न कहा गया है।

तदपि बहिरंग निर्बीनजस्य ॥8॥

ये तीनों (धारणा, ध्यान, समाधि) निर्बीज साधना के बाह्य अंग भी हैं।

निर्बीज समाधि में विषय का ज्ञान लुप्त हो जाता है (देखिए प्रथम भाग, सूत्र 18 व 51)। इसलिए यह कहा जाता है कि **धारणा**, **ध्यान** एवं **समाधि** इस प्रकार की साधना के बहिरंग अंश हैं। दूसरे शब्दों में, ये निर्बीज समाधि की आरम्भिक स्थिति होती है।

व्युत्थाननिरोधसंस्कारयोरभिभवप्रादुर्भावौ निरोधक्षण चित्तान्वयो निरोध परिणामः॥9॥

व्युत्थान संस्कार के दमन और निरोध संस्कार के उदय से वह क्षण आना सम्भव होता है जब चित्त का निरोध होना सम्भव होता है।

यहाँ व्युत्थान संस्कार मन की वह दशा है, जिसमें विचारों का सतत प्रवाह जारी रहता है। यहाँ मन स्वीकार्यता भाव से सर्वथा स्वतन्त्र होता है। इसलिए मान्य विचारों का निरोध करने पर विचारों का प्रवाह रोका नहीं जा सकता। विचार-प्रवाह को सावचेत प्रयास से रोका जा सकता है जिसे निरोध संस्कार कहते हैं। निरोध संस्कार के सतत अभ्यास से व्युत्थान संस्कारों का दमन किया जा सकता है। निरोध संस्कार बढ़ जाने से ही विचार-शृंखला को रोका जा सकता है लेकिन यह अवरोध तीन गुणों—सत्त्व, रजस, तमस) से युक्त नहीं होता; दूसरे शब्दों में, एक अन्य संस्कार उदित होता है जो निरोध संस्कार होता है।

तस्य प्रशान्तवाहितासंस्कारात् ॥10॥

उस निरोध संस्कार से प्रशान्तवाहिता संस्कार उदित होता है।

सतत प्रशान्तवाहिता ऐसी भाव-दशा है, जिसके कारण चित्त दशा में परिवर्तन नहीं आता।

यह पहले ही कहा जा चुका है कि अच्छे या बुरे कर्मों से अच्छे तथा बुरे संस्कार संचित होते हैं। इन्हीं के कारण व्यक्ति को सुख और दुःख होते हैं (देखिए द्वितीय भाग, सूत्र 15)। ये सुख या दुःख हमें भावी कर्मों में बाँधते हैं। निरोध-संस्कार वह अवस्था है जिसमें भावी कर्म-बन्धन जन्म ही नहीं लेते।

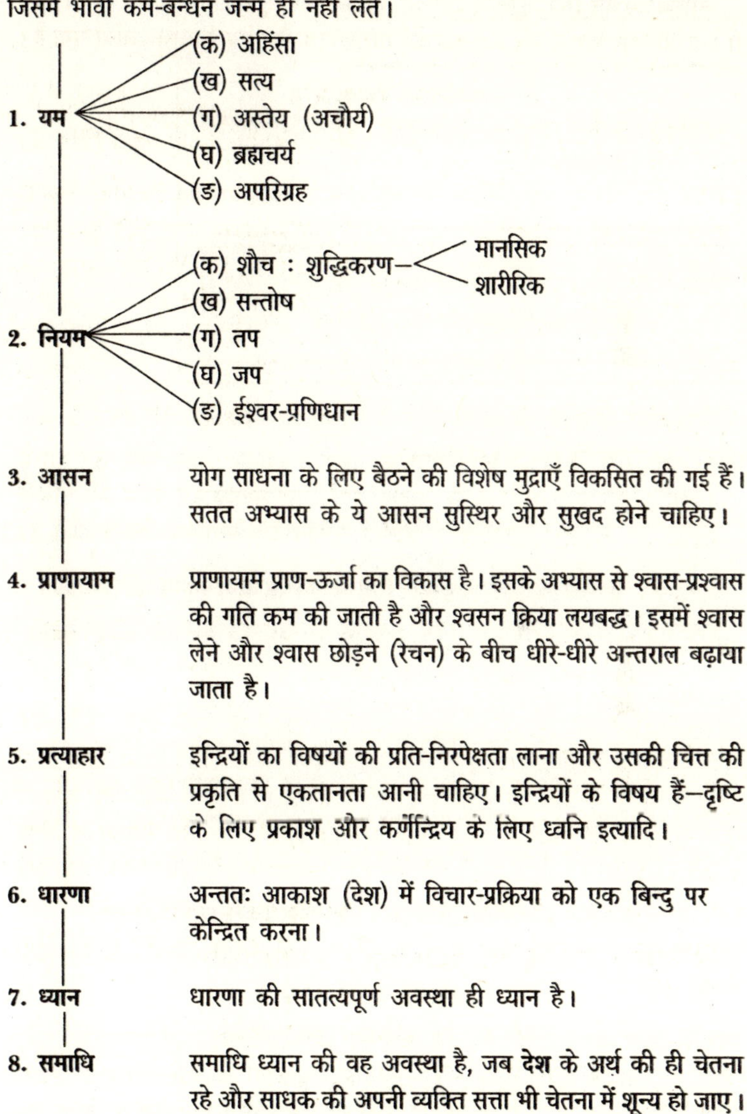

1. यम
- (क) अहिंसा
- (ख) सत्य
- (ग) अस्तेय (अचौर्य)
- (घ) ब्रह्मचर्य
- (ङ) अपरिग्रह

2. नियम
- (क) शौच : शुद्धिकरण— मानसिक / शारीरिक
- (ख) सन्तोष
- (ग) तप
- (घ) जप
- (ङ) ईश्वर-प्रणिधान

3. आसन	योग साधना के लिए बैठने की विशेष मुद्राएँ विकसित की गई हैं। सतत अभ्यास के ये आसन सुस्थिर और सुखद होने चाहिए।
4. प्राणायाम	प्राणायाम प्राण-ऊर्जा का विकास है। इसके अभ्यास से श्वास-प्रश्वास की गति कम की जाती है और श्वसन क्रिया लयबद्ध। इसमें श्वास लेने और श्वास छोड़ने (रेचन) के बीच धीरे-धीरे अन्तराल बढ़ाया जाता है।
5. प्रत्याहार	इन्द्रियों का विषयों की प्रति-निरपेक्षता लाना और उसकी चित्त की प्रकृति से एकतानता आनी चाहिए। इन्द्रियों के विषय हैं—दृष्टि के लिए प्रकाश और कर्णेन्द्रिय के लिए ध्वनि इत्यादि।
6. धारणा	अन्ततः आकाश (देश) में विचार-प्रक्रिया को एक बिन्दु पर केन्द्रित करना।
7. ध्यान	धारणा की सातत्यपूर्ण अवस्था ही ध्यान है।
8. समाधि	समाधि ध्यान की वह अवस्था है, जब देश के अर्थ की ही चेतना रहे और साधक की अपनी व्यक्ति सत्ता भी चेतना में शून्य हो जाए।

तालिका-9 : अष्टांग योग का सारांश

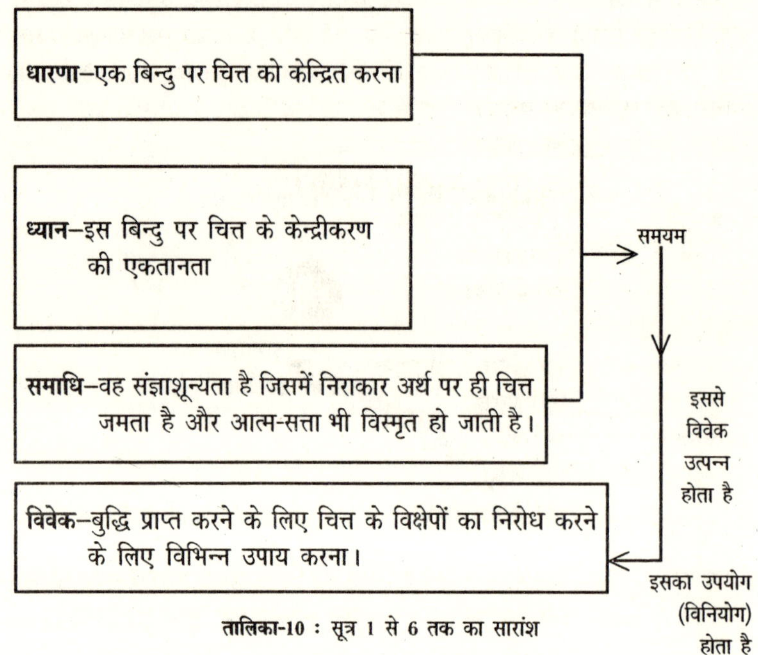

तालिका-10 : सूत्र 1 से 6 तक का सारांश

सर्वार्थतैकाग्रतयोः क्षयोदयौ चित्तस्थ समाधिपरिणामः ॥11॥

समाधि की अवस्था में ऐसा संयम आता है कि उसमें एक बिन्दु पर एकाग्रता बढ़ती है और सर्वाग्रता (सबकी ओर मन जाने) में कमी आती है।

इन्द्रियों के विषयों के प्रति आकर्षणों वर्तमान (अतीत एवं भविष्य के शब्द, गन्ध, स्पर्श रूप तथा स्वाद) के कारण विचार-प्रवाह में स्वार्थता रहती है। एकाग्रता में चित्त को एक बिन्दु पर केन्द्रित किया जाता है। इस सूत्र में ध्यान साधनावाले चित्त की दशा को एकाग्रता कहा गया है जो समाधि में बढ़ती है और सर्वाग्रता समाप्त होती है। लगातार साधना-अभ्यास करने से चित्त की एकाग्रता बढ़ती है और सर्वाग्रता का ह्रास होता है।

ततः पुनः शान्तोदितौ तुल्यप्रत्ययौ चित्तस्यैकाग्रतापरिणामः ॥12॥

इसके पश्चात् पुनः चित्त की एकाग्रता से शान्त प्रत्यय और उदित प्रत्यय के बीच सन्तुलन उत्पन्न हो जाता है।

चित्त के शान्त प्रत्यय विक्षेप का अर्थ चित्त पर अंकित संचित प्रभाव हैं जबकि 'उदित प्रत्यय' का अर्थ है चित्त की वर्तमान में अधिक ज्ञानार्जन की वृत्ति। सामान्य अवस्था में मन एक अवस्था से दूसरी अवस्था में जाता रहता है जिससे वह पहले के गृहीत ज्ञान से आगे का ज्ञान प्राप्त कर सके। इस सूत्र में यह बताया गया है कि एकाग्रता की

अवस्था में मन की ये दोनों स्थितियाँ अपरिवर्तित रहती हैं। हममें से बहुतों ने कुछ क्षणों के लिए इस स्थिति का अनुभव किया होगा, जब हम पूर्णतः अभिभूत करनेवाली स्थिति से गुजरें तो हम आश्चर्यचकित रह जाते हैं और काल की गति थम-सी जाती है। किन्तु चित्त की एकाग्रता समझबूझकर उत्पन्न की गई स्थिति होती है और साधना- अभ्यास द्वारा उस एकाग्रता का समय बढ़ाया जा सकता है।

एतेन भूतेन्द्रियेषु धर्मलक्षणावस्थापरिणामा व्याख्याताः ॥13॥

चित्त के परिवर्तन की इस अवस्था के विमर्श के माध्यम से तत्त्वों के धर्म, लक्षण और अवस्था तथा इन्द्रियों का भी वर्णन कर दिया गया है।

पूर्ववर्ती सूत्र 9, 11 तथा 12 में निरोध, समाधि तथा एकाग्रता—चित्त के तीन परिवर्तनों—का वर्णन किया गया है। मात्र ये परिवर्तन ही तत्त्वों में नहीं होते। तत्त्वों में एक परिवर्तन और भी होता है जो परिणाम है। तत्त्वों (आकाश, वायु, अग्नि, जल और पृथ्वी) पर ही परिणाम प्रभावी नहीं होता, वरन् इन्द्रियों (श्रवण, स्पर्श, दृष्टि, स्वाद तथा गन्ध) पर भी प्रभाव डालता है। इन तीनों रूपों में सर्वप्रधान है धर्म और उसे अंगीभूत रूप से धर्मी कहते हैं। **लक्षण** वस्तु की भौतिक अभिव्यक्ति होती है। **अवस्था** काल सापेक्ष होती है।

इन परिवर्तनों को स्पष्ट करने के लिए विश्रुत उदाहरण हैं। कुम्भ (मटका) जो मिट्टी से बनाया जाता है। जब मिट्टी से कुम्भ बनाया जाता है तो मिट्टी अपने स्थूल आकार के स्थान पर अन्य आकार ग्रहण कर लेती है। उस कुम्भ का **धर्म** मिट्टी है। उसे ही 'धर्मी' कहा जाता है। उस मिट्टी में भी छिपा हुआ कुम्भ उस समय प्रकट होता है, जब कुम्भकार उसे कुम्भ का आकार देता है और अतिरिक्त मिट्टी हटा देता है तो कुम्भ के **लक्षण** प्रकट होते हैं। मिट्टी में कुम्भ अनंग रूप में विद्यमान रहता है। अपने दृष्ट रूप में कुम्भ वर्तमान का अंग बन जाता है और घट फूट जाने पर वह पुनः मिट्टी बन जाता है और घट भूतकाल की वस्तु बन जाता है।

उपरिवर्णित **लक्षण** एक क्षण के लिए भी अपरिवर्तित नहीं रह सकते। घट में आनेवाले प्रतिक्षण के परिवर्तनों को ही **अवस्था** कहते हैं।

इस प्रकार आकारजन्य परिवर्तन साधक-चित्त में ही नहीं आते, वरन् तत्त्वों और इन्द्रियों में भी आते हैं।

शान्तोदिताव्यपदेश्यधर्मानुपाती धर्मी ॥14॥

धर्मी (सान्त) होता है, अतीतगामी, उसका वर्तमान है उदित और ऊर्जा के रूप में ***अव्यपदेश्य*** *होता है।*

पूर्व सूत्र में बताया गया है कि वर्णित तत्त्व ही **धर्मी** होता है। घट और मिट्टी के उदाहरण में तत्त्व रूप में मिट्टी ही धर्मी है।

इस सूत्र में धर्मी के तीन रूपों का वर्णन किया गया है। जब धर्मी अपना कार्य

समाप्त करके **अतीत** में चला जाए तो उसे (स + अन्त = सान्त) कहते हैं। वर्तमान क्षण में कार्यरत अवस्था में वह **उदित** कहलाता है। अव्यपदेश्य अवस्था वह है, जो अव्यक्त होती है और ऊर्जा के रूप में विद्यमान रहती है।

क्रमान्यत्वपरिणामान्यत्वे हेतुः ॥15॥

क्रमानुसार प्रकट परिणामों में अन्त परिवर्तनों के फलस्वरूप ही आता है।

परिवर्तन एक के बाद क्रमानुसार ही होते हैं। इस परिवर्तन को अत्यल्प काल में समझना सम्भव नहीं क्योंकि एक बार का परिवर्तन काल मिनट भर का होता है। क्रमबद्ध परिवर्तन की यह प्रक्रिया परिवर्तनों के उन तीन रूपों में भी होती है जिनका उल्लेख तेरहवें सूत्र में किया गया है। यदि घट के ही उदाहरण को आगे बढ़ाएँ तो बारीक मिट्टी पहला चरण है, उसको पानी मिलाकर लौंदा बनाना दूसरी स्थिति और मिट्टी को घट का आकार प्रदान करना तीसरी।

परिणामत्रयसंयमादतीतानागतज्ञानम् ॥16॥

(साधक) संयम के द्वारा भूत-भविष्य का ज्ञान परिणामत्रय (धर्म, लक्ष्य और अवस्था) पर ध्यान करके प्राप्त कर सकता है।

तेरहवें सूत्र में बताए गए तीन प्रकारों के परिवर्तनों पर ध्यान करने से साधक भूत और भविष्य का ज्ञान प्राप्त कर सकता है। चित्त में सभी प्रकार की अवधारणाएँ करने की क्षमता होती है क्योंकि उसमें विश्व-प्रकृति के दो अन्य गुणों (रजस-तमस) के पूर्व शुद्ध सत–सत्त्व भी होता है। मन का सत्त्व बुद्धि का सत्त्व भी होता है और उसे बुद्धि सत्त्व भी कहते हैं। सामान्य परिस्थितियों में चित्त के सत्त्व भाव में अविद्या बाधक बनती है। संयम-साधना करने से यह बाधा समाप्त हो जाती है और चित्त सत् का बोध करने के लिए परिशुद्ध हो जाता है।

शब्दार्थप्रत्ययानामितरेतराध्यासात्संकरस्तत्प्रविभागसंयमात्सर्वभूतरूत ज्ञानम् ॥17॥

शब्द-अर्थ और उससे सम्बद्ध भाव में मिश्रण से भ्रान्त विचार इसलिए उदित होते हैं क्योंकि वे एक-दूसरे के अत्यन्त निकट होते हैं। इनके विभाजन पर संयम करने से (साधक को) सभी प्राणियों को समझ पाने का ज्ञान प्राप्त हो जाता है।

शब्द सार्थक–समझने जानेवाली–ध्वनि है, जैसे गाय। उस शब्द को अर्थ उसके रूपाकार का ज्ञान कराता है। प्रत्यय वह ज्ञान है जो उसके रूपाकार को मानस पर उभारता है, और हमारे चित्त में जमा रहता है। इस प्रकार शब्द, अर्थ और भाव (प्रत्यय) तीनों की पृथक् सत्ता है। जो साधक इन तीनों की पृथक्ता पर संयम ध्यान करता है उसमें सभी जीवप्राणियों की वाणी को समझने की शक्ति आ जाती है। जब कभी कोई मानव या पशु कोई ध्वनि करता है तो साधक उसका अभिप्राय समझ जाता है।

संस्कारसाक्षात्करणात्पूर्व जातिज्ञानम् ॥18॥

विगत कर्मों की पड़ी छापों पर ध्यान करने से (साधक को) पूर्वजन्मों का ज्ञान प्राप्त हो जाता है।

संस्कार शब्द की व्याख्या (द्वितीय भाग के 12वें सूत्र में) दी जा चुकी है। जब साधक अपने पूर्व-संस्कारों पर ध्यान लगाता है तो उसे संस्कारों की विवेचना करने की क्षमता आ जाती है कि कब, कैसे और किस कर्म से वे संस्कार संचित हुए। स्पष्टतः इस प्रकार साधक अपने अतीत जीवन की घटनाओं को समझने की स्थिति प्राप्त कर लेता है।

प्रत्ययस्य परचित्तज्ञानम् ॥19॥

साधक को संयम-साधना के माध्यम से दूसरे व्यक्तियों के मन में चलनेवाले विचारों का ज्ञान (प्रत्यय) हो जाता है।

दूसरे व्यक्ति के चरित्र की विशेषताओं के ज्ञान के विषय में साधक जब संयम ध्यान करता है, जैसे व्यक्ति कैसे देखता है, तो साधक उस व्यक्ति के चित्त तथा चित्त के गुणों को समझ लेता है।

न च तत्सालम्बनं तस्याविषयीभूतत्वात् ॥20॥

दूसरे व्यक्ति के मन में चल रहे विचारों का ज्ञान उसके उद्देश्य से सम्बन्धित नहीं होता क्योंकि वह दूसरे व्यक्ति के चिन्तन का क्षेत्र नहीं होता। उद्देश्य चित्त के चिन्तन-क्षेत्र से बाहर की बात होती है।

इस सूत्र में दूसरे के मन की बात जान लेने की सीमा बताई गई है जिसका वर्णन पूर्व सूत्र में किया गया है। साधक संयम-ध्यान द्वारा दूसरे व्यक्ति के किसी विशेष ज्ञान की जानकारी तो कर सकता है लेकिन वह दूसरे व्यक्ति के ज्ञान का उद्देश्य नहीं बन सकता क्योंकि उद्देश्य उसके चिन्तन-मनन के क्षेत्र के बाहर की बात होती है। उदाहरण के तौर पर, वह किसी अन्य व्यक्ति की चाहत का ज्ञान तो पा सकता है लेकिन उस चाहत का उद्देश्य क्या है, यह नहीं जान सकता।

(विज्ञानभिक्षु के मतानुसार यह सूत्र पृथक् सूत्र नहीं है परन् पूर्ववर्ती सूत्र का व्यासकृत भाष्य[1] है। इसीलिए कुछ पुस्तकों में तृतीय भाग में 54 सूत्र हैं, 55 नहीं)।

कायरूपसंयमात्तद्ग्राह्यशक्तिस्तम्भे चक्षुः प्रकाशासम्प्रयोगेऽन्तर्द्धानम् ॥21॥

अपने शरीर के स्वरूप का संयम-ध्यान करने से (उस स्वरूप और शरीर की) धारणा अवरुद्ध हो जाती है और आँखों से उसे देखना शक्य नहीं रहता। इस प्रकार साधक लुप्त हो जाता है।

जब साधक अपने ही शरीर पर संयम-साधना करता है तो उसकी संज्ञान शक्ति अदृश्य हो जाती है। इस प्रकार अन्य लोगों के लिए उसे देखना सम्भव नहीं होता। इस सूत्र

1. तत्रैव, पृ. 348

में कहा गया है कि साधक की काया चक्षु प्रकाश का विषय नहीं रह जाती। आँखें बिना प्रकाश के देख नहीं सकतीं, इसलिए यह कथन किया गया है।

इन योग सिद्धियों की चर्चा करते समय, महत्त्वपूर्ण बात यह जानना है कि योगी के अलावा अन्य व्यक्तियों ने किन्हीं अन्य साधनों से ये सिद्धियाँ प्राप्त कर ली हों। योग सिद्धियों को अन्य सिद्धियों से भिन्न समझना चाहिए जो जन-सामान्य को चमत्कृत करने के लिए प्राप्त की जाती है। इसलिए इन प्रदर्शनप्रिय लोगों को योगी नहीं मानना चाहिए। योगी तो ध्यान-साधना द्वारा सिद्धियाँ प्राप्त करता है। उसका लक्ष्य **कैवल्य** की अवस्था प्राप्त करना होता है, अतः इन सिद्धियों को पीछे छोड़ आगे साधना-मार्ग पर बढ़ जाता है। आगामी सूत्र में बताया गया है कि योगी को सिद्धियों का प्रदर्शन नहीं करना चाहिए क्योंकि वह इससे पुनः संसार के मायाजाल में फँस जाता है।

भारत में बहुत से लोग हैं, जो असाधारण शक्तियों का प्रदर्शन कर सकते हैं। कभी-कभी लोग उन्हें योगी समझ बैठते हैं। एक अन्य वर्ग के लोग भी असाधारण शक्तियाँ दिखाते हैं। वे लोग जादूगर होते हैं जो अपनी आजीविका कमाने के लिए अद्भुत कार्य दिखाया करते हैं। असाधारण शक्तियों का प्रदर्शन करनेवालों के विषय में 'भानुमती' की भी श्रेणी है। कहते हैं कि एक अंग्रेज बहुत दूर खड़े होकर बाजीगरी के खेल देख रहा था। जादूगर भीड़ को युद्ध का दृश्य दिखा रहा था और दर्शकगण योद्धाओं के कटे अंग देखकर बहुत भावविह्वल हो रहे थे। भीड़ में बहुत से सर्जन भी थे जिन्होंने एक कटा हाथ उठाकर देखा और कहा, "फकीर ने इतनी सफाई से हाथ काटा है कि इसे रॉयल कॉलेज का सर्जन होना चाहिए।" दूर से खड़ा अंग्रेज देख रहा था कि जादूगर तो सारे समय बीच भीड़ में चुपचाप खड़ा था। हर क्षण जादूगर केवल कल्पना करता था कि उसके दर्शक क्या देखें और वह पूरी भीड़ को सम्मोहित करने में सक्षम होता था।[1]

सोपक्रमं निरुपक्रमं च कर्म तत्संयमादपरान्तज्ञानमरिष्टेभ्यो वा ॥22॥

कर्म दो प्रकार के होते हैं। इनमें से एक ***सोपक्रम** कहलाते हैं जिनका फल शीघ्र सामने आ जाता है और दूसरे*(निरुपक्रम) जिनके परिणाम विलम्ब से सामने आते हैं। साधक द्वारा इन दोनों प्रकार के कर्मों पर संयम-साधना किए जाने पर वह अपनी मृत्यु का स्थान और समय अपशकुन द्वारा जान लेता है।

सोपक्रम ऐसे कर्म हैं जिनके परिणाम शीघ्र सामने आ जाते हैं। उदाहरण के लिए, यदि कोई चोरी करे या झूठ बोले तो अल्पकाल में ही हम अनपेक्षित परेशानियाँ सामने आने पर हम सोच सकते हैं कि यह हमारे बुरे कर्म का तात्कालिक परिणाम है। इसके विपरीत **निरुपक्रम** कर्म ऐसे हैं जिनके परिणाम वर्षों बाद (अथवा सम्भव है पूर्वजीवन के कर्मों का फल इस जीवन में) भोगना पड़े।

---

1. तत्रैव, पृ. 349

इन दोनों प्रकार के कर्मों पर संयम-साधना करने से साधक को अपशकुनों के माध्यम से अपनी मृत्यु का समय और स्थान पहले से ही ज्ञात हो जाते हैं। इस प्रकार

साधक को दोनों प्रकार के कर्मों का ज्ञान प्राप्त हो जाता है कि अन्ततः किस कर्म के कारण उसकी मृत्यु होनी है।

मैत्र्यादिषु बलानि ॥23॥

मित्रता इत्यादि से साधक को बल प्राप्त होता है।

व्यास के अनुसार इस सूत्र का भाष्य इस प्रकार है—"मित्रता, करुणा और आनन्द ऐसी बातें हैं जिनसे साधक को बल मिलता है। प्रसन्न व्यक्तियों के साथ मित्रता करने से साधक को मित्रता करने का बल मिलता है। दुखीजनों के प्रति करुणाभाव रखने से उसको करुणा का बल प्राप्त होता है। सज्जनों के प्रति आनन्द भाव रखने से उसे आनन्द का बल मिलता है। इन तीनों के फलस्वरूप जो समाधि प्राप्त होती है, वही संयम होता है। इससे कर्म की अनवरुद्ध शक्ति का उदय होता है। दुष्कर्म के प्रति तटस्थता (निरपेक्षता) कोई भावना मात्र नहीं होती, इसीलिए समाधि की पूर्ण सिद्धि नहीं होती। इस सन्दर्भ में निरपेक्षता के कारण कोई शक्ति नहीं होती, इसीलिए 'संयम-साधना'[1] नहीं हो पाती।

इस प्रकार मैत्री आदि की शक्ति भावनाओं से प्राप्त की जाती है। उदारचेता भाव अपनाने से योगी क्रूर और दुष्ट लोगों के प्रति भी मैत्री भाव रख सकता है। इन लोगों के निरपेक्ष भाव होने के कारण योगी को आध्यात्मिक शक्ति प्राप्त नहीं हो सकती।

बलेषु हस्ति बलादीनि ॥24॥

बल पर संयम-साधना करने से साधक को एक हाथी की शक्ति आ जाती है।

जब साधक अपनी शारीरिक शक्ति पर संयम-साधना करता है तो उसकी भौतिक शक्ति और क्षमता में असाधारण वृद्धि होती है।

प्रवृत्यालोकन्यासात् सूक्ष्मव्यवहितविप्रकृष्टज्ञानम् ॥25॥

प्रवृति-साधना से सूक्ष्म, अदृष्ट और दूरस्थ वस्तुओं-स्थितियों आदि का ज्ञान प्राप्त करना सम्भव होता है।

प्रवृत्ति (भाग I, सूत्र 35) इन्द्रियसाध्य और प्रकाशयुक्त होती है और प्रवृत्तिसाधना इन्द्रियों को नियन्त्रित करके की जाती है। इससे सूक्ष्म, गुह्य और दूरस्थ वस्तुओं-स्थितियों को जान लेने की क्षमता साधक प्राप्त कर लेता है।

भुवनज्ञानं सूर्ये संयमात् ॥26॥

सूर्य पर केन्द्रित संयम-साधना से समस्त ब्रह्मांड का ज्ञान प्राप्त हो जाता है।

1. तत्रैव, पृ. 352

सूर्य समस्त ब्रह्मांड को प्रकाशित करता है। सूर्य पर संयम-साधना करने से साधक समस्त ब्रह्मांड उसके निवासियों तथा देशों आदि का ज्ञान प्राप्त कर लेता है।

पतंजलि के कुछ भाष्यकारों का कहना है कि इस सूत्र में सूर्य का अर्थ सुषुम्ना नाड़ी के प्रवेश द्वार से अभिप्रेत है। लेकिन मैं इन भाष्यों से सहमत नहीं हूँ क्योंकि दो सूत्र बाद सूत्र 29 में पतंजलि ने शरीर के दो ऊर्जा चक्रों का वर्णन किया। इसलिए यह मानने का कोई कारण नहीं कि वह यहाँ सूर्य को उस रूप में कैसे उल्लिखित करते जबकि यहाँ यह उनका कथ्य नहीं है।

चन्द्रे ताराव्यूहज्ञानम् ॥27॥

साधक चन्द्रमा पर संयम-साधना करके तारामंडल का जटिल ज्ञान प्राप्त कर लेता है।

साधक तारामंडलों का ज्ञान चन्द्रमा पर संयम-साधना करके, प्राप्त करने में सक्षम होता है। जैसी ऊपर चर्चा की गई है कि कुछ भाष्यकारों के अनुसार यहाँ चन्द्रमा भी शरीर का सांकेतिक केन्द्र है। घेरंड संहिता के (V, 43) अनुसार नासाग्र चन्द्रमा का प्रतीक होता है।

ध्रुवे तद्गतिज्ञानम् ॥28॥

ध्रुव तारे पर संयम-साधने से तारामंडल की गतिविधि का ज्ञान हो जाता है।

इस सूत्र में मुख्य जोर ध्रुव तारे पर दिया गया है। ध्रुव तारे पर संयम-साधना करने से साधक को नक्षत्र मंडल की गतिविधियों का ज्ञान हो जाता है।

कुछ भाष्यकारों के अनुसार ध्रुवतारा सुषुम्ना नाड़ी का प्रतीक है।

नाभिचक्रे कायव्यूह ज्ञानम् ॥29॥

नाभिचक्र पर जब साधक संयम-ध्यान करता है तो साधक को शारीरिक प्रणालियों का ज्ञान प्राप्त हो जाता है।

नाभि-मंडल के आसपास का चक्र शीर्षबिन्दु रेखा है जिससे अन्य सभी अंगों का उदय होता है। वर्तमान सन्दर्भ में त्रिदोष (वात, पित्त और कफ) और सप्तधातुओं (त्वचा, अस्थि, मज्जा, नाड़ियाँ, रक्त, अस्थि, मज्जा एवं वीर्य) का उदय होता है। इस प्रकार साधक जब नाभिमंडल की संयम-साधना करता है तो शारीरिक प्रणालियों का ज्ञान प्राप्त कर लेता है।

त्रिदोषों—वात, पित्त और कफ—के कार्यरत होने से उनका परिणाम सप्त धातुएँ होती हैं। इनके सुचारु संचालन और पोषण से शरीर स्वस्थ रहता है। शरीर के स्वास्थ्य का निदान करने में नाभिचक्र की महत्त्वपूर्ण भूमिका रहती है। इनका सविस्तार वर्णन इस पुस्तक के दूसरे भाग में किया जाएगा।

कण्ठकूपे क्षुत्पिपासा निवृत्तिः ॥30॥

कंठ कूप पर संयम-साधना करने से साधक की भूख-प्यास खत्म हो जाती है।

साधक गले के गहरे भाग पर संयम-साधना करता है तो उसे भूख और प्यास नहीं सताती।

कूर्मनाड्यां स्थैर्यम् ॥31॥

साधक कूर्म नाड़ी पर संयम-साधना करता है तो उसे स्थिरता प्राप्त होती है।

कंठकूप के नीचे एक नलिका होती है जिसे व्यास ने कछुए (कूर्म) के आकार का बताया है। प्रतीत होता है, यह श्वास नलिका का आरम्भस्थल है। इस नाड़ी पर संयम-साधना करने से साधक लम्बे समय तक बिना हिला-डुले रह सकता है जैसे जीवन्त सुप्तावस्था में पशु-कीट रहते हैं।

मूर्द्धज्योतिषि सिद्धदर्शनम् ॥32॥

मानसिक प्रकाश पर जब साधक संयम-साधना करता है तो उसे सिद्धों के दर्शन सम्भव होते हैं।

भौतिक शरीर के भीतर सूक्ष्म शरीर का यहाँ एक और उल्लेख किया गया है। विश्वास किया जाता है कि मानव की खोपड़ी के केन्द्र में ब्रह्मरन्ध्र होता है जो प्रकाश का सागर है। इसे ही मूर्द्धज्योति कहते हैं। साधक जब इस मूर्द्धज्योति पर संयम-साधना करते हैं तो सिद्धों के दर्शन होते हैं। सिद्धयोगी वह सिद्ध पुरुष होता है जिसने योग साधनाभ्यास करके चमत्कारिक शक्तियाँ प्राप्त कर ली हैं।

प्रतिभाद्वा सर्वम् ॥33॥

प्रतिभा के द्वारा समस्त ज्ञान हो सकता है।

प्रतिभा चित्त का सत्त्व तत्त्व होता है। विभिन्न व्यक्तियों और विषयों पर संयम-साधना करने के परिणाम बताने के पश्चात् लेखक अब बताता है कि ये सभी प्रतिभा से उदित हुआ करते हैं। चित्त का सत्त्व तत्त्व अथवा प्रतिभा वह ज्ञान प्रदान करता है, जिसके पश्चात् विवेक आता है। विवेक वह विभेदकर ज्ञान है जो साधक को 'प्रकृति' और 'पुरुष' में अन्तर बताता है। इस प्रकार यह संयम-साधना उसे योग के लक्ष्य 'कैवल्य' की ओर अग्रसर करती है।

हृदये चित्तसंवित् ॥34॥

साधक हृदय पर संयम-साधना करके चित्त का पूर्ण ज्ञान प्राप्त कर लेता है।

हृदय का सामान्य अर्थ दिल है किन्तु यहाँ उसका उल्लेख सूक्ष्म शरीर के सन्दर्भ में किया गया है। हृदय आत्मा और शरीर के मिलन का सांकेतिक स्थान है। भौतिक शरीर में यह स्थान विशुद्ध है। हृदय पर संयम-साधना करने से साधक को अपने चित्त के तथा दूसरों के चित्त के भाव-प्रवाह का ज्ञान हो जाता है।

सत्त्वपुरुषयोरत्यन्ता संकीर्णयोः प्रत्ययाविशेषो भोगः परार्थत्वात्स्वार्थसंयमात्पुरुष ज्ञानम् ॥35॥

पुरुष और सत्त्व दोनों एक दूसरे से सर्वथा भिन्न हैं। इन्हें अलग-अलग न समझने से भोग वृत्ति का उदय होता है जिसका लक्ष्य ही दूसरा होता है। अस्तित्व सत्ता के सार (आत्मा) पर संयम-साधना करने से 'पुरुष' का ज्ञान हो जाता है।

यह सूत्र लम्बा है। अतः इसे भली-भाँति हृदयंगम करने के लिए दो वाक्यों में अनूदित करना पड़ा है।

पहले अध्याय में सांख्य की चर्चा से स्पष्ट है कि पुरुष (सार्वभौम आत्मा या परमात्मा) प्रकृति ब्रह्मांडीय पदार्थ से सर्वथा भिन्न है। 'सत्त्व' प्रकृति के तीन गुणों में से एक है जिसमें सत्य, शिव, सुन्दर तथा सन्तुलन अभिभूत होते हैं। रजस गुण और तमस गुण की आत्मा से भिन्नता सहज पहचानी जाती है। शुद्धता के गुणों के कारण सत्त्व गुण आत्मा से भिन्न नहीं दिखता है। सत्त्व गुण प्रकृति का अंग है जो समस्त अभिव्यक्तियों का माध्यम है। प्रकृति तथा पुरुष के संयोग से ही हम कर्म-बन्धन में बँधते हैं। इसीलिए हमें सुख-दुःखों को भोगना पड़ता है। योग का लक्ष्य ही भोग तथा कर्मों के पार जाना है इसलिए पुरुष और सत्त्व गुण के बीच भेद समझना आवश्यक है। यह विभेद कर लेने पर साधक आत्मा पर केन्द्रित संयम-साधना करने में सक्षम होता है। इसके फलस्वरूप 'पुरुष' का संज्ञान होता है।

इस सूत्र तथा 33वें सूत्र से यह स्पष्ट है कि समस्त सिद्धियाँ चित्त के सत्त्व के कारण ही प्राप्त होती हैं और सत्त्व तत्त्व की अनुभूति होने पर, साधक एक कदम और आगे जाकर सत्त्व की आत्मा से भिन्नता का भी ज्ञान अर्जित कर लेता है। आत्मा तो पुरुष का ही अंश होती है।

ततः प्रातिभश्रावणवेदनादर्शास्वादवेदना जायन्ते ॥36॥

पुरुष के इस संज्ञान से (सभी वस्तुओं से सम्बन्धित ज्ञान अर्थात्) प्रतिभा का उदय होता है जो श्रवण, स्पर्श, दृष्टि, स्वाद, गन्ध का उच्चतर स्वरूप होता है।

पूर्ववर्ती सूत्रों में सिद्धियों और ऋद्धियों का वर्णन किया गया है कि साधक किस-किस वस्तु पर आधारित संयम-साधना करने से क्या सिद्धि प्राप्त होती है। इस सूत्र में कहा गया है कि आत्मा का सम्यक् ज्ञान प्राप्त कर लेने पर भी ये सभी सिद्धियाँ प्राप्त की जा सकती हैं। यहाँ आत्मा का संज्ञान प्राप्त करने का अर्थ है कि अपने भीतर विद्यमान पुरुष की अनुभूति कर लेना। इस अनुभूति से 'प्रतिभा का उदय' होता है जो चित्त का विवेक अथवा चित्त का सत्त्व भाव ही होता है। **प्रतिभा** से सूक्ष्म, अदृष्ट तथा दूरस्थ वस्तुओं और अतीत तथा भविष्य का ज्ञान हो जाता है। आत्म-अनुभूति से उच्चतर दैवीय शक्तियों की सम्प्राप्ति भी हो जाती है।

ते समाधावुपसर्गा व्युत्थाने सिद्धयः ॥37॥

ये सिद्धियाँ समाधि प्राप्त करने के मार्ग में बाधक होती हैं क्योंकि ये सिद्धियाँ साधनारहित चित्त द्वारा प्राप्त की गई होती हैं।

इस सूत्र का सन्दर्भ पूर्व सूत्र से जुड़ा हुआ है जिसमें कहा गया है कि आत्मा की अनुभूति से सिद्धियाँ प्राप्त की जा सकती हैं। इस सूत्र में कहा गया है कि ये सिद्धियाँ समाधि-साधना में बाधक होती हैं क्योंकि ये तो साधनाहीन चित्त द्वारा अर्जित की हुई होती हैं। पहले बताई गई सिद्धियाँ साधक द्वारा अन्यान्य वस्तुओं पर केन्द्रित संयम-साधना से प्राप्त होती हैं जबकि 36वें सूत्र में वर्णित सिद्धियाँ साधनाविहीन चित्त की देन होती हैं। इसलिए इन सिद्धियों से प्राप्त आनन्द तथा चमत्कार इनके फलों से साधक की साधना में बाधा पड़ सकती है।

बन्धकारणशैथिल्यात् प्रचारसंवेदनाच्च चित्तस्य परशरीरावेशः ॥38॥

शरीरबन्धन में ढीलापन होने और चित्त की क्रिया-प्रक्रिया का पूर्ण ज्ञान होने से साधक परकाया-प्रवेश में समर्थ होता है।

सामान्यतः चित्त अपने शरीर से आसक्तिपूर्ण हो जाता है और कहता है, ''यह शरीर ही मैं हूँ।'' इस प्रकार शरीर और मन का यह एकत्व ही इस सूत्र में बन्धन कहा गया है। सतत् ध्यान-साधना करने से साधक अपनी आत्मा की अनुभूति कर लेता है जिससे यह देह बन्धन नष्ट हो जाता है। इससे शरीर और मन के क्रिया-कलाप रुक जाते हैं और कर्म-बन्धन भी समाप्त हो जाते हैं। मन एवं शरीर के बन्धन को तोड़ देने के बाद साधक चित्त की कार्य-प्रक्रिया समझ लेता है कि और मन शरीर के क्रिया-कलापों को भिन्न करके देखता है। यह ज्ञान प्राप्त कर लेने पर वह दूसरे के शरीर में अपनी आत्मा ले जाने में सक्षम हो जाता है। इस अवस्था में वह दूसरे के शरीर का अपने शरीर के समान ही प्रयोग करता है क्योंकि इन्द्रियाँ तो मन के आदेशों का पालन करती हैं।

उदानजयाज्जलपंककंटकादिष्वसंग उत्क्रान्तिश्च ॥39॥

शरीर में प्राण वायु पर विजय पा लेने से असंग और जल, कीचड़, काँटों से उत्क्रान्ति सम्भव होती है।

शरीर में प्राण वायु का परिभ्रमण ही जीवन है। यह परिभ्रमण पाँच रूपों में होता है :

(1) प्राण वायु–जीवनदायिनी वायु मुँह तथा नासापुटों द्वारा हृदय और फेफड़ों तक पहुँचती है।

(2) समान वायु–जीवनदायी वायु नाभिमंडल तक पहुँचती है।

(3) अपान वायु–जीवनदायी वायु नाभि-केन्द्र से पैरों के अँगूठे तक पहुँचती है।

(4) उदान वायु–जीवनदायी वायु को मस्तिष्क तक पहुँचती है।

(5) व्यान वायु—जीवनदायी वायु को समस्त शरीर में प्रसारित करती है।

जब साधक उदान वायु पर नियन्त्रण प्राप्त कर लेता है तो वह जल, कीचड़, काँटों आदि से अप्रभावित रहता है। वह इतनी क्षमता विकसित कर लेता है कि गहरे पानी और गाढ़ी कीचड़ से ऊपर आ जाए। उसको काँटे तो चुभते ही नहीं।

समानजयाज्ज्वलनम् ॥40॥

समान वायु पर विजय प्राप्त कर लेने पर, साधक के चारों ओर एक प्रभामंडल व्याप्त हो जाता है।

समान वायु की चर्चा विगत सूत्र में की गई है। जब साधक इस प्रमुख वायु पर नियन्त्रण कर नाभिमंडल की ओर दिशा देता है तो उसके शरीर के चारों ओर प्रभामंडल व्याप्त हो जाता है।

श्रोत्राकाशयोः सम्बन्धसंयमाद् दिव्यं श्रोत्रम् ॥41॥

जब साधक कान और आकाश तत्त्व के सम्बन्ध पर संयम-साधना करता है तो साधक को सुनने की दैवीय शक्ति विकसित होती है।

श्रवणेन्द्रिय और आकाश तत्त्व के बीच यही सम्बन्ध है कि आकाश समस्त ध्वनियाँ हमारी ओर लाता है। दूरी-सापेक्षता के कारण, सुनने की हमारी शक्ति सीमित होती है। श्रवणेन्द्रिय और आकाश तत्त्व के सम्बन्ध पर संयम-साधना करने से साधक सूक्ष्म से सूक्ष्म और दूरस्थ से दूरस्थ ध्वनियों को सुनने की सामर्थ्य अर्जित कर लेता है।

कायाकाशयोः सम्बन्ध संयमाल्लघुतूलसमापत्तेश्चाकाशगमनम् ॥42॥

साधक जब काया और आकाश के सम्बन्ध पर संयम-साधना करता है तो वह निर्भार होकर आकाश में रुई की तरह विचर सकता है।

शरीर का निर्माण पाँच महाभूतों—आकाश, वायु, अग्नि, जल और पृथ्वी से मिलकर हुआ है। जब शरीर और आकाश तत्त्व के सम्बन्ध पर संयम-साधना की जाती है तो शरीर इतना भारहीन हो जाता है कि साधक आकाश में चल-फिर सकता है। ऐसा प्रतीत होता है कि आकाश तत्त्व परा संयम-साधना करके साधक शेष चार महाभूतों से सम्बन्ध तोड़ने में सक्षम हो जाता है। इन चार में से तीन महाभूत घनत्व और परिमाण बढ़ानेवाले हैं। इस। प्रकार आकाश और आत्मा का मिलन अत्यन्त भारहीन होता है और साधक लगभग शारीरिक भारहीनता की स्थिति प्राप्त कर लेता है और आकाश-गमन में सक्षम होता है।

बहिरकल्पिता वृत्तिर्महाविदेहा ततः प्रकाशावरणक्षयः ॥43॥

शारीरिक विचारहीन चित्तविक्षेपों को महाविदेह कहते हैं। उसकी फलश्रुति के रूप में प्रकाश का आवरण नष्ट हो जाता है।

विचारहीन अवस्था में चित्तविक्षेप की अवस्था तब आती है, जब चित्त स्वप्रकृति अवस्था में हो। इसमें चित्त की शरीर के प्रति आसक्ति समाप्त हो जाती है। इस स्थिति को महाविदेह कहते हैं।

प्रकाश का आवरण नष्ट होने की स्थिति वह होती है जिसमें क्लेशों, कर्मों और फल-भोगों का नाश हो जाता है। दूसरे शब्दों में, जब इस विक्षेप पर संयम-साधना की जाती है तो इससे चित्त की सभी अशुचिता नष्ट हो जाती है। दूसरे शब्दों में, आत्मा जागृत तथा ज्योतिर्मय हो जाती है। आत्म-ज्योति तो हम सभी के भीतर विराजमान होती है। जब हम सांसारिक क्रिया-व्यापार में अत्यधिक लिप्त हो जाते हैं तो क्लेशों का अन्धकार छा जाता है। आत्म-ज्योति को प्रकाशित करनेवाला आवरण जब हट जाता है तो आन्तरिक प्रकाश ज्योतित हो जाता है और आत्मानुभूति में साधक विभोर हो जाता है।

स्थूलस्वरूपसूक्ष्मान्वयार्थवत्त्वसंयमाद् भूतजयः ॥44॥

साधक जब स्थूल, स्वरूप, अन्वय और अर्थवत्ता (इन पाँच) तत्त्वों पर संयम-साधना करता है तो उसे पाँचों महाभूतों पर विजय प्राप्त हो जाती है।

सृष्टि के पाँच महाभूतों—आकाश, वायु, अग्नि, जल और पृथ्वी—की पाँच गुणवत्ताएँ होती हैं जिनका विवरण नीचे दिया जाता है :

1. **स्थूल**—वस्तु का वह रूप जो सबसे पहले दिखाई देता है। वस्तु के बाह्य रूपाकार से ही उसकी पहचान होती है।
2. **स्वरूप**—वस्तु का वह गुण जिसे अनुभव किया जाता है—जैसे सुगन्ध, ऊष्मा या कठोरता आदि।
3. **सूक्ष्म रूप**—वस्तु का यह रूप दिखाई नहीं देता। उदाहरण के लिए, गन्ध उन अदृष्ट सूक्ष्म अणुओं से प्रसारित होती है।
4. **अन्वय**—तीन मूलभूत गुण हैं—सत्त्व, रजस और तमस जो सर्वत्र विद्यमान होते हैं।
5. **अर्थवत्ता**—पंच महाभूतों में विद्यमान शक्तियाँ जैसे इन्द्रियों के विषयों की अनुभूति करना, कर्मों के फल प्राप्त करना अथवा इन फल भोगों से मुक्ति प्राप्त करने की चेष्टा करना।

इस प्रकार पंच महाभूतों की पाँच गुणवत्ताओं पर केन्द्रित संयम-साधना करने से साधक पाँचों महाभूतों का स्वामित्व प्राप्त कर सकता है।

ततोऽणिमादिप्रादुर्भावः कायसम्पत्तद्धर्मानभिघातश्च ॥45॥

अतः (पंच महाभूतों पर विजय प्राप्त करने पर) अणिमा, आदि शरीर की परिपूर्णता प्राप्त होती है और शरीर उसके तत्त्वों से विनाश को प्राप्त नहीं होता।

पंच महाभूतों पर विजय प्राप्त कर लेने के उपरान्त (पूर्व सूत्र में वर्णित गुणों के अतिरिक्त) कुछ और गुणवत्ताएँ आ जाती हैं। अणिमा शक्ति से व्यक्ति सूक्ष्म होता चला

जाता है (अदृश्य होने की सीमा तक)। इस सूत्र में अणिमा के आगे 'आदि' का प्रयोग किया गया है। व्यास और मिश्र ने अणिमा के अतिरिक्त जिन गुणों की चर्चा की है, वे हैं--'महिमा' आकार की विराटता। इस शक्ति के आने पर साधक जितना चाहे लम्बा-चौड़ा हो सकता है। 'गरिमा' गुण का अर्थ है परिमाण में 'भारी' होना। 'लघिमा' गुण का अर्थ है भारहीन (रुई के गोले की भाँति) हो जाना। 'प्राप्ति' गुण से दूर स्थित पदार्थों को छूने की शक्ति प्राप्त कर लेना। 'प्राकाम्य' गुण से उसमें अपार इच्छाशक्ति आ जाती है। वह चाहे तो पृथ्वी में नीचे धँसता चला जाए और ऊपर आने की इच्छा होने पर पृथ्वी के भीतर से ऐसे ऊपर आ जाए जैसे व्यक्ति पानी में से ऊपर तल पर आ जाता है। 'वशीत्व' शक्ति से साधक दूसरों को वश में करने की शक्ति पा लेता है और कोई दूसरा उसे वश में नहीं कर सकता। इशीत्व सृजनात्मक शक्ति होती है जिसमें सभी महाभूत उसकी आज्ञा का पालन करते हैं। वह सृजन, संहार और वृद्धि कर सकता है।

इस प्रकार ये आठ महासिद्धियाँ हैं। इन सिद्धियों को अर्जित कर लेने पर साधक साधना के शीर्ष पर पहुँच जाता है और उसे अग्नि, जल, वायु आदि कोई भी प्रभावित नहीं कर सकता।

रूपलावण्यबलवज्रसंहननत्वानि कायसंपद् ॥46॥

शरीर की सम्पूर्णता में सौन्दर्य, लावण्य, शक्ति और वज्रकठोर शक्ति होना गिना जाता है।

यह सूत्र पूर्ववर्ती सूत्र को और स्पष्ट करता है। इस सूत्र में साधक के शरीर की सम्पूर्णताओं का वर्णन किया गया है जिसमें रूप, लावण्य, शक्ति और वज्रकठोर शरीर को गिनाया गया है।

ग्रहणस्वरूपास्मितान्वयार्थवत्त्वसंयमादिन्द्रियजयः ॥47॥

इन्द्रियों पर विजय प्राप्त करने के लिए ग्रहण, स्वरूप, अस्मिता, अन्वय और अर्थवत्ता पर संयम-साधना करनी होती है।

विषय की ओर इन्द्रिय का आकर्षण ग्रहण की दृष्टि से होता है। इन्द्रिय उस रूप को विषय के प्रकृत स्वरूप में देखती है। इन्द्रियों के कार्यों से अस्मिता का भाव उत्पन्न होता है। 'अन्वय' का अर्थ प्रकृति के तीन गुणों का वाचक है। यहाँ इसका अर्थ है कर्म करनेवाला शारीरिक अस्तित्व। इन्द्रियों के विषयों का आनन्द लेना ही अर्थवत्ता है। साधक की दृष्टि से कर्म की अर्थवत्ता यही है कि वह इन्द्रियादि सुखों-दुःखों से मुक्त हो जाए।

इस प्रकार कर्मेन्द्रियों के उक्त पाँचों चरणों पर केन्द्रित संयम-साधना से साधक इन्द्रियजयी हो जाता है।

ततो मनोजवित्वं विकरणभावः प्रधानजयश्च ॥48॥

इन्द्रियजय से मन सरीखी त्वरितता (मनोजवित्व), कर्मेन्द्रियों का शरीर की सहायता

के बिना कार्य करना (विकरण भाव) और सभी तीव्र उद्वेगों पर विजय की प्राप्ति (प्रधानजय) सम्भव होती है।

मनोजवित्व का अर्थ है कि साधक का शरीर मन के समान त्वरित गतिशील हो सके। इस अवस्था में साधक अपने शरीर का संचालन उसी तेजी से कर सकता है, जितनी तेजी से विचार करते हैं।

'विकिरण भाव' वह शक्ति अर्जित करना है जिससे साधक का शरीर किसी समय, किसी स्थान पर हो, वह जब भी चाहे, वहाँ उसकी कर्मेन्द्रियाँ काम कर सकती हैं।

'प्रधानजय' समस्त उद्वेगपूर्ण कर्मों पर विजय प्राप्त कर लेना। इससे साधक किसी भी वस्तु को एक रूप से बदलकर दूसरा रूप प्रदान कर सकता है।

सत्त्व पुरुषान्यताख्यातिमात्रस्य सर्वभावाधिष्ठातृत्वं सर्वज्ञातृत्वं च ॥49॥

साधक जब सत्त्व गुण और पुरुष के बीच विभेद समझ लेता है तो वह सर्वव्यापकता वाला बन जाता है और सभी आस्थाओं पर नियन्त्रण करने में सक्षम हो जाता है।

'सत्त्व' और 'पुरुष' का अन्तर पैंतीसवें सूत्र में बताया जा चुका है। इस सूत्र में बताया गया है कि जब योगी 'सत्त्व' एवं 'पुरुष' के अन्तर को हृदयंगम कर लेता है तब वह गुण गुणों में बर्तते हैं, इस भ्रम में नहीं रह जाता। वह गुणों के प्रभाव से ऊपर परिवर्तनों को वशीभूत कर लेता है। यहाँ उसके सर्वव्यापकत्व का अर्थ यह है कि वह गुणों के परिवर्तन से अस्तित्व में आई बातों को ठीक कर लेता है। यहाँ सर्वव्यापकता का अर्थ यही है कि साधक गुणों के परिवर्तनों को वर्तमान, भूत, भविष्य की भाँति समझने में सक्षम हो जाता है। इस ज्ञान की प्राप्ति से साधक पूर्णता की अवस्था में पहुँच जाता है।

तद्वैराग्यादपि दोषबीजक्षये कैवल्यम् ॥50॥

इस पूर्णता-प्राप्ति के प्रति अहंकार का तनिक भी भाव न आए, अर्थात् इस सफलता के प्रति निरपेक्ष भाव बनाए रखे, तो यह पूर्णता 'कैवल्य' प्रदान करती है।

योग-साधना से उपरिउल्लिखित सफलता प्राप्त की है, उसके प्रति साधक सर्वथा निरपेक्ष भाव रखे अन्यथा वह सफलता में स्वयं को बाँध लेगा जो एक बुराई ही सिद्ध होगी। सफलता भाव के प्रति सर्वथा निरपेक्ष रहने से अहंकार के दोष-बीज के कीटाणु नष्ट हो जाएँगे। यदि वह ऐसा करने में सक्षम रहता है तो साधक 'कैवल्य' की स्थिति (आत्मा-मुक्ति) पाने में सफल रहेगा। 'कैवल्य' में आत्मा ब्रह्मांडीय प्रकृति के प्रभाव से सर्वथा अछूती रहती है।

स्थान्युपनिमन्त्रणे संगस्मयाकरणं पुनरनिष्ट प्रसंगात् ॥51॥

साधक को अपनी सिद्धियों का प्रदर्शन, प्रमुखों या गण्यमान्य लोगों की इच्छा-पूर्ति हेतु नहीं करना चाहिए अन्यथा बुराइयाँ उसे पुनः जकड़ लेंगी।

साधक को अपनी सफलताओं (सिद्धियों) का प्रदर्शन नहीं करना चाहिए अन्यथा वह पुनः संसार के मायाजाल में फँस जाएगा। सिद्धियों की प्रशंसा के कारण साधक पुनः सांसारिक सुखों/दुःखों की ओर आकृष्ट हो जाएगा और उनमें ही रम जाएगा।

क्षणतत्क्रमयोः संयमाद्विवेकजं ज्ञानम् ॥52॥

काल के सूक्ष्मतम अंश 'क्षण' और उसके क्रम पर केन्द्रित संयम-साधना करने से (साधक को) 'विवेक' ज्ञान की प्राप्ति हो जाएगी।

व्यास के भाष्य के अनुसार पदार्थ का लघुतम रूप 'अणु' है। इसी प्रकार काल (समय) का लघुतम रूप 'क्षण' है। दूसरे शब्दों में, क्षण समय का वह लघुतम खंड है जिसमें पदार्थ का लघुतम रूप अणु अपनी पिछली स्थिति से बदलकर नई स्थिति में पहुँच जाता है। वस्तुस्थिति यह है कि एक क्षण के बाद दूसरा क्षण आता ही है। दो क्षण एक साथ विद्यमान नहीं रह सकते। एक क्षण गुजर जाने के बाद दूसरा क्षण साथ-साथ चला आता है।[1]

जब साधक क्षण तथा उसके परवर्ती क्षणों पर संयम-साधना करता है तो उसे सद्-असद् का भेद करनेवाली विवेक बुद्धि प्राप्त हो जाती है।

जातिलक्षणदेशैरन्यतानवच्छेदात्तुल्ययोस्ततः प्रतिपत्तिः ॥53॥

विवेक बुद्धि आने से एक जैसी वस्तुओं में जाति, लक्षण और स्थान के अनुसार असर करने की सामर्थ्य भी आ जाती है।

इस सूत्र में कहा गया है कि जब साधक को विवेक-बुद्धि प्राप्त हो जाती है तो वह एक-सी लगनेवाली वस्तुओं में भी अन्तर भेद करने में सक्षम हो जाता है। उदाहरण के लिए, एक ही आकृति के दो स्वर्ण कंगन एक के बाद एक बनाए गए हों तो साधक यह बता सकता है कि कौन-सा कंगन पहले बना और कौन सा उसके बाद।

तारकं सर्वविषयं सर्वथाविषयमक्रमं चेति विवेक जं ज्ञानम् ॥54॥

विवेक ज्ञान आत्मा से उद्भूत ज्ञान होता है और यह सभी विषयों, सभी वस्तुओं की समग्र प्रकृति और तज्जन्य स्थितियों का ज्ञान स्वयं में समेटे रहता है।

इस सूत्र में विवेक ज्ञान के लक्षण बताए गए हैं। यह ज्ञान धर्मग्रन्थों के मनन-चिन्तन या गुरुप्रदत्त ज्ञान नहीं होता है वरन् व्यक्ति के अन्तः मानस से उद्भूत होता है। दूसरे शब्दों में कहें तो यह आत्मा द्वारा अनुभूत ज्ञान होता है।

विवेक ज्ञान से यह क्षमता आ जाती है कि उसे सभी प्रकार के सभी सिद्धान्तों का, स्थूल, सूक्ष्म और विविध परिवर्तनयुक्त विषयों का भी ज्ञान हो जाता है। इसके

---

1. तत्रैव, पृ. 392

साथ उसे भूत, वर्तमान एवं भविष्य तीनों कालों का ज्ञान तो होता ही है, वह विविध विषयों का ज्ञान प्राप्त करने में भी सक्षम होता है।

सत्त्वपुरुषयो : शुद्धिसाम्ये कैवल्यम् ॥55॥

जब सत्त्व और पुरुष शुद्धता के एक ही स्तर पर होते हैं तो 'कैवल्य' की स्थिति प्राप्त हो जाती है।

आधारभूत रूप से पुरुष विशुद्धावस्था में आत्मस्थ रहता है। उस पुरुष को दुःख-सुख के किसी अनुभव से गुजरना नहीं पड़ता। लेकिन 'पुरुष' के बिना किसी प्रकार का अनुभव होना सम्भव नहीं क्योंकि वह सुख-दुःख के अनुभव की चेतना होता है। पुरुष प्रकृति के साथ मिलकर कर्म करता है। इस महामिलन के तीन उपोत्पादों में एक है 'बुद्धि' अथवा 'महत्'। बुद्धि चित्त की विशुद्ध अवस्था 'सत्त्व' की वाचक है। जब व्यक्ति-सत्ता का अहंकार-भाव नष्ट हो जाता है तो 'बुद्धि' अथवा 'चित्त' का सत्त्व भाव, अपने 'कारण' (प्रकृति एवं पुरुष के मिलन) में लय हो जाता है किंतु वहाँ वह अकेला होता है। 'कैवल्य' शब्द की व्युत्पत्ति 'केवल' (अकेला) शब्द से हुई है। इस प्रकार 'पुरुष' की एकान्त विद्यमानता ही 'कैवल्य' अवस्था है।

चतुर्थ भाग

कैवल्यपाद

जन्मौषधिमन्त्रतपःसमाधिजाः सिद्धयः ॥1॥

जन्म, औषधि, मन्त्र-जाप, तप और समाधि साधने से सिद्धियों की प्राप्ति होती है।

तीसरे भाग में जिन सिद्धियों की चर्चा की गई है, वे योग-साधनाभ्यास के अलावा अन्य रूप में भी प्राप्त हो सकती हैं। उदाहरण के लिए, कुछ लोगों को दूसरों के रोग दूर करने की सिद्धि प्राप्त होती है। इन दैवीय उपहारों का योग-साधना से कोई सम्बन्ध नहीं होता। इसी प्रकार कोई सिद्धि-विशेष नशीले पदार्थ (चरस-गाँजा) के प्रयोग से कुछ समय के लिए प्राप्त की जाती है। लेकिन प्राचीन ग्रन्थों में ऐसी सिद्धियों को राक्षसीय वृत्ति के शैतानों से प्राप्त माना जाता है।

मन्त्रों का जाप सिद्धियों की प्राप्ति का एक अन्य साधन है किन्तु यहाँ स्पष्टतः समझ लेना चाहिए कि मशीनी ढंग से मन्त्र-पाठ नहीं होना चाहिए। इन मन्त्रों के जाप के समय चित्त में मन्त्र का भाव उदित होना चाहिए और मन्त्र के प्रत्येक वर्ण पर ध्यान करना चाहिए। साधक की आध्यात्मिक अभिरुचि पर ही मन्त्र की शक्ति और प्रभाव हुआ करता है।

'तप' से आत्म-शक्ति दृढ़ होती है और इससे साधक को अपनी मानसिक वृत्तियों को केन्द्रित करने में सहायता मिलती है। सिद्धियाँ प्राप्त करने का यह एक अन्य साधन है।

किन्तु वर्तमान सन्दर्भ में सिद्धियाँ, समाधि लगाने तथा इन्द्रियों को वशीभूत कर लेने से प्राप्त होती हैं।

जात्यन्तरपरिणामः प्रकृत्यापूरात् ॥2॥

प्रकृति की उद्‌देश्यपूर्ति के कारण सिद्धियों का जाति-परिवर्तन हो जाता है।

पूर्ववर्ती सूत्र में पतंजलि ने उन सिद्धियों की चर्चा की है जो विभिन्न साधनों से अर्जित की जाती हैं। इनमें से प्रत्येक सिद्धि की प्रकृति भिन्न होती है, अतः उनकी विभिन्न श्रेणियों (जातियों) में गणना की जाती है। समाधि-साधना से प्राप्त सिद्धियाँ इनसे सर्वथा भिन्न होती हैं क्योंकि इनका लक्ष्य एकदम भिन्न कैवल्य की प्राप्ति होता है। इनकी

प्रकृति भी भिन्न है क्योंकि इनका उद्देश्य सांसारिकता से स्वयं को दूर करके विवेक की प्राप्ति होता है। किन्तु यदि अन्य जातियों की सिद्धियों का प्रयोग योग-साधना के उद्देश्य से किया जाता है तो उनकी प्रकृति में भी परिवर्तन हो जाता है और वे वही कार्य करती हैं जो योग-सिद्धियाँ करती हैं।

निमित्तमप्रयोजकं प्रकृतीनां वरणभेदस्तु ततः क्षेत्रिकवत् ॥3॥

निमित्त के कारण प्रकृति (का परिवर्तन) नहीं होता। इससे केवल मार्ग की बाधाएँ ही दूर होती हैं जैसे किसान द्वारा पानी की नाली से खरपतवार हटाया जाता है तो पानी के बहाव में रुकावट नहीं रहती।

द्वितीय भाग के 52वें सूत्र के भाष्य में बताया जा चुका है कि पुरुष का प्रकाश हमारे अन्तस में विराजमान होता है किन्तु वह प्रकाश अविद्याजन्य कर्मों से बाधित होता है। योग-साधना के द्वारा ये बाधाएँ क्षीण हो जाती हैं जिससे साधक का अन्तःजगत प्रकाशित हो जाता है। इस सूत्र में इसके समानान्तर विचार ही व्यक्त किया गया है। 'कैवल्य' प्राप्ति के लिए किए गए सभी कर्मों की उत्प्रेरणाओं से आत्मा की प्रकृति में परिवर्तन नहीं आता। इनसे केवल साधना-पथ की बाधाएँ दूर होती हैं। यहाँ किसान का उदाहरण दिया गया है जो, एक खेत से दूसरे खेत तक पानी का बहाव न रुके इसलिए रास्ते का खर-पतवार हटा देता है। किसान स्वयं वह पानी एक खेत से दूसरे खेत में ढोकर नहीं ले जाता क्योंकि जल की प्रकृति ही ढलान की ओर बहना है। इसी प्रकार आत्मा की प्रकृति ही सचेतन है। इसलिए साधक तो अनेक अभ्यासों द्वारा बाधाओं को दूर करता है जिससे आत्म-अनुभूति सम्भव हो। यहाँ यह बात भी ध्यान में रखनी आवश्यक है कि अतीत के कर्मों के कारण, मानव प्राणी के रूपाकार, चरित्र और ज्ञान-बुद्धि अलग-अलग होती है, हालाँकि पुरुष की आत्मा सभी मानव-प्राणियों में एक समान होती है। चोरों, डकैतों, पंडितों, धनी, निर्धनों और पागलों में आत्मा तो एक जैसी ही होती है। आत्मचेतना का मार्ग भी सभी के लिए समान रूप से खुला रहता है किन्तु इस आत्म-चेतना की प्राप्ति के लिए प्रयास करने की इच्छा और क्षमता केवल व्यक्ति की इच्छा-शक्ति की दृढ़ता पर निर्भर करती है।

निर्माणचित्तान्यस्मितामात्रात् ॥4॥

योगी अपने अस्मिता भाव द्वारा उपयुक्त चित्त की प्राप्ति करता है।

योगी एक साथ अनेक शरीर धारण कर सकता है। वह अपनी **अस्मिता** के द्वारा इन शरीरों के लिए उपयुक्त चित्तों की प्राप्ति कर सकता है क्योंकि चित्तों के उदय का मूलभूत कारण अस्मिता होती है। यहाँ अस्मिता का अर्थ 'सांख्य' दर्शन का 'अहंकार' होता है, (देखिए तालिका-1)। इन उद्भूत चित्तों में न तो अविद्या होती है और न संस्कार; क्योंकि इन्हें योगी ने अपनी अस्मिता से उद्भूत किया है। वह इन्हें तभी

उद्भूत कर सकता है, जब उसने अविद्या और संस्कारों से मुक्ति प्राप्त कर ली होती है। इन विभिन्न चित्तों का नियन्त्रण योगी का अपना ही चित्त करता है। विभिन्न शरीरों के लिए उद्भूत चित्त उन शरीरों की आवश्यकता के अनुसार अलग-अलग सोच-विचार कर सकते हैं और भिन्न-भिन्न क्रियाकलाप कर सकते हैं। इन चित्तों को नियन्त्रण करनेवाला मूल चित्त इन सबसे अप्रभावित रहता है। प्रायः यह कहा जाता है कि योगी एक साथ अनेक स्थानों पर दृश्यमान होता है। उदाहरण के लिए, एक व्यक्ति योगी को दोपहर बाद दो बजे घाट पर देख सकता है तो दूसरा व्यक्ति उसे उसी समय अपनी कुटिया में देख सकता है। तीसरे व्यक्ति ने उस योगी को उसी समय जंगल की पगडंडी पर जाते हुए भी देखा हो सकता है। इन सभी लोगों ने उस योगी के विभिन्न उद्भूत शरीरों को देखा होता है।

प्रवृत्तिभेदे प्रयोजकं चित्तमेकमनेकेषाम् ॥5॥

योगी का चित्त उन विभिन्न उद्भूत शरीरों में गतिविधियों का प्रेरित-संचालन करने में सक्षम होता है।

इस सूत्र में पूर्ववर्ती सूत्र को व्याख्यायित करते हुए कहा गया है कि अन्य उद्भूत चित्तों का प्रधान संचालनकर्त्ता योगी का ही चित्त होता है। इस प्रकार एक चित्त अनेक चित्तों का नियन्त्रण करने में सक्षम होता है। यह करना कैसे सम्भव होता है, इसको स्थूल रूप से समझने के लिए इसकी तुलना सामूहिक सम्मोहन विद्या से की जा सकती है (जैसाकि भाग III के 21वें सूत्र के भाष्य में बताया गया है।) यहाँ मैंने 'स्थूल रूप से' शब्द का प्रयोग यह समझाने के लिए किया है कि एक चित्त अनेक चित्तों का नियन्त्रण कर सकता है। वर्तमान सन्दर्भ में हम उन अनेक चित्तों की चर्चा कर रहे हैं, जिनका उद्भव स्वयं योगी ने अपने चित्त से किया है और ये चित्त अविद्या और संस्कारों से मुक्त होते हैं।

तत्र ध्यानजमनाशयम् ॥6॥

सिद्धियों से युक्त चित्तों में से जन्मजात, मादक पदार्थजन्य, मन्त्र-जप और समाधि-साधना से उत्पन्न चित्तों में से ध्यानजन्य सिद्धियाँ कोई हानि-लाभ नहीं पहुँचातीं।

जिन लोगों ने योगाभ्यास के अलावा अन्य साधनों से सिद्धियाँ प्राप्त की हैं, वे उनका प्रयोग करने को बाध्य होते हैं। कभी-कभी कुछ सिद्धियाँ 'लोक-कल्याण' के उद्देश्य से भी प्राप्त की जाती हैं। लेकिन योगी अपने चित्त से जो सिद्धियाँ प्राप्त करता है, वे किसी लाभ के लिए प्राप्त नहीं की जातीं। उनसे न तो किसी का हित-साधन होता है और न ही अहित।

इस सूत्र में **ध्यान** शब्द का प्रयोग किया गया है किन्तु इसमें **ध्यान, धारणा** और **समाधि** तीनों अंग अन्तर्भूत हैं। इन तीनों के योग से ही **संयम**-साधना होती है और

इसी से सिद्धियों की प्राप्ति होती है। इस अध्याय के प्रथम सूत्र में **समाधि** शब्द का प्रयोग इसी स्थिति के लिए किया गया है।

कर्माशुक्लाकृष्णं योगिनस्त्रिविधमितरेषाम् ॥7॥

योगी के कर्म न तो विशुद्ध (शुक्ल) होते हैं और न काले (कृष्ण)। अन्य लोगों के कर्म तीन प्रकार के होते हैं।

कर्मों का विविध विभाजन आधारभूत रूप से प्रकृति के तीन मूलभूत गुणों के अनुरूप किया जाता है। इनके नाम और इनका विवरण आगे बताया गया है :

1. **कृष्ण कर्म (काले धन्धे)**–पापकर्म, दुष्टतापूर्ण कार्य तथा बुरे काम जैसे चोरी करना, किसी को आहत करना या हत्या करना अथवा अन्य अपराध करना।
2. **शुक्ला कर्म**–पुण्य कर्म जो सद्वृत्तियों से सम्बन्धित होते हैं, जैसे दान देना, विरागी जीवन व्यतीत करना, वेदों-उपनिषदों का अध्ययन करना आदि।
3. **शुक्ला-कृष्ण-कर्म**– ऊपर वर्णित दोनों प्रकार के कर्मों को करना। हम लोगों के रोजमर्रा के जीवन के अधिकांश कर्म इसी श्रेणी में आते हैं। अपने दिन-प्रतिदिन के जीवन में हमें भले-बुरे दोनों प्रकार के कर्म करने पड़ते हैं। उदाहरण के लिए, किसान जब खेत में हल चलाता है तो अनेक प्रकार के कीड़े मरते हैं। किन्हीं स्थितियों में हमें झूठ भी बोलना पड़ता है। इस प्रकार हमारे तमाम प्रयासों के बाद भी, जीवनक्रम ऐसा बनता है कि उसमें कृष्ण कर्म करने ही पड़ जाते हैं।

परन्तु योगी के कर्म इनमें से किसी भी श्रेणी में नहीं आते। इस सूत्र में योगी के कर्मों को अशुक्ला कृष्ण कर्मों की संज्ञा दी गई है जिसका अर्थ है कि योगी के कर्म न तो शुक्ला कर्म होते हैं, न कृष्ण कर्म। इस प्रकार योगी ब्रह्मांडीय प्रकृति के तीनों आधारभूत गुणों से ऊपर होते हैं।

यह पहले बताया जा चुका है कि कैवल्य पद की अवस्था में पहुँच जाने के बाद योगी इस भव-संसार के कर्मों में लिप्त नहीं होता। उसमें विद्यमान पुरुष तत्त्व प्रकृति से भिन्न रहता है और कर्म-फल के बन्धन से ग्रस्त नहीं होता। कैवल्य की अवस्था में पुरुष प्रकृति से सर्वथा पृथक् होता है। पुरुष निष्क्रिय हो जाता है क्योंकि कर्म के साधन-प्रकृति से दूर रहने के कारण वह कर्म-सक्रिय नहीं हो सकता।

ततस्तद्विपाकानुगुणानामेवाभिव्यक्तिर्वासनानाम् ॥8॥

उपरिवर्णित तीन प्रकार के कर्मों से उनके परिणाम तथा कर्म-फल का अनुभव (वासना) प्रकट होता है।

पूर्ववर्ती सूत्र में वर्णित तीन प्रकार के कर्मों में पुण्य कर्म, पाप कर्म और दोनों का मिश्रित रूप सामने आते हैं। इन कर्मों के कारण हम संस्कार अर्जित करते हैं और अच्छे या

बुरे संस्कारों के कारण सुख और दुःखों को भोगना पड़ता है। संस्कारों के कारण सुख-दुःख के अनुभव को वासना कहते हैं।

दूसरे शब्दों में इन तीन प्रकार के कर्मों के फलस्वरूप संस्कारों और कर्मफल योग के अनुरूप आगे कर्म किए जाते हैं। इसीलिए, पूर्ववर्ती सूत्र में कहा गया है कि योगी के कर्मों में कोई गुण-धर्म नहीं होते। द्वितीय भाग के 15वें सूत्र में समानान्तर विचार दूसरे रूप में प्रस्तुत किया गया है, जिसमें कहा गया है कि अच्छे कर्मों के फलस्वरूप जो सुख प्राप्त होते हैं, वे विवेकी चित्त के लिए दुःखदायक ही हैं क्योंकि सुख प्राप्ति की अवस्था में आगे और कर्म भी करने होते हैं।

जातिदेशकालव्यवहितानामप्यानन्तर्यं स्मृतिसंस्कारयोरेकरूपत्वात् ॥9॥

स्मृति और संस्कारों के स्वरूप की एकरूपता के कारण सतत रूप से फल सामने आते हैं जिसमें श्रेणी, देश-काल आदि से कोई अन्तर नहीं पड़ता।

हमारे समस्त अनुभव स्मृति के रूप में हमारे चित्त में संचित रहते हैं। समय का लम्बा अन्तराल आ जाने, स्थान-परिवर्तन से अथवा पद-भार बदल जाने से, हम यह सोच सकते हैं कि हम कुछ अनुभवों को भूल गए हैं। किन्तु उपयुक्त अवसर आने पर, उस स्थिति जैसी कुछ बात उपस्थित होने पर या और प्रयास करने पर वे अनुभव चित्त में उभर आते हैं। इस सन्दर्भ में संस्कारों के गुण स्मृति से मिलते-जुलते हैं। समय के अन्तराल से पद-प्रतिष्ठा में परिवर्तन आने अथवा भौगोलिक दूरी हो जाने पर इनका चित्त में उभरना अवरुद्ध हो सकता है लेकिन उपयुक्त अवसर पर उपस्थित होने की स्थिति में वे (स्मृति एवं संस्कार) पुनः जाग उठते हैं और हम उन्हें अनुभव करते हैं। एक उदाहरण लें। एक जीवन में एक व्यक्ति बहुत विद्वान था, किन्तु बुरे कर्मों के कारण उसे अगला जीवन कुत्ते का मिलता है। श्वान-जीवनकाल में उसके विद्वान के संस्कार अवरुद्ध हो गए। श्वान-जीवन के बाद वह पुनः मनुष्य योनि में जन्म लेता है। इस जीवन में उसके विद्वान के संस्कार पुनः जाग जाएँगे हालाँकि उसमें एक जीवन, एक जाति और स्थान के कारण अवरोध आ गया था। जिस प्रकार हमारी स्मृति एक जीवन भर हमारे काम में आती है, उसी प्रकार संस्कार विभिन्न जीवनों में क्रियाशील होते हैं जो एक जीवन की स्मृतियों से कहीं अधिक लम्बा समय होता है।

आम तौर पर यह देखने में आता है कि बच्चे अपने ही व्यक्तित्व और दृष्टिकोणों के साथ जन्म लेते हैं। सहोदर भाई-बहनों के व्यक्तित्व और दृष्टिकोणों में बचपन से ही भिन्नता होती है। हिन्दू धर्म परम्परा में हम इस वैविध्य को संस्कारों के कारण आया मानते हैं। एक जीवन एक व्यक्ति की अस्मिता-सत्ता उसके अनुभवों और स्मृतियों पर आधारित होता है। इस प्रकार लम्बी समयावधि अनेक जीवनों में हमारी अस्मिता-सत्ता पूर्व-अर्जित संस्कारों पर आधारित होती है।

तासामनादित्वं चाशिषो नित्यत्वात् ॥10॥

ये (संस्कार) शाश्वत है क्योंकि (मानव प्राणियों में) शाश्वतता की सहज प्रवृत्ति होती है।

भाग II के नवें सूत्र में कहा गया है कि समस्त प्राणियों में जीवन के प्रति एक मोह भाव-जिजीविषा रहती है। सांख्य दर्शन के विश्लेषण से प्रकट होता है कि शाश्वत जीवन पाने की यह सहज प्रवृत्ति अहंकार के कारण उदित होती है। प्रकृति और पुरुष के संयोग से महत्, बुद्धि का उदय होता है किन्तु महत् के प्रति आसक्ति भाव नहीं होता। यह आसक्ति भाव अहंकार से उद्भूत होता है और अस्तित्व सत्ता के कारण जिजीविषा भाव आता है। छोटे से छोटे जीव में दीर्घजीवी होने की कामना रहती है और वह भी शाश्वत जीवन जीना चाहता देखा गया है।

किन्तु यह जिजीविषा वृत्ति अथवा मृत्यु के भय को 'ज्ञान' के द्वारा विजित किया जा सकता है। विवेकपूर्ण ज्ञान द्वारा जब साधक पुरुष तथा प्रकृति के भेद को हृदयंगम कर लेने पर 'कैवल्य' प्राप्त कर लेता है। सम्पूर्ण मुक्ति का अर्थ होता है—कर्मों, संस्कारों और अहंकारों से मुक्ति, इस प्रकार बार-बार जन्म लेने और मृत्यु से—आवागमन से मुक्ति अर्थात् इस भव-संसार से मोक्ष की प्राप्ति। दूसरे शब्दों में, हमारे अन्तस में विद्यमान पुरुष के अंश का परम पुरुष—सार्वभौम आत्मा अथवा ब्रह्म में लय हो जाना। यही कैवल्य पद की प्राप्ति है।

हेतुफलाश्रयालम्बनैः संगृहीतत्वादेषामभावे तद्भावः ॥11॥

जिस प्रकार ये संस्कार कारण-परिणाम, अद्यस्तर और समर्थन से संचित होते हैं, उसी प्रकार इन तत्त्वों के अभाव में संस्कारों का क्षय भी हो जाता है।

सुखों और दुखों (वासना) का मूलभूत कारण अविद्या होती है जो सांसारिक पदार्थों की नश्वर प्रकृति को समझने की अक्षमता ही है (देखिए भाग II का पाँचवाँ सूत्र)। वासना के कारण कर्म-प्रेरणा मिलती है और कर्मों का अद्यस्तर संस्कारों के रूप में संचित होता रहता है। वासना को कर्मों के फल-भोग की कामना से समर्थन प्राप्त होता है। कर्म-फल भोग की कामना अविद्या से जागती है जो अन्य संस्कारों के उदय का कारण बनती है। इन चारों—कारण, परिणाम, अद्यस्तर और समर्थन के फलस्वरूप संसार-चक्र चलने लगता है (देखिए तालिका 11)। इन चारों का क्षय हो जाने पर संस्कारों को समाप्त किया जा सकता है। मन ही वासनाओं को समर्थन प्रदान करता है जिससे नए-नए संस्कार जमते जाते हैं। मन भी यह सब अविद्या के कारण करता है। इस प्रकार अविद्या ही संसार-चक्र का आधारभूत कारण होता है। अविद्या को समाप्त कर देने पर संसार-चक्र की गति में अवरोध उत्पन्न किए जा सकते हैं।

अतीतानागतं स्वरूपतोऽस्त्यध्वभेदाद् धर्माणाम् ॥12॥

अतीत तथा भविष्य का अपना-अपना अस्तित्व और स्वरूप होता है किन्तु उनके गुण-धर्मों में भेद होता है।

जो भी अस्तित्व सत्तावान है, उसकी अपनी प्रकृति होती है और उनकी अस्तित्ववत्ता की कल्पना नहीं की जा सकती क्योंकि अस्तित्व को नष्ट करना असम्भव है। इसी प्रकार जो विद्यमान नहीं है, वह अस्तित्व सत्ता ग्रहण नहीं कर सकता। सभी विद्यमान वस्तुओं में प्रकृति के तीन गुणों—सत्त्व, रजस और तमस के कारण परिवर्तन आते हैं जो काल-क्रम से—अतीत, वर्तमान तथा भविष्य—सामने आते हैं।

संक्षेप में कहें तो विद्यमान सत्ताएँ दृश्यमान होती हैं। (पूर्ववर्ती सूत्र में कहा गया है कि संस्कारों के संचय के कारणों को समाप्त किया जा सकता है)। इसका फलितार्थ यह नहीं है कि विद्यमान वस्तु अस्मिताहीन हो सकती है अथवा दृश्यमान नहीं रह सकती।

ते व्यक्तसूक्ष्मा गुणात्मानः ॥13॥

व्यक्त और सूक्ष्म वस्तुओं (विषयों) के अपने-अपने गुण होते हैं।

पूर्ववर्ती सूत्र में रचनाकार ने अतीत और भविष्य की विद्यमानता की और उपयुक्त स्वरूप होने की चर्चा की है। इस सूत्र में रचनाकार ने इन अस्तित्ववान सत्ताओं के सन्दर्भ में प्रकृति के तीन आधारभूत गुणों की बात कही है। व्यक्त सत्ता का अर्थ है वर्तमान में विद्यमानता। सूक्ष्म वह है जो अभी तक व्यक्त नहीं है। इनके लिए कहा गया है कि व्यक्त और सूक्ष्म दोनों ही बुनियादी तीन प्रकृति गुणों से युक्त होते हैं।

परिणामैकत्वाद्वस्तुतत्त्वम् ॥14॥

वस्तुओं का एकत्व उनकी अनिवार्य प्रकृति के एकत्व का परिणाम होता है।

यदि सभी वस्तुओं की अस्तित्ववत्ता के लिए प्रकृति के तीन मूलभूत गुण कारण होते हैं तो ध्वनि या दृष्टि आदि के अपने रूपाकार का विश्लेषण कैसे किया जा सकता है? इस सम्भावित आपत्ति का उत्तर इस सूत्र में दिया गया है। यद्यपि सभी भौतिक पदार्थ तीन आधारभूत गुणों से उद्भूत होते हैं, किन्तु इन गुणों के मिश्रण का अनुपात वस्तुओं की अस्तित्व सत्ता की विविधता का कारण होता है। हर वस्तु में तीनों गुण तो होते हैं किन्तु किसी एक गुण की न्यून मात्रा या अन्य गुण की अधिक मात्रा के कारण वस्तुओं का आकार भिन्न-भिन्न होता है। सभी वस्तुओं में एकत्व भाव इसीलिए होता है क्योंकि उनमें ब्रह्मांडीय पदार्थ के तीन गुणों की एकता होती है और इनमें बराबर परिवर्तन की प्रक्रिया भी चलती रहती है जिससे वस्तुओं के रूपाकारों में विभिन्नता आती रहती है।

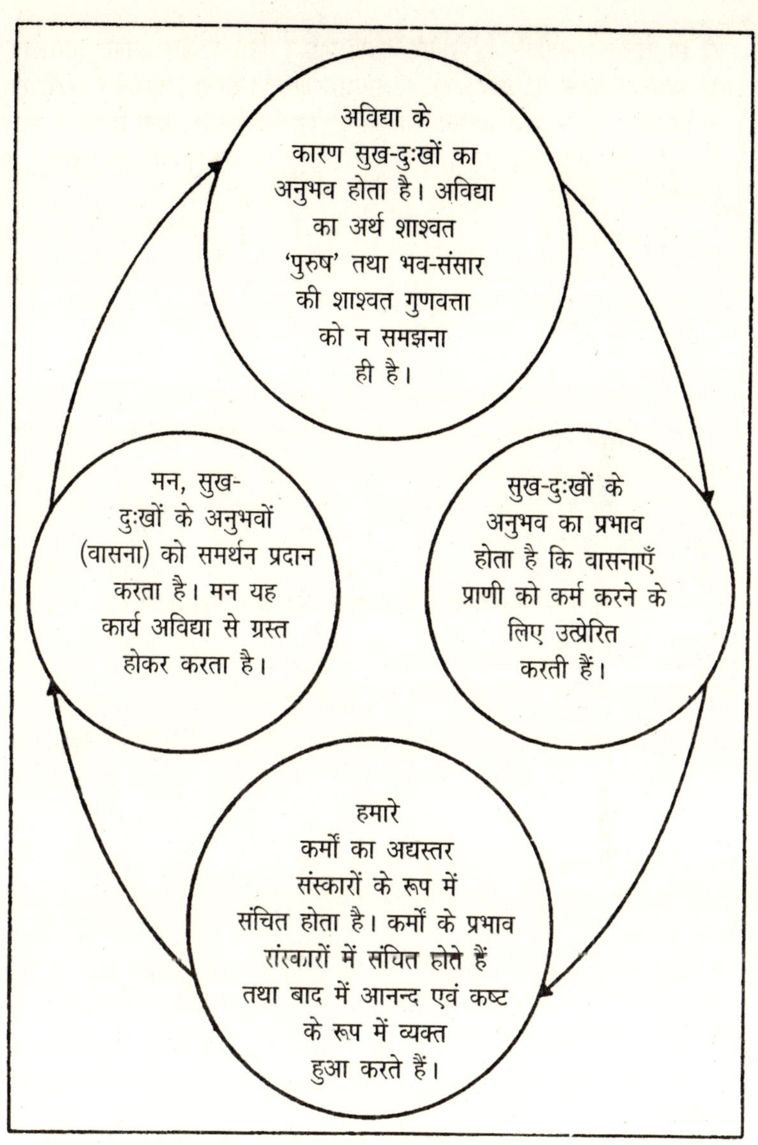

तालिका-11 : कारण, परिणाम के अद्यस्तर और समर्थन के चार तत्त्वों का रेखांकन। ये तत्त्व मिलकर वासना, संस्कारों और कर्मों का शाश्वत चक्र निर्मित करते हैं जिससे जीवात्मा जन्म-मृत्यु (संसार में आवागमन) का अन्तहीन चक्र उदित होता है।

वस्तुसाम्ये चित्तभेदात्तयोर्विभक्तः पन्थाः ॥15॥

वस्तु-साम्य में चित्त-भेद होने के कारण उनके (ज्ञान और वस्तु के) मार्ग पृथक् हैं अर्थात् वे सम्पूर्ण विभिन्न हैं।

वस्तु और मन में उनकी अवधारणा दो अलग-अलग बातें हैं। एक ही वस्तु अलग-अलग लोगों को भिन्न-भिन्न लग सकती है और उनके मन में उसके प्रति विभिन्न भावनाएँ जागती हैं। किसी वस्तु का दृष्ट रूप और उसके सम्बन्ध में विचार उसकी तात्त्विक वास्तविकता नहीं होती। ये दोनों ही देखनेवाले के मन और विचार-प्रक्रिया की भिन्नता के कारण अलग-अलग होती हैं। उदाहरण के लिए, यदि कोई शिकारी एक पशु को मार गिराता है, तो उसके मन में जीत के भाव और भूख के अनुरूप अन्य भाव भी आ सकते हैं। दूसरा व्यक्ति जो पशुओं को मारने, उन्हें कष्ट पहुँचाने से घृणा करता हो या पशु-संरक्षक हो, तो उसमें पशु के प्रति दया-भाव तथा शिकारी के प्रति वितृष्णा-भाव जागेगा। तीसरा व्यक्ति जो जीवविज्ञानी हो, उसके मन में यह जिज्ञासा-भाव जागेगा कि यह पशु किस वर्ग का है और उसकी शरीर रचना की ज्ञान-प्राप्ति के लिए वह उसकी चीरफाड़ करना चाहेगा।

न चैकचित्ततन्त्रं वस्तु तदप्रमाणकं तदा किंस्यात् ॥16॥

वस्तु की वास्तविकता एकचित्त की अवधारणा पर आधारित नहीं होती क्योंकि ऐसा होने पर वह ज्ञान के बिना कैसे ग्रहीत होगी और उस अवस्था में वह क्या होगी ?

पूर्ववर्ती सूत्र में कहा गया है कि किसी वस्तु के विषय में ज्ञान उस वस्तु की वास्तविकता से भिन्न होता है। इसी भाव को इस सूत्र में आगे बढ़ाया गया है। यहाँ यह कहा गया है कि वस्तु की अस्तित्ववत्ता, उस वस्तु के विषय में एक व्यक्ति के ज्ञान पर निर्भर नहीं होती। यदि ऐसा हो, तो उस वस्तु के विषय में संज्ञान न होने पर वह वस्तु अस्तित्वहीन हो जाएगी। इस प्रकार वस्तु की विद्यमानता, उसके संज्ञान से स्वतन्त्र होती है। उदाहरण के तौर पर, यदि हम चलते हुए रास्ते में किसी वस्तु से टकराकर गिर जाते हैं तो वह मार्ग रोकनेवाली उस वस्तु के विषय में हमारे ज्ञान का अभाव है। जिस वस्तु से टकराकर गिरे, वह विद्यमान तो थी किन्तु हमें उसका ज्ञान नहीं था। इस प्रकार किसी वस्तु की वास्तविकता, उस वस्तु-विषयक संज्ञान से स्वतन्त्र होती है।

तदुपरागापेक्षित्वाच्चित्तस्य वस्तु ज्ञाताज्ञातम् ॥17॥

कोई वस्तु चित्त के लिए उतनी ही ज्ञात या अज्ञात होती है, जितनी उसकी प्रत्यक्षता होती है—वह दृष्टव्य होती है।

जैसे चुम्बक लोहे की वस्तु को आकर्षित करता है, उसी प्रकार किसी वस्तु की ओर चित्त आकर्षित होता है। वह वस्तु ज्ञानेन्द्रियों-कर्मेन्द्रियों से ज्ञात होती है और चित्त उसका

हृदयंगम करता है। जो वस्तुएँ स्पष्ट नहीं होतीं, उनका चित्त संज्ञान नहीं लेता और वे वस्तुएँ अज्ञान ही बनी रहती हैं।

सदा ज्ञाताश्चित्तवृत्तयस्तत्प्रभोः पुरुषस्यापरिणामित्वात् ॥18॥

*चित्तवृत्ति के विक्षेप (परिवर्तन) सदैव ज्ञात होते हैं क्योंकि आत्मा और **'पुरुष'** में कोई विक्षेप नहीं होते।*

यह पहले भी बताया जा चुका है कि आत्मा पुरुष का अंश होती है और उसमें कोई परिवर्तन नहीं आते। आत्मा केवल चित्त-वृत्तियों को प्रतिबिम्बित करती है। आत्मा न किसी के प्रति आसक्ति भाव रखती है और न कोई निर्णय करती है। इस सूत्र में कहा गया है कि चित्तवृत्तियों के विक्षेप 'प्रभु पुरुष' को सदैव ज्ञात रहते हैं क्योंकि 'प्रभु पुरुष' में कोई परिवर्तन नहीं आते। यदि उसमें परिवर्तन आने लगेंगे तो चित्त-वृत्ति के विक्षेप उसे ज्ञात होना सम्भव न होगा। उस अवस्था में दो प्रकार के परिवर्तन (एक-दूसरे से स्वतन्त्र) होंगे। उदाहरण के लिए, यदि घूमते पहिए को स्थिर दर्पण में देखा जाए तो पहिए के हर मोड़ को देखा जा सकता है। यदि पहिए के साथ दर्पण भी घूमे तो उससे घूमते पहिए से सम्बन्धित जानकारी प्राप्त नहीं हो सकेगी। उस अवस्था में घूमते हुए आईने पर घूमते हुए पहिए का दृश्य-दर्शन पाना सम्भव होगा। इस सूत्र का सार यही है कि पुरुष का अंश-आत्मा—हर व्यक्ति में होती है और चित्त-वृत्ति के समान उसमें कोई परिवर्तन नहीं होते।

न तत्स्वाभासं दृश्यत्वात् ॥19॥

चित्त आत्म-प्रकाशवान नहीं होता क्योंकि उसको देखना सम्भव है।

जैसा पूर्ववर्ती सूत्र में कहा गया है, आत्मा चित्त को देखती है। इसलिए चित्त स्वयं प्रकाशवान नहीं होता वरन् वह वस्तुओं को प्रकाशित करता है। आत्मा किसी अन्य के द्वारा नहीं देखी जा सकती, इसीलिए इसे स्वयं प्रकाशवान कहते हैं। चित्त (मन) सुख-दुःख, क्रोध इत्यादि की भावनाओं से आसक्त हो जाता है। वह इन भावनाओं का दृष्टा मात्र नहीं होता। यदि मन इन भावनाओं का दृष्टा-मात्र बन जाए तो वह आत्मावत् हो जाता है, जैसी समाधि की एक अवस्था होती है।

एकसमये चोभयानवधारणम् ॥20॥

स्वयं प्रकाशवान न होने के कारण मन एक साथ ज्ञान तथा ज्ञेय के चेतना को समझ नहीं सकता।

इस सूत्र में पूर्ववर्ती विषय का आगे कथन किया गया है। संज्ञान (दृष्टा) का क्षण और 'मैं दृष्टा हूँ' इस भावना को मन एक साथ देख-समझ नहीं सकता। (आत्मज्ञान-क्षण में विषयज्ञान तथा विषयज्ञान-क्षण में आत्मज्ञानयुक्त नहीं होता है।)

चित्तान्तरदृश्ये बुद्धिबुद्धेरतिप्रसंग : स्मृतिसंकरश्च ॥21॥

चित्त चिन्तान्तर द्वारा प्रकाश्य होने से चित्त-प्रकाशक चित्त की अवस्था होती है और स्मृति-संकर भी होता है।

पूर्ववर्ती सूत्र में चित्त (मन) और आत्मा का अन्तर बताया गया है। इस सूत्र में इसी कथन को पुष्ट करने के लिए और युक्ति उपस्थित की गई है। यदि हम मन और आत्मा की एकरूपता स्वीकार कर लेते हैं तो एक चित्त में अनेक मन और ज्ञान होंगे जिससे एक मन की दृष्ट वस्तु का संज्ञान बुद्धि लेती है। इससे स्मृति-विभ्रम उपस्थित होगा। दूसरे शब्दों में, दृष्टा आत्मा नहीं होगी। वरन् अन्य चित्त एवं बुद्धि दृष्टा होंगे। पतंजलि ने इस अवधारणा को अस्वीकार कर दिया है। वे कहते हैं कि इससे एक भाव ही दूसरे भाव को प्रकाश-भासित करेगा और तब अनेक भावों की विद्यमानता आवश्यक होगी। इसी प्रकार किसी भाव-विशेष को चित्त में जागृत करने के लिए बहुत से भावों को जगाने की आवश्यकता पड़ेगी। इससे स्मृति गड्डमड्ड हो जाएगी इस प्रकार इस सूत्र में इस बात पर बल दिया गया है कि एक ही विचार एक बार स्वतः जगेगा न कि एक विचार-भाव से दूसरा विचार-भाव।

चित्तेरप्रतिसंक्रमायास्तदाकारापत्तौ स्वबुद्धिसंवेदनम् ॥22॥

पहचान की स्वबुद्धि उस समय जागृत होती है जब निर्विकार मानसिक शक्ति बुद्धि के सम्पर्क में आती है।

वस्तुओं का आत्मज्ञान तभी सम्भव होता है जब चित्त में दृष्टा रूप में एक ही वस्तु का संज्ञान हो जो परिवर्तनीय न हो और यह निर्विकार मानसिक शक्ति बुद्धि के सम्पर्क में आए। बुद्धि चित्त का सत्त्व तत्त्व होता है। यहाँ निर्विचार शब्द का प्रयोग इस अर्थ में किया गया है जब उस संज्ञान के गुणों में कोई परिवर्तन न आए। इसका अर्थ यह हुआ कि हमारा चित्त जब वस्तु के विषय में एक धारणा बनाए और वह धारणा बुद्धि के स्तर तक पहुँचे जिससे उस संज्ञान की अनुभूति हो सके।

द्रष्ट दृश्योपरक्तं चित्तं सर्वार्थम् ॥23॥

चित्त का विचार-पक्ष ज्ञाता और ज्ञेय की अनन्तता से जुड़ा होता है।

अठारहवें सूत्र में कहा गया है कि चित्त में आए परिवर्तनों को आत्मा जान रही होती है और आत्मा में कोई परिवर्तन नहीं आते। चित्त इसलिए सर्वव्यापी कहा गया कि वह दृश्य और द्रष्टा दोनों अवधारण कर सकता है। एक ओर तो मन सांसारिक वस्तुओं की ओर उसी प्रकार आकृष्ट होता है जैसा लौह वस्तु चुम्बक की ओर। दूसरी ओर चित्त के ही माध्यम से आत्मा और पुरुष की अनुभूति होती है। इसीलिए कहा जाता है कि चित्त सर्वव्यापी होता है।

तीसरे भाग के 35वें सूत्र में इस बात का उल्लेख किया जा चुका है कि चित्त का

सत्त्व तत्त्व (बुद्धि) और आत्मा (पुरुष) दो भिन्न-भिन्न तत्त्व हैं। समझाने (संज्ञान) की प्रक्रिया से आत्मा स्वतन्त्र होती है। वर्तमान सन्दर्भ में सचेतनता की अवस्था अपनी वास्तविक आत्मा (पुरुष) की अनुभूति होती है। किन्तु सचेतनता ज्ञान की अवस्था से अधिक कुछ नहीं होती। समग्र ज्ञान की सचेतनता 'पुरुष' पर आधारित होती है क्योंकि पुरुष आत्म-आभासित होता है और समस्त ज्ञान बुद्धि का कारण होता है। इस सूत्र का रेखांकनयुक्त विश्लेषण आकृति 10 में दिया गया है।

तदसंख्येयवासनामिश्चित्रमपि परार्थः संहत्यकारित्वात् ॥24॥

सुख-दुःख (वासनाओं) के नाना प्रकार के अनुभवों से ग्रस्त चित्त किसी अन्य (आत्म और पुरुष) की खातिर अस्तित्ववान होता है क्योंकि चित्त इन्हीं के सहयोग से क्रियाशील होता है।

चित्त अनेक प्रकार के असंख्य अनुभवों से गुजरता है किन्तु इन भावनाओं की अनुभूति करनेवाले चित्त का प्रधान उत्तरदायी साधन है। चित्त का आत्मा (पुरुष) से सम्बद्ध होना। (पाठकों को स्मरण रहे कि बुद्धि चित्त का सत्त्व तत्त्व होता है और यहाँ चित्त शब्द उस बुद्धितत्त्व की युक्तता का वाचक है।) इस सूत्र में कहा गया है कि चित्त आत्मा और पुरुष के हेतु अस्तित्ववान होता है क्योंकि चित्त इनके संसर्ग से ही क्रियाशील होता है। दूसरे शब्दों में कहें तो आत्मा के बिना चित्त सचेतन अनुभव प्राप्त करने में असमर्थ होता है। अस्तित्ववादी प्रमुख तत्त्व अहंकार के माध्यम से आत्मा-पुरुष तत्त्व चित्त से सम्बद्ध होता है और इनकी सम्मिलित क्रियाशीलता से अनुभवकर्त्ता का अनुभव पूर्णता प्राप्त करता है। (यह विचार आकृति 11 एवं 12 द्वारा स्पष्ट किया गया है।)

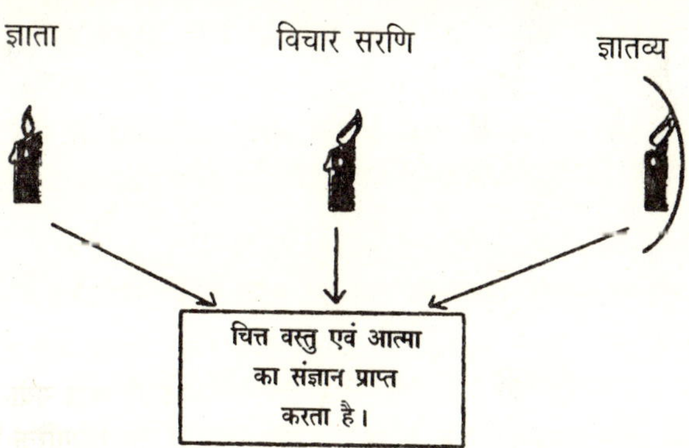

आकृति-14 : सूत्र 13 को व्याख्यायित करनेवाला रेखांकन जिसमें आत्मा, चित्त और विषय का सम्बन्ध बताया गया है।

ज्ञातव्य—वस्तु होती है; विचार सरणि के द्वारा चित्त वस्तु को देखता है और संज्ञान प्राप्त करता है आत्मा अथवा पुरुष ज्ञाता है; आत्म-प्रभासित है और उससे प्राप्त संज्ञान को सचेतन रूप से हृदयंगम करता है।

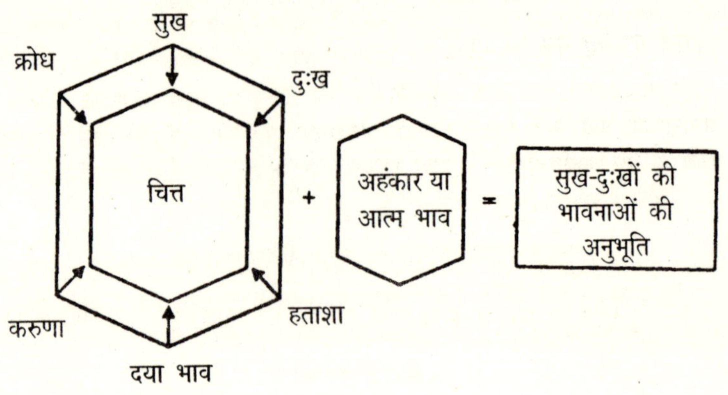

आकृति-15 : चित्त, अहंकार और आत्मा का सम्बन्ध चित्त और आत्म भाव चित्त के अनुभवों की अनुभूति करता है।

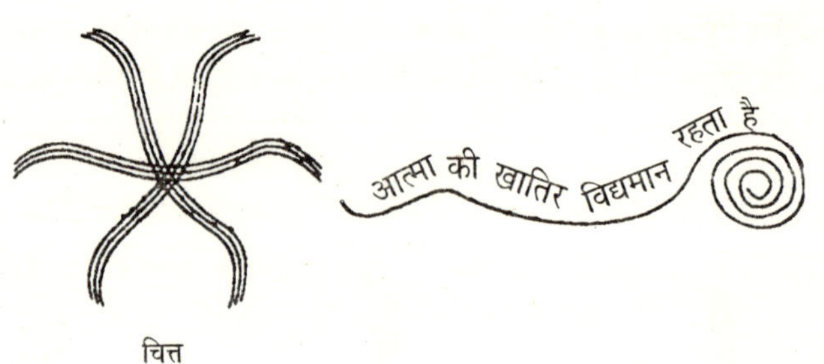

आकृति-16 : चित्त के अनुभवों की चेतना इसके आत्मा के साथ मिलन से आती है

विशेषदर्शिन आत्मभावभावनाविनिवृत्ति : ॥25॥

विशेष दर्शिन अन्तर्दृष्टिवाला व्यक्ति अहंकार (आत्म-भाव) से मुक्ति प्राप्त कर लेता है।

पुरुष एवं प्रकृति के सहयोग से तीन तत्त्वों का जन्म होता है। इनमें से एक तत्त्व है प्राणी का अस्मिता भाव। इस सूत्र में इसे ही **आत्म भाव** कहा गया है। आत्म-भाव से मुक्ति प्राप्त कर लेने पर उन तत्त्वों की परिशुद्धता को भिन्न भाव से देखता है जो अनुभूतिकर्त्ता से भी स्वतन्त्र होता है।

तदा विवेकनिम्नं कैवल्यप्राग्भारंचित्तम् ॥26॥

इसके उपरान्त मन का विचारक अंग चित्त विवेक ज्ञान की ओर झुकता है और कैवल्य की ओर बढ़ता जाता है।

जब साधक आत्म भाव से मुक्ति प्राप्त कर लेता है तो उसका मन विवेकपथ पर अग्रसर होता है और प्रकृति-पुरुष का ज्ञान होने पर कैवल्य प्राप्त करने में समर्थ होता है।

तच्छिद्रेषु प्रत्ययान्तराणि संस्कारेभ्यः ॥27॥

विवेक में रहे छिद्रों के मार्ग से संस्कारों के कारण अन्य विचार उदित हुआ करते हैं।

विवेक की प्राप्ति पर संस्कार तुरन्त नष्ट नहीं होते। वे कमजोर तो पड़ जाते हैं किन्तु समय-समय पर वे उदित होते रहते हैं।

हानमेषां क्लेशवदुक्तम् ॥28॥

इन संस्कारों के उदित होने को रोकने के लिए वही उपचार साधन करने होते हैं, जो क्लेशों के दूर करने के लिए वर्णित किए गए हैं।

पूर्ववर्ती सूत्र में बताया गया है कि विवेक प्राप्त होने पर भी संस्कारों के कारण कुछ विचार उदित होते रहते हैं। संस्कार हमें इस भव-संसार से बाँधे रखते हैं और ऐसे विचार उठने देते हैं, जो अविद्याजन्य होते हैं। इससे क्लेश उत्पन्न होते हैं। इन क्लेशों को पूर्ववर्णित विधियों से दूर करना चाहिए अर्थात् सतत् विवेकशील रहना आवश्यक होता है। शीघ्र ही संस्कारों से उत्पन्न होनेवाले विचार क्षीण हो जाते हैं और अन्ततः पूर्णरूपेण समाप्त हो जाते हैं।

प्रसंख्यानेऽप्यकुसीदस्य सर्वथा विवेकख्यातेर्धर्ममेघः समाधि ॥29॥

जब साधक की ज्ञान के आधिक्य में रुचि नहीं होती, उस समय पूर्ण विवेक की अवस्था में धर्ममेघ समाधि लग जाती है।

पूर्ववर्ती सूत्र में कहा गया है कि सभी क्लेशों (संस्कारजन्य क्लेशों सहित) से मुक्ति पाने के लिए विवेक-बुद्धि सतत् जागृत रखकर उसका प्रयोग करना चाहिए। जब साधक अपने संस्कारों से भी मुक्त हो जाता है तो उसे पूर्ण ज्ञान—प्रसंख्या—प्राप्त हो जाता है। उस चरण में साधक में यह भाव भी नहीं आना चाहिए कि उसने पूर्ण ज्ञान प्राप्त कर लिया है और उसके प्रति कोई आसक्ति होनी चाहिए। इस स्थिति में **धर्ममेघ समाधि** लग जाती है। योग-साधना का यही चरम लक्ष्य भी है।

ततः क्लेशकर्मनिवृत्तिः ॥30॥

इसके अनन्तर क्लेशों और कर्मों से निवृत्ति प्राप्त हो जाती है।

अब धर्ममेघ समाधि के परिणाम बताए गए हैं। इसमें अतीत के सभी कर्म और संस्कार

नष्ट हो जाते हैं। इस स्थिति में आने पर साधक, अन्य व्यक्तियों की भाँति संस्कारवश कर्म करने को बाध्य नहीं होता। विवेक से पूर्व संस्कार जल जाने पर साधक को कुछ करना भी होता है तो वह 'निर्माण चित्तों' से करता है। इस चरण में आने पर साधक पूर्ण स्वतन्त्र होता है और अपने शरीर से भी बँधा नहीं रहता। यदि उसे जीवित रहने के लिए शरीर धारित किए रहना होता है तो वह 'निर्माणचित्त' के आदेशानुसार कार्य कर रहा होता है।

तदा सर्वावरणमलापेतस्य ज्ञानस्यानन्त्याज्ज्ञेमल्पम् ॥31॥

इसके उपरान्त, अनन्त ज्ञानवान होने पर भी, उसकी समस्त अशुद्धियों से रहित होते हुए ज्ञाता योगी को ज्ञान लघु ही प्रतीत होता है।

क्लेश और अतीत के संस्कारों का क्षय होने पर योगी का ज्ञान अनन्त हो जाता है (वह अनन्त ज्ञान हो जाता है)। यह अनन्त ज्ञान रजस तथा तमस गुणों के नष्ट होने के कारण सम्भव होता है। ये दोनों स्वभाव में व्याकुलता और अड़ियलपन लाते हैं और मन की संज्ञान क्षमता सीमित कर देते हैं। अनन्त ज्ञान प्राप्त होने पर, योगी को ज्ञातव्य ज्ञान लघु ही प्रतीत होता है।

ततः कृतार्थानां परिणामक्रमसमाप्तिर्गुणानाम् ॥32॥

जो लोग अपने उद्देश्य की प्राप्ति कर लेते हैं, उनमें आधारभूत गुणों का क्षय हो जाता है और वे तदनुसार परिणाम प्राप्त करके कृतार्थ हो जाते हैं।

समस्त विक्षेपों (परिवर्तनों) के तीन गुण होते हैं—सत्त्व, रजस और तमस। विक्षेपों के अनन्तर सुख-दुःखों (वासनाओं) का अनुभव होता है। इन वासनाओं के कारण और कर्म फल भोग होते हैं और संस्कारों का उदय होता है। इस सूत्र में कहा गया है कि धर्ममेघ समाधि सध जाने पर तीनों गुणों का क्षय हो जाता है और वे गुण आगे कर्मों के कारक नहीं बनते।

क्षणप्रतियोगी परिणामापरान्तनिर्ग्राह्यः क्रमः ॥33॥

चित्त-वृत्ति के विक्षेपों से ही समय-परिवर्तन अन्तराल का निर्धारण होता है।

समय-क्रम अन्तराल चित्त-वृत्ति के विक्षेपों के अनुरूप आया करते हैं। कालक्रम में ही बालक, यौवन प्राप्त करता है, नया घर पुराना हो जाता है और महानतम् सभ्यताएँ अवशेषों में परिवर्तित हो जाती हैं। यदि प्रत्येक वस्तु यथावत् बनी रहे तो विकास कैसे सम्भव होगा। एक क्षण के बाद दूसरे क्षण के आने से ही ब्रह्मांड में सतत् परिवर्तनशीलता बनी रहती है।

इस सूत्र के माध्यम से पूर्व सूत्र के कथन को विश्लेषित किया गया है जिसमें कहा गया है कि आधारभूत गुणों के क्षय होने पर उनके परिणाम सामने आते हैं। इस सूत्र में समय-क्रमबद्धता को तीन गुणों के कारण आए बदलावों से जोड़ा गया है क्योंकि एक

परिवर्तन की समाप्ति पर दूसरे परिवर्तन का आरम्भ होता है। इसी प्रकार एक क्षण की समाप्ति पर दूसरे क्षण का प्रारम्भ होता है।

पुरुषार्थशून्यानां गुणानां प्रतिप्रसवः कैवल्यं स्वरूपप्रतिष्ठा वा चितिशक्तिरिति ॥34॥

पुरुषार्थशून्य गुणों का प्रलय अथवा स्वरूप प्रतिष्ठ चित्ति शक्ति कैवल्य है।

आत्मा (योगी की) विशेष के सन्दर्भ में प्रकृति के आधारभूत गुणों का लय हो जाना ही कैवल्य है। पुरुष के उद्‌देश्य से रहित कथन का यहाँ अर्थ यह है कि ये गुण उस आत्मा-विशेष या पुरुष के लिए समाप्त हो गए हैं न कि ब्रह्मांड में ही समाप्त हो गए।

बत्तीसवें सूत्र के भाष्य में बताया गया है कि आधारभूत गुण ही कारण-परिणाम को जन्म देते हैं। जब वे अपने ही कारण से लय हो जाते हैं, तो साधक में विद्यमान पुरुष प्रकृति से भिन्न हो जाते हैं। यही कैवल्य की स्थिति होती है।

पतंजलि ने 'कैवल्य' की एक अन्य परिभाषा दी है–'अपनी प्रकृति के अनुसार चित्त की शक्ति।' इससे हम भाग-1 के दूसरे-तीसरे सूत्र पर आ जाते हैं, जिसमें योग की परिभाषा दी गई है। यह विचार आकृति 8 में रेखांकन द्वारा समझाया गया है। जब चित्त-वृत्तियों में विकल्प नहीं रहते और बाह्य संसार से उसकी आसक्ति समाप्त हो जाती है तब यह आत्मा में, पुरुष में लीन हो जाता है।

योग सूत्रों की सार-समीक्षा

योग सूत्र में व्यक्त विचारों को पूर्णतया हृदयंगम करने के लिए यह आवश्यक है कि इसमें प्रयुक्त शब्दावली और प्रमुख विचारधाराओं को पाठक जान-समझ लें। योग सूत्र के 195 सूत्र और उसके भाष्य को जिसके कारण इतनी बड़ी पोथी बन गई है, पाठक अलग-अलग तो समझ ही सके, साथ ही योगसूत्र को समग्रता से भी हृदयंगम किया जा सके। इसकी वास्तविक समझ तभी पाठक को आ सकती है, जब वह इसमें व्यक्त अवधारणाओं को भलीभाँति समझ सकें और उन्हें न्यूनतम शब्दों में व्यक्त कर सकें। इसके साथ ही यह भी महत्त्वपूर्ण है कि पाठक व्यापक विस्तार से भ्रमित न हो और उसके शब्द-जाल में ही फँसकर न रह जाए।

शब्दावली की समीक्षा

निर्गुण पुरुष अनादि-अनन्त है जबकि **प्रकृति** त्रिगुणात्मक है। इन दो प्रधान ऊर्जाओं के योग से ही ब्रह्मांड का सृजन होता है। इस योग से विवेक-बुद्धि, वैयक्तिक अस्मिता भाव और (मन की) सोचने की शक्ति जन्म लेती है। सोचने की शक्ति और विवेकबुद्धि के संयोग से प्राणी के लिए ब्रह्मांड वास्तविकता बनता है। वैयक्तिक सत्ता, 'मैं-मेरा' भाव (अहंकार) के कारण ब्रह्मांड को एक अस्तित्व सत्ता देती है। यही पंच महाभूतों और पंच सूक्ष्म तत्त्वों को पाँच कर्मेन्द्रियों और पाँच ज्ञानेन्द्रियों के द्वारा पहचान कराके अस्तित्वगत बनाता है।

जब तक हम विद्यमान होते हैं, प्रकृति के तीन गुणों—सत्त्व, रजस और तमस के कारण कर्म करने को बाध्य होते हैं। हमारे कर्म हमें भव संसार के आवागमन से आबद्ध करते हैं क्योंकि एक जीवन के कर्मों की छाप, यह निर्धारित करती है कि हमारा आगे का जीवन—जन्म—अच्छा होगा या बुरा और दीर्घ होगा अथवा अल्प। इस प्रकार हम जीवन-मरण के दुश्चक्र में फँस जाते हैं।

सांख्य दर्शन के अनुसार स्वयं को भव-संसार से मुक्त करने के लिए प्रकृति और पुरुष की प्रधान ऊर्जाओं का भेद समझ लेना चाहिए और अपनी व्यक्तिसत्ता में इनका अन्तर जान लेना चाहिए। इस उद्‌देश्य की प्राप्ति के लिए—संसार से मुक्ति पाकर शाश्वत मुक्ति पाने के लिए—अनेक विधियाँ योगसूत्र में बताई गई हैं।

योगसूत्र के अनुसार शाश्वतमुक्ति **कैवल्य** की अवस्था प्राप्त करने से ही सम्भव है। कैवल्य में अपनी आत्मा को--जो **पुरुष** का अंश होती है, शरीर से, जो प्रकृति का अंग होता है, पृथक कर दिया जाए। आत्मा ही अविनाशी है, और प्राणी का वास्तविक सत् है और शाश्वत तत्त्व होती है। प्राणी का भौतिक शरीर (मन सहित) अल्पजीवी होता है, सतत परिवर्तनशील होता है और आत्मा की शक्ति के बिना नष्ट हो जाता है। किन्तु **अविद्या** के कारण भौतिक शरीर को शाश्वत और अपनी वास्तविक अस्तित्व-सत्ता समझ लिया जाता है। आत्मा और शरीर के सहयोग के कारण सांसारिक वस्तुओं का दृश्य इन्द्रियों द्वारा देखना सम्भव होता है और मन इनका संज्ञान लेता है। निर्गुण आत्मा सबकुछ की निष्क्रिय दृष्टा होती है। वह संज्ञान प्रक्रिया से प्रत्यक्षतः सम्बद्ध नहीं होती, लेकिन समस्त सचेतनता आत्मा के कारण ही सम्भव होती है। **योग** का लक्ष्य आत्मा को सबसे विलग करना होता है। इसके लिए **अविद्या** का नाश करना और अपने मूल अस्तित्व आत्मा–को समझना जानना होता है। अविद्या शरीर को ही अपना सच्चा अस्तित्व समझने को कहते हैं। अष्टांग योग के माध्यम से **प्रज्ञा** की प्राप्ति की जाती है जो हमारे अन्तस में भासवान अवस्था उत्पन्न करती है और इससे संस्कार समाधि साधना सम्भव होती है। ये **संस्कार** उन संस्कारों को क्षय कर देते हैं जो पूर्व जन्मों से आत्मा से लिपटे रहते हैं और हमें और कर्म करने की ओर धकेलते हैं और अधिक ध्यान-समाधि लगाने से वे संस्कार भी क्षीण हो जाते हैं जो समाधि के कारण जन्म लेते हैं। समस्त संस्कारों का क्षय हो जाने के उपरान्त, आत्मा अन्ततः अपनी ही प्रकृति में निवास करती है। **कैवल्य** यानि आत्मा को शरीर और संसार के बन्धनों से अलग करने की अवस्था प्राप्त करने पर आत्मा, जो पुरुष का अंश होती है, पुनः जन्म नहीं लेती और सार्वभौम आत्मा या पुरुष में लय हो जाती है। इस प्रकार प्राणी अनश्वरता प्राप्त कर लेता है और भौतिक संसार से पूर्णतया मुक्त हो जाता है।

ऊपर योग-सूत्रों का सार-संक्षेप दिया गया है। अब योग-सूत्र में प्रयोग की गई शब्दावली को विश्लेषणपूर्वक समझने का प्रयास किया जाएगा।

योगसूत्रों में 'मन' और 'चित्त' शब्दों का प्रयोग किया गया है। 'मन' शब्द का प्रयोग व्यापक अर्थ में किया गया है जिसमें 'मन' के सभी कार्य-व्यापार सम्मिलित हैं। मन में विचारों की श्रृंखला चलती रहती है। एक के बाद दूसरा विचार ऐसे आता है जैसे सागर की लहरें, मन कभी स्थिरतायुक्त नहीं होता। 'चित्त' शब्द वस्तुतः मन की विचार-प्रक्रिया का वाचक है। प्रयोग में मन और चित्त शब्दों को समानार्थी के रूप में प्रयोग किया जाता है। मन की विचार-प्रक्रिया को 'चित्त-वृत्ति' कहा गया है। मन 'चित्त-वृत्तियों' से अधिक कार्य-व्यापार का वाचक है।

सांख्य के पुरुष और वेदों के ब्रह्म के लिए योगसूत्र में अन्य शब्दों का प्रयोग किया गया है यथा 'परम पुरुष', 'पुरुष-विशेष' और 'तत्'। हमारी आत्मा को जो पुरुष का एक अंश ही है और हमें सचेतनता प्रदान करती है, पतंजलि ने अन्य संज्ञाओं से भी व्यक्त किया है, यथा–'द्रष्टा', 'प्रभु', 'पुरुष', 'आत्मा', 'दृष्यात्मा' और 'स्व'। आत्मा के

लिए 'द्रष्टा' शब्द का प्रयोग इसलिए किया गया है कि वह 'निष्क्रिय या निस्संग द्रष्टा' है। यहाँ 'द्रष्टा' दर्शक के रूप में नहीं है जो दृश्य के प्रति आसक्तिवान है। 'बाह्य संसार' को पतंजलि ने 'दृश्य' कहा है जबकि आत्मा दृष्टा होकर भी दृश्य का संज्ञान लेती है। इसीलिए 'आत्म प्रसाद' की भी बात कही गई है। 'स्वशक्ति' और 'स्वंतशक्ति' भी आत्मशक्ति के लिए प्रयोग किया जाता है।

'प्रकृति' शब्द पुरुष की अपेक्षा अधिक जटिल है क्योंकि उसकी अभिव्यक्ति विविधतापूर्ण है और तीन गुणों के कारण सतत परिवर्तनशील है। प्रकृति को जब 'अनात्मा' कहा गया है, तब वह इन्द्रियों तथा इन्द्रियों के विषय का सूचक है। इन्द्रियों में कर्मेन्द्रियाँ भी हैं और ज्ञानेन्द्रियाँ भी। व्यक्ति के कर्त्ता भाव के कारण 'मैं' और 'मेरी' की भावना जन्म लेती है।

योगसूत्र में 'अविद्या' शब्द विशिष्ट सन्दर्भ में प्रयोग किया गया है। 'विद्या' ज्ञान का वाचक है। यहाँ 'अविद्या' शब्द ब्रह्मांड की परम वास्तविकता के अज्ञान को ध्वनित करता है। ब्रह्मांड में कुछ भी स्थिर नहीं है, सबकुछ प्रतिक्षण बदलता रहता है। प्राणी का जीवन अल्पजीवी है और जीवनकाल में सबकुछ अनिश्चित और भविष्यदर्शिताहीन है। प्राणी हर चीज से चिपका रहता है, अन्य लोगों से प्रेम करता है और सोचता है कि वह सब सदैव विद्यमान रहेगा। लेकिन प्रियजन अकस्मात् काल के ग्रास होते हैं, भवन भूकम्प आदि से नष्ट हो जाते हैं और जीवन का अन्त हो जाता है। जीवन के सुख भी सदा रहनेवाले नहीं हैं और अन्ततः दुःख के कारण बनते हैं। इसीलिए पतंजलि ने कहा है, 'दुःखमेव सर्वम् विवेकिनः।' (ज्ञानी के लिए सबकुछ दुःखमय है।)

ज्ञानी जन के लिए आत्मा ही शाश्वत है और अन्य सबकुछ नश्वर है। जब ज्ञानी विद्या से मुक्त हो जाता है तो उन क्लेशों से भी बच जाता है जो अहंभाव, इच्छाओं, वितृष्णाओं, आसक्तियों तथा अन्य कारणों से जन्म लेते हैं। सत्ता-सत्य, समस्त भौतिकताओं से आसक्ति, कामनाएँ आदि ज्ञान होने में निरर्थक हो जाते हैं क्योंकि वह समझ लेता है कि सांसारिक वस्तुओं के पीछे दौड़ना व्यर्थ है क्योंकि किसी वस्तु या व्यक्ति को सदा के लिए अपनाया नहीं जा सकता।

अष्टांग योग से साधना से विवेक जागृत होता है जिससे सचेतन प्राणी पुरुष और प्रकृति में विभेद कर पाता है। प्रज्ञा के माध्यम से प्राणी अपनी आत्मा को अपने भौतिक अस्तित्व से पृथक् पहचान पाता है। प्रज्ञावान होने पर साधक संसार को प्रकृति-पुरुष के संयोग से सतत परिवर्तनशील देखता है। ऐसे साधक को संसार की घटनाएँ, हानि-लाभ, सुख-दुःख, प्रेम-घृणा आदि छू भी नहीं पाते और वह सांसारिक घटनाओं से अछूता ही रहता है। योगी का मन पारदर्शी हो जाता है, वह अपनी प्रकृति में निवास करता है और इस प्रकार सांसारिक भावनाओं से ऊपर उठ जाता है।

पहले के संस्कार जल जाने और साधना जन्म संस्कारों के क्षय हो जाने पर योगी अन्ततः कैवल्य पद की प्राप्ति कर लेता है। 'केवल' शब्द से उद्भूत 'कैवल्य' का अर्थ है सतत एकाकीपन। वर्तमान सन्दर्भ में 'कैवल्य' का अर्थ है केवल 'पुरुष' की

उपस्थिति। 'पुरुष' का जो अंश हममें से प्रत्येक के हृदय में विराजमान होता है वह। शरीरधारी होने के कारण 'जीव' कहलाता है। जब प्राणी प्रकृति के बन्धनों से मुक्त हो जाता है, तो वह सार्वभौम ऊर्जा पुरुष—में लय हो जाता है। कर्म और संस्कार पुनर्जन्म का कारण हैं। 'कैवल्य' की अवस्था तभी प्राप्त होती है जब सभी कर्म एवं संस्कार क्षीण हो जाते हैं। इसी अवस्था में आत्मा प्रकृति के बन्धनों से मुक्त होती है।

कुछ विद्वान विचारक योग और सांख्य को समान स्तर पर रखते हैं और मानते हैं कि योग ईश्वरवादी है और परमप्रभु की सत्ता स्वीकार करता है। योगसूत्रों के गहन अध्ययन से स्पष्ट है कि योग में ऐसी अनेक विधियों का वर्णन है, जिससे सांख्य द्वारा चरम लक्ष्य प्राप्त किया जा सके। श्रीमद्भगवद गीता के समान योगसूत्रों में भी माना गया है कि उसका लक्ष्य पुरुष से एकाकार होना है किन्तु योगसूत्रों में परम लक्ष्य कैवल्य माना गया है। योग सूत्र का ईश्वर या पुरुष अशरीरी है और पतंजलि ने योग सूत्रों में कहीं नहीं कहा है कि योग का लक्ष्य परमात्मा से तदाकार होना है। इसके विपरीत योगसूत्रों में कहा गया है कि प्रत्येक जीवात्मा 'पुरुष' का अंश है और प्रकृति से पृथक् है। पतंजलि ईश्वर को पुरुष का प्रतीक मानते हैं और कैवल्य के लक्ष्य की प्राप्ति हेतु चित्त को एकाग्र करने के लिए प्रणव यानि ओम् के उच्चारण का महत्त्व बताते हैं।

योगसूत्र में किसी भी विशिष्ट विचार-दर्शन का प्रतिपादन नहीं किया गया है। इसमें ब्रह्मांड को समझने और 'संसार' से मुक्ति के तर्कसंगत साधन बताए गए हैं। मुक्ति प्राप्ति के लिए साधक की व्यक्तिगत साधना पर जोर दिया गया है जिसमें वह अपने चित्त और कर्मों पर नियन्त्रण प्राप्त कर सकें। साधक किसी श्रेष्ठ शक्ति पर आश्रित न होकर अपनी साधना में ही जुटे व्यास के भाष्य में बौद्ध धर्म की **'क्षणिकवादिन'** भावना के प्रभाव की चर्चा की गई है। बौद्ध धर्म की स्थापना और उसकी विभिन्न शाखाओं के पूर्व बुद्ध की देशनाएँ सांख्य और योग-साधना से प्रभावित थीं। बुद्ध के एक गुरु अरादा सांख्य दर्शन के विद्वान् थे। सांख्य और योग में अष्टांग योग साधना द्वारा अनुशासित जीवन बिताने की बात कही गई है। गौतमबुद्ध का 'मध्य मार्ग' इन्हीं अवधारणाओं के समीप है।

बुद्ध का विचार 'सभी कुछ दुःखमय है' इसलिए मोक्ष के हेतु साधना करें, योगसूत्र 15, भाग-2 में भी यही कहा गया है। इन समानताओं के बाद भी सांख्य और बौद्ध चिन्तन में अन्तर है। बुद्ध ने साधना का चरम लक्ष्य **'कैवल्य'** नहीं 'निर्वाण' माना था जिसका अर्थ है ज्योतिशिखा की भाँति बुझ जाना।

बुद्ध ने एक सार्वभौम सत् की बात कही है, जबकि सांख्य और योगसूत्र में ब्रह्मांड का सृजन 'पुरुष और प्रकृति के संयोग' से माना गया है। शंकराचार्य के अद्वैत वेदान्त में आत्मा की सत्ता को स्वीकारते हुए भी एकमात्र सत्ता ब्रह्म की स्वीकार की गई है। आत्मा एक सूत्र है जिसमें विविध रसों को पिरोकर माला बनाई जाती है। दूसरा उदाहरण, अलग-अलग घटों में चन्द्रमा के अलग-अलग प्रतिबिम्बों का है। वेदान्त में

पदार्थ जगत की सत्ता न मानकर उसे 'माया' कहा गया है।

यदि हम एक ही परमशक्ति को स्वीकारें और अद्वैतवाद के अनुसार विविधताओं को नकारें तो एक व्यक्ति की साधना से सभी को लाभ होना चाहिए। उस अवस्था में जीवात्मा के कर्मों और संस्कारों और उनके परिणामों के सिद्धान्त कहाँ ठहरेंगे ? पूर्वजन्मों के कर्मों एवं संस्कारों की बात कहाँ खरी उतरेगी ? तब कोई भी कर्मों तथा संस्कारों का दायित्व नहीं लेगा और मुक्ति हेतु साधना करने का भी कोई प्रोत्साहन नहीं मिलेगा।

इस दृष्टि से वेदान्त तथा बौद्ध धर्म की अपेक्षा सांख्य तथा योगसूत्र अधिक तर्क सम्मत हैं। यह समझना महत्त्वपूर्ण है कि पतंजलि ने अष्टांग योग साधना की बात कही है, वह सूत्र पढ़ने और समझने भर से नहीं हो जाएगी वरन् प्रतिदिन अभ्यास करने से होती है। पतंजलि के इस 'राज योग' में मन पर नियन्त्रण होना चाहिए। इस पहले चरण की सफलता के लिए साधक को वर्षों साधना करनी पड़ती है।

पिछले बीस वर्षों में 'योग' की चर्चा बहुत फैली है। योग का अर्थ लोग अपनी-अपनी समझ से अलग-अलग निकालते हैं। पश्चिमी जगत में योग, आसनों के साथ रहस्य भावना जोड़कर अभ्यास करते हैं। वहाँ ऐसे वर्ग भी हैं, जो पतंजलि के योग के स्वयं को गम्भीर साधक समझते हैं। जर्मनी में, जब मैं यह पुस्तक लिख रही थी, तो मेरा परिचय ऐसे ही एक वर्ग से कराया गया। उसके एक सदस्य ने कहा कि आप हमारे केन्द्र पर आइए जहाँ मैं पतंजलि के योगसूत्र 'करता' हूँ। उसने जोर देकर कहा कि ध्यान-साधना के समय मैं वास्तव में 'योगसूत्र' करता हूँ। एक घंटे तक वे सूत्र पढ़ते थे और उनका मनन-चिन्तन करते थे।

यह सब बताने का अर्थ यही है कि पतंजलि का योग इतना सरल-सहज नहीं है और न एक घंटे प्रतिदिन साधना करने से मुक्ति सम्भव है। कठिन साधना के लिए प्रयास करने होते हैं और ये प्रयास आपको स्वयं ही करने होते हैं। एक सच्चा गुरु ही विभिन्न साधन बता सकता है जिससे सच्चा ज्ञान प्राप्त हो सके। सच्चे ज्ञान के साथ साधना मार्ग पर आपको स्वयं ही चलना पड़ता है। योग-दर्शन का गहन ज्ञान प्राप्त किए बिना, किसी का अनुकरण या अनुसरण मत कीजिए।

यदि आप योग-साधना के महान गुरु पतंजलि को समझ सके और उन्हें अपना मार्ग दर्शक बना सके, तो इस पुस्तक के लेखन का मेरा श्रम सार्थक हो सकेगा।

तृतीय खंड

आयुर्वेद के मूलभूत सिद्धान्त

आयुर्वेद प्राचीन भारत का जीवन विषयक तत्त्वज्ञान है। कुछ लोग इसे आयुर्विज्ञान कहते हैं। आयुर्वेद हमें जीवन जीने की कला सिखाता है और जब उसमें कोई बाधाएँ—जैसे मानसिक अथवा शारीरिक कष्ट, अव्यवस्था, क्लेश या रोग—होते हैं, तो वह उनका उपचार करता है और ऐसी विधियाँ बताता है, जिससे शरीर पुनः सन्तुलित हो सके और चित्त सौमनस्यपूर्ण हो सके। आयुर्वेद में वह विज्ञान भी है जिससे व्यक्ति पर वयोवृद्धता के कम से कम प्रभाव शरीर पर पड़े। जैसाकि बहुत से लोग समझते हैं, आयुर्वेद प्राचीन भारत की मात्र चिकित्सा-पद्धति ही नहीं है। यह व्यापक आयुर्विज्ञान है। यह ऐसी विधियाँ बताता है जिससे जीवन अधिक उत्साहपूर्वक, सुखी और रोग मुक्त बन सके, आनन्दपूर्वक जिया जा सके। इतना ही नहीं, हमारे मानसिक एवं आध्यात्मिक धरातल को भी उन्नत करता है। 'आयुर्' शब्द का अर्थ है जन्म और मृत्यु के बीच का समय और 'वेद' का अर्थ है ज्ञान। इस प्रकार यह ऐसा लिखित ज्ञान है जो सम्पूर्ण जीवन को प्रभावित करता है जिसमें प्राणी का शारीरिक एवं मानसिक स्वास्थ्य, पारिवारिक ढाँचा, सामाजिक स्थितियाँ, पर्यावरण और आध्यात्मिक विकास सभी कुछ समाहित है।

इस पुस्तक में वर्णित ज्ञान को पढ़ने और प्रयोग में लानेवाले व्यक्ति आधुनिक दवाओं से भी प्रभावित हो सकते हैं। इसलिए यह बहुत महत्त्वपूर्ण है कि हम इन दोनों चिकित्सा-प्रणालियों के दृष्टिकोण को समझें। आधुनिक चिकित्सा इस बात पर आधारित है कि वह ब्रह्मांडीय वास्तविकता ही महत्त्वपूर्ण है जिसे इन्द्रियों से अनुभव किया जा सकता है। यही नहीं, पदार्थ को अणु-परमाणु में विखंडित किया जा सकता है। इस प्रकार ब्रह्मांड और शरीर यान्त्रिक ढंग से चलते हैं और समय सीमान्त हैं। रोग, स्वास्थ्य और जीवन की अन्य घटनाएँ भी संयोग पर निर्भर है। इसके विपरीत आयुर्वेद की दृष्टि में ब्रह्मांड एक गतिशील और सतत परिवर्तनशील समग्रता है जिसमें हर गतिविधि का एक उद्देश्य है। इसमें समय चक्रवत् चलता है जो कारण, प्रभाव एवं परिणाम से सन्तुलित रहता है। हमारे मानव शरीर इस समूची प्रक्रिया का एक अंग है जिसमें गतिशील शरीर और मन मिलकर एक लघुतर प्रणाली के रूप में कार्य करते हैं। हमने इस अवधारणा पर इस पुस्तक के प्रथम भाग में चर्चा की थी। अब यहाँ आयुर्वेद के कुछ ठोस सिद्धान्तों और उसके व्यावहारिक पक्षों को संक्षेप में देना समीचीन रहेगा। इस

विषय में विस्तार से ज्ञान प्राप्त करने के लिए मेरी अन्य पुस्तकों को देखने की कृपा करें।[1]

आयुर्वेद का मूलभूत आधार समझने के लिए यह आवश्यक है कि सांख्य का मूल दर्शन समझ लिया जाए, जिसका वर्णन प्रथम भाग में किया गया है। आयुर्वेद का आरम्भ पंच महाभूतों से होता है जिससे ब्रह्मांड की भौतिक वास्तविकता सामने आती है। आकाश, वायु, अग्नि, जल और पृथ्वी के बीच ब्रह्मांडीय समरसता और सन्तुलन आवश्यक है। इनमें यदि असन्तुलन और परिवर्तन आता है तो संसार में आपदाएँ आती हैं। इनमें असन्तुलन का रूप तीव्र वेग से वायु-संचलन, अग्निकांड, अत्यधिक गर्मी, जलप्लावन और भूकम्प आदि को जन्म देता है।

संसार में प्रत्येक वस्तु का निर्माण पाँच तत्त्वों से हुआ है जिसमें मानव शरीर भी सम्मिलित है। सभी ब्रह्मांडीय सिद्धान्त शरीर पर भी लागू होते हैं। किन्तु शरीर में आत्मा भी होती है जो सचेतनता प्रदान करती है उससे गतिशील प्राणी बनाती है। प्रमुख क्रिया-कलाप सम्पन्न करने के लिए पाँच भूत तीन प्रमुख दोषों का निर्माण करते हैं—वात दोष आकाश और वायु से, पित्त अग्नितत्त्व से और कफ जल और पृथ्वी से बनते हैं। ये तीन ऊर्जाएँ मानसिक और शारीरिक क्रियाकलापों को संचालित करती हैं।

वात के कारण समूचा शरीर गतिशील होता है, रक्त का संचार सम्भव होता है, मल-मूत्र विसर्जन होता है, वाणी सक्रिय होती है, शरीर में सनसनाहट होती है, स्पर्श, श्रवण क्रियाएँ होती हैं, भय, चिन्ता, दुःख, उत्साह आदि की भावनाएँ उठती हैं, स्वाभाविक कामनाएँ, सम्भोग कामना, भ्रूण का निर्माण और वीर्यरक्षण सम्भव होता है।

पित्त के कारण दृष्टि, भूख, प्यास, तापमन का नियमन, कोमलता, चमक, प्रसन्नता, ज्ञान-बुद्धि और काम-शक्ति की सशक्तता सम्भव होती है।

कफ से शरीर की ठोस संरचना होती है और यह जोड़नेवाला, कठोर बनानेवाला तथा वजन, शुक्रधातु, शक्ति, सहनशीलता और अवरोध को देनेवाला होता है।

त्रिदोषों की संरचना में तनिक-तनिक से परिवर्तन के कारण एक व्यक्ति दूसरे से भिन्न होता है जिसे प्रकृति कह सकते हैं। यह अन्तर इन तीन ऊर्जाओं या दोषों के अनुपात की भिन्नता के कारण होता है। यह अन्तर किसी दोष-विशेष अथवा दो दोषों के मिश्रण में अन्तर से भी होता है। इसके कारण हर व्यक्ति एक-दूसरे से भिन्न होता और आधुनिक विचारधारा के विपरीत उनमें यान्त्रिक एकता नहीं होती। प्रकृति व्यक्ति

---

1. आयुर्वेद विषय मेरी तीन पुस्तकें सैम्युअल वाइजर, सं. रा. अमेरिका द्वारा प्रकाशित की गई है, जिनके भारतीय संस्करण भी सुलभ हैं।
   (i) आयुर्वेद फॉर लाइफ, 2000
   (ii) आयुर्वेद फॉर लाइफ, न्यूट्रीशन, सैक्सयुअल एनर्जी एंड हीलिंग, 2000
   (iii) सिक्सटीन मिनट्स टू बैटर 9-टू-5 : स्ट्रैस फ्री वर्क विद योगा एंड आयुर्वेद, 2000, पैन्ग्यूइन इंडिया, न्यू दिल्ली। (ii) और (iii) दोनों के प्रकाशक मोतीलाल, बनारसीदास हैं।

की शरीर-रचना सम्बन्धी विभिन्नता ही नहीं दर्शाती वरन् उनमें व्यक्तित्वों को भी प्रभावित करती है। आयुर्वेद के ज्ञान में किसी भी व्यक्ति के भौतिक शरीर-रचना बहुत महत्त्वपूर्ण तत्त्व होती है। नीचे मैंने इस विषय में कुछ विवरण दिए हैं। अधिक विस्तार के लिए कृपया मेरी पुस्तक 'दैनिक जीवन में आयुर्वेद' देखिए।

अच्छे स्वास्थ्य तथा दीर्घजीवन के लिए इन तीनों दोषों में प्रत्येक का सन्तुलन और अलग-अलग एक दूसरे से सन्तुलन रहना जरूरी है। यदि एक दोष में कुछ असन्तुलन है, वह गुणवत्ता, परिमाण या स्थान की दृष्टि से बदल गया है तो 'विकृति' आ जाती है और इसका परिणाम होता है अस्वस्थता। यदि उस विकृति की लम्बे समय तक उपेक्षा की जाती है तो वह रोग का रूप धारण कर लेती है।

समय, स्थान, अवस्था, आहार, भावनाएँ आदि इन दोषों पर गम्भीर प्रभाव डालते हैं। ये तीनों महत्त्वपूर्ण शक्तियाँ आपकी विचार-प्रक्रिया को भी प्रभावित करती हैं। इसलिए मन के तीन गुणों में भी सन्तुलन बनाए रखना परम महत्त्वपूर्ण है। मन का **रजस** गुण सोच-विचार, योजना बनाने और निर्णय लेने को प्रभावित करता है। **तमस** गुण क्रियाशीलता तथा मानसिक विस्तार में बाधा डालता है (लोभ, क्रोध, ईर्ष्या, प्रमाद आदि को बढ़ाता है। मन का **सत्त्व गुण**, सन्तुलन लाता है, नेकी के कामों को प्रोत्साहन देता है तथा सत्य, दया, स्थिरता और शान्ति लाता है। सत्त्व, रजस, तमस गुणों का असन्तुलन त्रिदोष के सन्तुलन को भी प्रभावित करता है जिससे मानसिक व्याधियाँ पैदा होती हैं। इसलिए अच्छे स्वास्थ्य और दीर्घायु जीवन के लिए दोनों स्तर के तीन-तीन गुणों-दोषों को मिलाकर छह स्तरीय सन्तुलन होना जरूरी है क्योंकि ये दोनों वर्ग एक-दूसरे को प्रभावित करते हैं।

व्यक्तिगत शरीर-रचना की प्रकृति

माता अपने दो बच्चों की व्यक्तिगत रुचियों-अरुचियों का अन्तर स्वयं देखती है। वह सहोदरों की खाद्य-पदार्थों की पसन्द-नापसन्द, मौसम एवं ऋतुओं के प्रति उनकी प्रतिक्रिया, औषधियों का प्रभाव, विभिन्न स्थितियों के लिए प्रतिक्रिया और व्यक्तित्व के अन्य पक्षों पर भी ध्यान देती है। आयुर्वेद के अनुसार हममें से प्रत्येक व्यक्ति की शरीर-रचना जन्म के समय से ही अलग-अलग होती है। यही हमारे शारीरिक भौतिक एवं मनोवैज्ञानिक प्रतिक्रियाओं का आधार होता है। अच्छा स्वास्थ्य और सन्तुलन बनाए रखने के लिए हर व्यक्ति की शरीर-रचना अथवा प्रकृति को ध्यान में रखना आवश्यक होता है।

किसी भी व्यक्ति की प्रकृति त्रिदोषों की प्रधानता पर निर्भर होती है। **पित्त** प्रकृतिवाले व्यक्ति में अग्नि की मात्रा अधिक होती है तथा उसे गर्मी अधिक लगती है, पसीना अधिक आता है और वह भोजन भी अधिक करता है तथा पानी भी अधिक पीता है। **वात** प्रकृति के व्यक्ति में आकाश और वायु की मात्रा अधिक होती है तथा

वे फुर्तीले और शीघ्र गतिमान होनेवाले होते हैं। **कफ** प्रकृति के लोगों में जल और पृथ्वी की मात्रा अधिक होती है तथा वे अपनी गतिविधियों में मन्द किन्तु धैर्यवान होते हैं और अन्य प्रकृतियों के लोगों की अपेक्षा अधिक सहनशील होते हैं। मिश्रित प्रकृति के लोग अलग-अलग अवसरों पर भिन्न-भिन्न रूप से प्रतिक्रिया व्यक्त करते हैं।

सात प्रकारों की प्रकृति

वात	वात-पित्त	वात-कफ
पित्त	पित्त-कफ	
कफ	समदोष	

समदोष प्रकृति के व्यक्तियों में सभी दोष समान मात्रा में होते हैं तथा वह सन्तुलन बनाए रखनेवाले व्यक्ति होते हैं।

व्यक्तियों की विविधता त्रिदोषों के अनुपात की विविधता से देखी जाती है। किसी व्यक्ति में वात दोष अन्यों से थोड़ा अधिक होता है। यह अन्तर कितना कम या अधिक है, यह प्रकृति निर्माण का एक अन्य तत्त्व होता है। संयुक्त प्रकृति के लोगों में दो दोषों का अनुपात भिन्न-भिन्न हो सकता है। इन तीन ऊर्जाओं की गुणवत्ता विभेद का एक अन्य कारण होता है। उदाहरण के लिए कुछ लोगों में बहुत ऊर्जा होती है, कार्य-क्षमता भी अधिक होती है, शरीर में उत्तम रोग-निषेधक प्रणाली होती है और कुशाग्र बुद्धि भी होती है। मूलभूत रूप से इन लोगों में तीनों ऊर्जाओं (दोषों) की गुणवत्ता उच्च स्तर की होती है। इसके बाद एक या दूसरी ऊर्जा की प्रधानता का प्रश्न आता है।

यदि हम इन तीन ऊर्जाओं को सौ के पैमाने पर रखें और उनका सात प्रकार की प्रकृतियों के लोगों से गुणा करें तो बड़ी संख्या सामने आएगी। यही नहीं, यदि हम ऊर्जाओं के प्रभाव तत्त्व का भी हिसाब करें तो वह संख्या और भी बढ़ जाएगी। मिश्रित प्रकृति के लोगों में दो ऊर्जाओं की परस्पर प्रधानता का तत्त्व भी जोड़ें तो प्रकृति के असंख्य रूप सामने आएँगे।

शरीर-प्रकृति का महत्त्व

इस ब्रह्मांड में सभी कुछ (हमारे शरीर सहित) पाँच महाभूतों से निर्मित है और सभी कुछ अन्तर सम्बन्धित है और परस्परावलम्बी है। इसी कारण से बाह्य तत्त्व हमें सतत् प्रभावित करते रहते हैं। शरीर के पंच महाभूतों में सन्तुलन बनाए रखने के लिए, हमें शरीर में विद्यमान त्रिदोषों का ज्ञान होना आवश्यक है। और इसके लिए व्यक्ति को अपनी प्रकृति का भरपूर पता होना चाहिए। यदि पित्त-प्रधान व्यक्ति पित्त प्रधान भोजन ग्रहण करता है तो उसको पित्त विकृति हो जाएगी और वह व्यक्ति अस्वस्थ हो जाएगा। इसलिए आयुर्वेद के श्रेष्ठ ज्ञान का लाभ उठाने के लिए यह अनिवार्य है कि व्यक्ति

प्रकृति से परिचित हो। आहार लेने, मौसम का सामना करने, कहाँ निवास करे और क्या उपचार करे, इसके लिए अपनी प्रकृति का ज्ञान होना चाहिए। आहार और जीवन-पद्धति सरीखी बाह्य बातों का निर्णय करने में व्यक्ति कुछ मामूली परिवर्तन करने की स्थिति में होता है। किन्तु वह अपनी आधारभूत प्रकृति को बदल नहीं सकता। यह सम्भव है कि रोग-ग्रस्त होने और दुर्घटनाग्रस्त होने की अवस्था में व्यक्ति त्रिदोषों से ग्रस्त हो सकता है, लेकिन ठीक हो जाने या रोगमुक्त हो जाने पर वह अपनी मूल प्रकृति में लौट आता है। यदि आप वात प्रकृति के व्यक्ति हैं और किसी रोग के कारण बहुत सोते हैं और आपका अंग-संचालन मन्दगति से हो सकता है; लेकिन रोगमुक्त हो जाने पर, आपकी गति अपने आप तेज हो जाएगी।

मानव की आधारभूत प्रकृति में परिवर्तन नहीं आता लेकिन जीवन की विविध स्थितियों के कारण कुछ बदलाव भले ही आ जाएँ। कल्पना करें कि पित्त-प्रधान प्रकृति का व्यक्ति जो अधीरतावाला और शीघ्र क्रोधित हो जानेवाला होता है, उसका जीवनसंगी भी यदि पित्त-प्रभाव प्रकृति का हो तो उनमें आपस में लड़ाई-झगड़ा होने की सम्भावना रहती है। दोनों ही एक-दूसरे के क्रोध का कारण बनते हैं और उससे झगड़ा बढ़ता रहता है। जीवन में आगे चलकर उनमें से एक व्यक्ति अगर कफ-प्रधान व्यक्ति के साथ रहता है तो उस व्यक्ति की धैर्य और तुष्ट-भाववृत्ति के कारण पित्त-प्रधान व्यक्ति का क्रोध भी कम हो जाएगा। दूसरे व्यक्ति को धीरजपूर्ण प्रकृति से उसे सोचने-समझने का मौका मिलेगा और उसकी प्रतिक्रिया जल्दबाजीवाली नहीं होगी।

स्वस्थ रहने तथा रोगमुक्त होने की दृष्टि से ही नहीं, वरन् व्यक्ति की प्रकृति का ज्ञान होने से एक-दूसरे को बेहतर ढंग से समझा जा सकता है और पारिवारिक जीवन में सुचारुता आ सकती है। कर्मस्थल तथा सामाजिक व्यवहार में भी बेहतर समझ से काम लेना सम्भव हो सकता है।

वात–सूक्ष्म, हल्की, सचल, शुष्क, शीतल, खुरदरी और वायु एवं आकाश तत्त्व के समान सर्व-व्यापक होती है।

↓

वात के कारण ही शरीर गतिशील होता है, मानसिक गतिविधियाँ होती हैं और रक्त-संचार होता है, श्वसन क्रिया होती है, वाणी द्वारा वार्तालाप, संवेदनशीलता, स्पर्श, श्रवण, मल-विसर्जन, भय, चिन्ता, दुख, उत्साह सरीखी भावनाएँ, प्रकृत आवेग, भ्रूण-निर्माण, सम्भोग क्रिया और वीर्य-रक्षा आदि सम्भव होती है।

वात प्रधान व्यक्ति	वात बढ़ानेवाले तत्त्व	कुपित वात के लक्षण	कुपित वात के उपचार
• चुस्ती-फुर्तीवाले, • तेजी से झपटकर गतिविधि करनेवाले, • तेजी से कार्य करनेवाले, • भय सरीखे भाव शीघ्र प्रभाव करते हैं, • जल्दी झुँझला जानेवाले • ठंडे वातावरण तथा शीत से शीघ्र प्रभावित होनेवाले, • बाल सूखे तथा नाखून खुरदरे, • रक्त-शिराएँ उभरी होना।	• उपवास-व्रत, • अत्यधिक शारीरिक श्रम करना, • ठंड लग जाना, • आलस्य-भाव, • रात को देर तक जागना, • वर्षाऋतु • वृद्धावस्था, • सन्ध्याकाल और रात्रि के अन्तिम भाग में, • अधिक पके फल और पकने के बाद • अधिक समय रखा भोजन (बासी भोजन), • चोट लगना, • रक्त-स्राव होना, • अत्यधिक काम वासना ग्रस्तता • चिन्ता • सही या आरामदायक बिस्तर का न होना • प्राकृतिक आवेगों का दमन • अपराध-बोध	• शरीर में अकड़न और पीड़ा, • मुँह का जायका ठीक न रहना और मुँह सूखा रहना, • भूख की कमी, • पेट में दर्द होना, • त्वचा रूखी रहना, • थकान, • मल का रंग काला होना, • अनिद्रा, • माथे में दर्द होना, • जी मिचलाना, • हिचकी आना, • उबासी आना, • डकारें आना, • दौरे पड़ना, • दौरे आना, • त्वचा का रंग, साफ न रहना, • पराजित मनोभाव और ढीला-ढाला व्यवहार।	• मिष्टान्न, खट्टा और गरमागरम भोजन देना • वात घटानेवाला उपचार • एनीमा लेना • मालिश करना • त्वचा को चिकनाना • पर्याप्त विश्राम एवं शयन • शान्त वातावरण • हँसमुख अवस्था

तालिका-12 : वात दोष का उद्‌भव, प्रकृति और विशिष्टताएँ

पित्त–अपने जनक महाभूत के समान पित्त-दोष भी उष्ण होता है और तीखी, खटासयुक्त, तिक्त स्वाद एवं मांसल गन्धवाला होता है।

↓

पित्त दीर्घदृष्टि, पाचन, भूख-प्यास, ऊष्मा के नियमन, नमी और त्वचा को चमक देनेवाला, प्रसन्नता, बुद्धिमत्ता और कामशक्ति प्रदान करनेवाला तत्त्व होता है।

पित्त प्रधान व्यक्ति	**पित्त बढ़ानेवाले तत्त्व**	**पित्त-विकृति के लक्षण**	**पित्त-विकृति सुधारने के उपाय**
◆ गर्मी असहनीय ◆ चेहरा रक्तिम होना ◆ अंग-प्रत्यंग कोमल ◆ मस्से, दाग़ और मुँहासे होना ◆ दमकता वाण ◆ भूख-प्यास अधिक लगना ◆ झुरियाँ जल्दी पड़ना ◆ बाल झड़ना और शीघ्र सफेद होना ◆ शरीर गन्धयुक्त होना ◆ असहिष्णु और धैर्यहीन प्रकृति होना	◆ तीखे, चटपटे और नमकीन खाद्य-पदार्थ, ◆ उदर में जलन पैदा करने वाले खाद्य एवं पेय पदार्थ, ◆ धूप सेंकना; दोपहर एवं मध्य रात्रि में खाना; बसन्त ऋतु के कारण पित्त बढ़ना ◆ युवावस्था, क्रोध के कारण पित्त बढ़ना,	◆ अत्यधिक पसीना आना ◆ शरीर में दुर्गन्ध आना ◆ अत्यधिक भूख-प्यास लगना ◆ सूजन होना ◆ त्वचा मोटी और फटनेवाली होना ◆ घमौरियाँ होना ◆ हरपीज होना ◆ शरीर में अत्यधिक गरमी होना ◆ शरीर में जलन होना ◆ सन्तोष भाव की कमी ◆ अधीरता ◆ क्रोध की अधिकता	◆ खट्टा, मीठा तीखा और शीत उपचार ◆ मालिश और उदर -रेचन-क्रिया ◆ ठंडे पानी से स्नान एवं तेल मालिश ◆ पित्त घटानेवाला भोजन लेना ◆ चित्त को शान्त रखना

तालिका-13 : पित्त-दोष का उद्भव, प्रकृति और विशिष्टताएँ

कफ–कफ का निर्माण जल और पृथ्वी (महाभूतों) से होता है और इन तत्त्वों के समान कफ कुछ नरम, कुछ ठोस, मन्द मिठासयुक्त, भारी, ठंडा, पतला शिथिल और गतिहीन होना।

↓

कफ तत्त्व से शरीर रचना में सुदृढ़ता आती है और इससे लचीलापन, मुड़ने और दृढ़ता के तत्त्व शरीर में आते हैं। इससे ही शरीर का भार बढ़ता है, काम-सम्भोग क्षमता बढ़ती है, शक्ति आती है, सहनशीलता आती है, सन्तोष-भाव आता है और लोभवृत्ति पर रोक लगाना सम्भव है।

कफ प्रधान व्यक्ति	**कफ बढ़ाने वाले तत्त्व**	**कफ-विकृति के लक्षण**	**कफ-विकृति का उपचार**
• क्रिया-कलाप, खान-पान और बातचीत में मन्दता • विलम्ब से गति-शीलता आना • अव्यवस्थित • सुदृढ़ गतिविधियाँ • देह-यष्ठि सुगठित एवं सुदृढ़ होना • भूख, प्यास और स्वेदन-क्रिया कम होना • आँखें, चेहरे की कान्ति और वर्ण साफ होना चाहिए	• नमकीन, क्षारीय भोज्य पदार्थ • तेल, चरबी और पचने में भारी भोजन • आलस्यपूर्ण जीवनशैली • व्यायाम न करना • दिवास्वप्न देखना • बचपन • प्रभात वेला • रात्रि का प्रथम प्रहर	• आलसी प्रकृति • अधिक सोना • मुँह मीठा-मीठा रहना • शरीर में भारीपन • फुरफुरी आना • जी मिचलाना • गले में खराश रहना • मूत्र, आँखों आदि में सफेदी रहना • शरीर के अंगों में विकृति होना • बदन थका-थका रहना • निष्क्रियता और चित्त में अवसाद भाव रहना	• तीखे कड़ुवे तेज, गरम और कठोर उपाय • शीत उष्णोपचार • वमन • व्यायाम • जागरण • कफ घटाने वाला भोजन करना।

तालिका-14 : कफ दोष का उद्भव, प्रकृति-विशिष्टताएँ

छह आयामी सन्तुलन

हमारी मानसिक अवस्था व्यक्ति की प्रमुख ऊर्जाओं को प्रभावित करती है। इसी अवस्था से हमारी शारीरिक और मानसिक क्रियाएँ हुआ करती हैं। यदि हम बहुत अधिक चिन्ता से ग्रस्त होते हैं या अधिक परिश्रमपूर्ण अथवा अत्यधिक मानसिक कार्य करने से थके होते हैं तो वात-विकृति के लक्षण देखने में आते हैं। यदि हमें अधिक क्रोध आता है तो उससे पित्त प्रभावित होता और हमें पित्त विकार (उदर रोग आदि) होने लगते हैं। अवसाद-भाव से कफ विकृतियाँ बढ़ती हैं, जैसे मोटापा, जी मिचलाना और मुँह में लार अधिक आना आदि।

जब त्रिदोषों में से किसी दोष में विकृति आती है तो उससे सम्बन्धित गड़बड़ी के कारण व्यक्ति की मानसिक अवस्था भी प्रभावित होती है। यदि पेट में कब्ज रहे और भरा-भरापन अनुभव होता रहे तो इससे ठीक से नींद नहीं आएगी जिससे दिमाग या तो बहुत काम करेगा अथवा निष्क्रियता छाई रहेगी। पित्त के विकार के कारण पेट में जो गड़बड़ियाँ होती हैं, उनके कारण व्यक्ति को झुँझलाहट अनुभव होगी और क्रोध भी जल्दी आएगा।

इस प्रकार यह समझना महत्त्वपूर्ण है कि आयुर्वेद में, शरीर का आधारभूत सन्तुलन बनाए रखने के लिए छह आयामी सन्तुलन बनाए रखना आवश्यक होता है। व्यक्ति त्रिदोषों के सम्बन्ध में कुछ भी करता रहे और पूर्णतः स्वस्थ भी बना रहे, इसकी कल्पना भी नहीं की जा सकती। इसके साथ-साथ प्रसन्नता और सन्तोष की भावना भी मानसिक स्तर पर बनाए रखने का भी समान महत्त्व है। हम इस निष्पत्ति पर पुस्तक के अन्तिम भाग में पुनः चर्चा करेंगे।

प्रकृति और विकृति

आयुर्वेद के सिद्धान्तों को भली-भाँति समझने के लिए इस मान्यता को समझना बहुत ही महत्त्वपूर्ण है। आयुर्वेद के अनुसार प्रकृति का तात्पर्य व्यक्ति की अपनी वैयक्तिक प्रकृति से होता है जिसमें उसका शारीरिक और मनोवैज्ञानिक व्यक्तित्व भी समाहित होता है। प्रकृत ब्रह्मांडीय सिद्धान्तों के अनुसार शरीर की प्रकृति स्वस्थ रहना है। अलग-अलग लोगों में प्रकृति विविधताओं के कारण स्वभाव-आचरण अलग-अलग होते हैं। प्रकृति के सन्तुलन पर मौसम, ऋतु, स्थान, काल (आयु दिन के समय-भाव और वर्ष का काल) भोजन, पोषण, सामाजिक जीवन, काम की स्थितियों सरीखे बाहरी तत्त्वों का प्रभाव पड़ता है। इनमें से कुछ तत्त्वों का विवरण इसमें तालिका 15 और आकृति 17 में दिया गया है जो मेरी पूर्वलिखित पुस्तक 'जीवन में आयुर्वेद' से उद्धृत किए गए हैं। हमारी प्रकृति पर विचारों, प्रतिक्रियाओं, शारीरिक मुद्राओं और जीवनयापन पद्धति सरीखे आन्तरिक तत्त्वों का भी असर पड़ता है। व्यक्ति को देश-काल के अनुसार जीवन

व्यतीत करना चाहिए और अन्य सिद्धान्तों का पालन करना चाहिए, जो आन्तरिक प्रभावों एवं मन-शरीर की आधारभूत प्रकृति के अनुरूप हो। मौसम, भावनाओं, प्राप्त पोषक तत्त्वों तथा अन्य सम्बद्ध तत्त्वों के कारण हम प्रकृति (स्वस्थ) से विकृति (अस्वास्थ्य) की अवस्था में चले जा सकते हैं। आयुर्वेद में हमें सिखाया जाता है कि हमें क्या उपाय करके विकृतियों से बचना चाहिए और पुनः स्वास्थ्य-लाभ करना चाहिए। अपने ज्ञान तथा व्यक्तिगत प्रयासों के द्वारा हम स्वयं को स्व-प्रकृति की अवस्था में ला सकते हैं।

ऋतुओं के अनुसार दोषों की प्रमुखता	
ऋतु	**त्रिदोषों में प्रमुख दोष**
वर्षा	वात
गर्मी तथा वसन्त	पित्त
शीत काल	कफ
आयु के अनुसार दोषों की प्रमुखता	
आयु	**प्रमुख दोष**
बचपन	कफ
युवा-काल	पित्त
वृद्धावस्था	वात
स्थान के अनुसार दोषों की प्रमुखता	
स्थान	**प्रमुख दोष**
जंगल	वात
रेगिस्तान	वात-पित्त
पहाड़ी क्षेत्र	वात-कफ
समुद्र तटवर्ती क्षेत्र	कफ-पित्त
मैदानी इलाके	कोई नहीं

तालिका-15 : त्रिदोष और पर्यावरण

लेकिन यदि अस्वास्थ्य की अवस्था लम्बी चलती रहे तो इससे शरीर में अधिक असन्तुलन आने लगता और कालान्तर में शरीर रोगग्रस्त हो जाता है। अतः व्यक्ति को अच्छा, स्वस्थ रहने तथा रोगों से बचने के लिए 'विकृति' की अवस्था के प्रति जागरूक रहना चाहिए, शरीर में सन्तुलन बनाए रखने के लिए और 'प्रकृति' अवस्था में रहने के सभी प्रयास करना चाहिए।

आयुर्वेद के अनुसार व्यक्ति को रोग और गड़बड़ियाँ दूर रखने के लिए सभी प्रकार के प्रयास करना चाहिए। सभी प्रयासों के बाद भी यदि स्वांस्थ्य सम्बन्धी कोई समस्या आ ही जाती है तो आयुर्वेद की त्रि-आयामी चिकित्सा से ईमानदारी से उपचार करना चाहिए। जब रोग का शमन हो जाए तो उपयुक्त औषधियों से शरीर-सन्तुलित बनाना चाहिए। इस उपचार के बाद रोगी को रस-रसायन दिए जाने चाहिए जिससे उसके शरीर में रोगों से लड़ने की क्षमता आए और शरीर ऊर्जावान् बने।

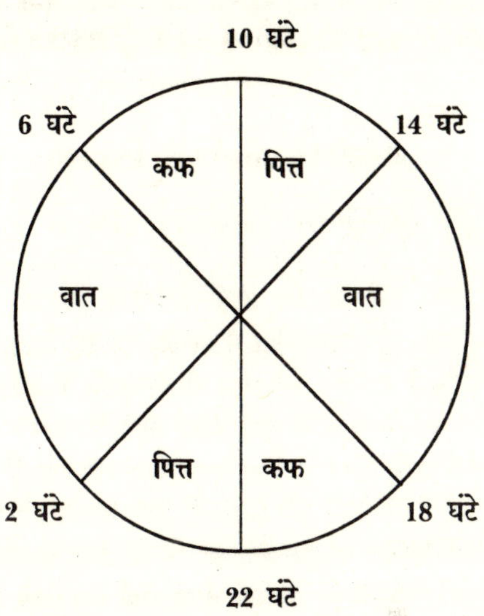

आकृति-17 : दिन के विविध भाग में दोषों की प्रधानता

आयुर्वेदिक पोषण

रोग के उपचार और रोग के आक्रमण में पोषक तत्त्वों की बड़ी महत्त्वपूर्ण भूमिका रहती है। हम देखते है कि संसार में करोड़ों लोग शरीर की आवश्यकता से अधिक खाते हैं जिससे उन्हें भोजनाधिक्य से तरह-तरह की बीमारियाँ होती हैं। इसके विपरीत, भूमंडल के दक्षिणी गोलार्द्ध में सूखा, भुखमरी, युद्ध और अकाल पड़ते हैं जिससे इस क्षेत्र के लोग आवश्यकता से कम भोजन करने के कारण रोगों से ग्रस्त होते हैं। इस प्रकार समय और जरूरत के हिसाब से पोषण व आहार रोगोपचारक भी हो सकता है और रोग लानेवाला भी। उदाहरण के लिए जब किसी व्यक्ति को अधिक परिश्रम करने अथवा अन्य कारण से अधिक पसीना निकले तथा उसकी टाँगों तथा पैरों में दर्द होता है तो पानी में नमक और नीबू और चीनी मिलाकर पीने से उसका उपचार हो जाता है। यदि किसी व्यक्ति का रक्तचाप बढ़ा हो अथवा मधुमेह हो, तो यही पदार्थ खाने से विपरीत

असर पड़ेगा। पित्त प्रकृतिवाला व्यक्ति यदि गर्मी में ठंडा दूध पीता है, तो इससे उसका इलाज होता है। यदि ठंडा दूध वही व्यक्ति सर्दियों में ले तो इससे उसे कफ विकृति होगी।

आयुर्वेद में पोषक पदार्थों का विस्तारपूर्वक वर्णन किया गया है कि इन पदार्थों का त्रिदोषों (वात, पित्त, कफ) की दृष्टि से मानव शरीर पर क्या प्रभाव पड़ेगा। पोषक तत्त्वों का आयुर्वेदीय ज्ञान होने पर व्यक्ति अपना सन्तुलन नए सिरे से स्थापित कर सकता है और अपनी प्रकृति के अनुसार चल सकता है। ये पोषक तत्त्व कुछ ऐसे हैं, जो कुछ बीमारियों को, रोगों को रोकते हैं और कुछ रोगों का इलाज करते हैं।

आयुर्वेदिक पोषण के सिद्धान्त

पोषक पदार्थों और त्रिदोषों का आधारभूत सन्तुलन

पोषक पदार्थ और शरीर दोनों ही पाँच तत्त्वों से निर्मित होते हैं। शरीर में पाँच तत्त्वों में से तीन प्रमुख ऊर्जाएँ—दोष सम्मिलित हैं जिनके माध्यम से शरीर की सभी भौतिक एवं मानसिक गतिविधियाँ सम्पन्न होती हैं। पोषक तत्त्वों में छः प्रकार के 'रस' होते हैं—जिनमें से दो-दो रस एक तत्त्व से प्राप्त किए जाते हैं। पोषक तत्त्वों के माध्यम से हम शरीर को वे तत्त्व प्रदान करते हैं, जिनसे शरीर को तीन प्रमुख ऊर्जाएँ—वात, पित्त और कफ—मिलती हैं। ये तीनों ऊर्जाएँ शरीर को लगातार मिलती रहनी चाहिए क्योंकि शरीर द्वारा किए जाने विविध कार्यकलापों में इन ऊर्जाओं का व्यय होता है।

स्वस्थ एवं सुखद जीवन-यापन के लिए तीनों दोषों—ऊर्जाओं में एक सन्तुलन बना रहना चाहिए। ऊर्जा-व्यय के अनुपात में रसों की आपूर्ति होने पर ही यह सन्तुलन बनाए रखा जा सकता है। इससे हमारे शरीरों को पाँच आधारभूत तत्त्व मिलते रहेंगे और दोषों का सन्तुलन भी बनाए रखना सम्भव होगा। हमारे शरीर में तत्त्वों के अनुरूप रसों की प्रतिक्रिया हुआ करती है। उदाहरण के लिए मिठास जल और पृथ्वी तत्त्व से उदभूत होती है और इससे शरीर में कफ बनता है। खटास, अग्नि एवं जल से उद्‌भूत होती है जिससे पित्त और कफ दोनों बनते हें। पाँचों तत्त्व अपनी विशिष्टताओं के अनुसार एक-दूसरे को सन्तुलित रखते हैं। मिठास में जल और पृथ्वी दोनों तत्त्व होते हैं। इनमें अधिकाधिक अग्नि और वात भी समाविष्ट होती हैं, जिसकी प्रकृति शुष्कतापूर्ण होती हैं।

प्रकृति, देश एवं काल के अनुरूप पोषण तत्त्व

आयुर्वेदिक पोषण के उपरोक्त वर्णन से हमें उसके आधारभूत सिद्धान्त का ज्ञान होता है। इसके अतिरिक्त अन्य आन्तरिक और बाह्य तत्त्व भी हैं, जिनका विचार भी किया जाना समीचीन होगा। प्रमुख आन्तरिक तत्त्व है वैयक्तिक प्रकृति। भिन्न-भिन्न प्रकृति

के लोगों की भोजन सम्बन्धी आवश्यकताएँ अलग-अलग होती हैं। आयुर्वेद के अनुसार जीवनयापन की अवस्था सीधी-सादी तौर पर हर व्यक्ति की अलग-अलग होती है। आयुर्वेदिक गणना के अनुसार पोषक पदार्थ ठंडे, गरम तथा समशीतोष्ण होते हैं। गरम-ठंडे के मिश्रण से उन्हें सन्तुलित रूप से गरम रखा जा सकता है। सन्तुलित ऊष्मावाले पोषण पदार्थ पचने में आराम से पचते हैं और इनसे स्वास्थ्य में सुधार होता है। बहुत गरम अथवा अति ठंडा पोषण पदार्थ तब तक नहीं ग्रहण करना चाहिए जब तक कि मसालों की सहायता से अन्य पदार्थों के साथ खाने योग्य न हो जाएँ जिससे सन्तुलित पाचन हो सके। कुछ पदार्थ आपस में अनुकूल प्रकृति के होते हैं जिन्हें खाना उचित होता है और कुछ खाने में विपरीत प्रकृति के होते हैं जिन्हें खाने से बचना चाहिए।

अन्य वर्ग के आन्तरिक तत्त्वों का उद्‍गम मन की स्थिति के अनुसार होता है। चिन्ता, भय, उत्तेजना आदि से वात दोष में असन्तुलन आ सकता है, क्रोध से पित्त में विकृति आती है और हताशा की भावना से कफ दोष असन्तुलित हो सकता है। इसलिए व्यक्ति को सन्तुलन लाने के लिए स्थिति के अनुसार पोषक पदार्थों का उपभोग करना चाहिए। यदि किसी व्यक्ति का मन हताशा से घिरा हो और वह मीठी, ठंडी, भारी तथा चिकनाईवाला भोजन करता है तो इससे उसकी मानसिक परेशानी बढ़ेगी ही। क्रोध की अवस्था में भोजन करने से पित्त सम्बन्धी समस्याएँ पैदा होती हैं। क्रोध का दमन करने के उपरान्त ठंडे पदार्थ और हल्के भोज्य पदार्थ ग्रहण करने चाहिए। मन की जिस भावुक अवस्था में वात का असन्तुलन पैदा होता है, उस समय, मीठा, गरम और सुपाच्य भोजन ग्रहण करना उपयुक्त रहता है।

दिन के समय (वेला) वर्ष की ऋतु, व्यक्ति की आयु और रहने-खाने के स्थान की भौगोलिक अवस्था के अनुसार पोषक पदार्थों का समन्वय किया जाना चाहिए। पोषक भोज्य तत्त्वों के लिए कृपया मेरी पुस्तक 'जीवन के लिए आयुर्वेद का प्रयोग; पोषक तत्त्व, काम-शक्ति और उपचार' (''आयुर्वेद फॉर लाइफ : न्यूट्रीशव, सैक्सुअल एनर्जी एंड हीलिंग') देखिए। मेरी अन्य पुस्तक 'आयुर्वेदिक फूड कल्चर एंड रेसिपीज़' (सैम्युअल वाइजर) में आयुर्वेदिक पोषणों के सभी पक्षों का सविस्तार वर्णन किया गया है।

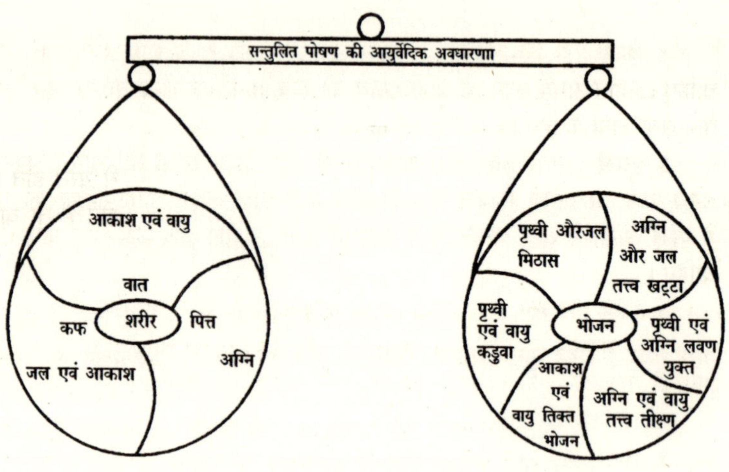

आकृति-18 : सन्तुलित पोषक आहार की आयुर्वेदिक अवधारणा

आयुर्वेद के अन्तर्गत बाह्य शुद्धिकरण और अन्तः शुद्धिकरण (पंच कर्म)

आयुर्वेद के अन्तर्गत, अच्छा स्वास्थ्य, सौन्दर्य, प्राणवत्ता और दीर्घायु पाने के लिए बाह्यशुद्धिकरण और अन्तः शुद्धिकरण दोनों ही बहुत महत्त्वपूर्ण माने गए हैं। इन प्रक्रियाओं के द्वारा शरीर की शुद्धि ही नहीं होती अपितु शरीर-संचालन सबल बनता है और उपयुक्त बना रहता है। नीचे मैंने शुद्धिकरण की विभिन्न प्रमुख प्रक्रियाओं का वर्णन किया है और आधुनिक जीवन-शैली के अनुरूप कुछ संशोधनों के सुझाव भी दिए हैं :

1. प्रातः काल में सामान्य शुद्धिकरण : सवेरे जागने के उपरान्त आधा लीटर गरम पानी पी लें और इसके बाद कुछ योग-आसन करें या टहलें।

2. मुँह, दाँत और जीभ की सफाई : दाँतों को ब्रश से साफ करने के उपरान्त जीभ को ब्रुश अथवा जीभी से साफ करें। जीभ गन्दी रहने से मुँह से दुर्गन्ध आने लगती है। जब भी आप कुछ खाएँ, तो उसके बाद मुँह को पानी से कुल्ला करके साफ कर लें। यदि यह करना तत्काल सम्भव न हो तो मुँह में इलायची अथवा लौंग डाल लें। मुँह को सुगन्धित तथा दाँतों को मजबूत करने के लिए प्रतिदिन चार-पाँच इलायचियों का प्रयोग करना ठीक रहता है।

3. नासिका-द्वार की सफाई : प्राण-ऊर्जा बिना किसी बाधा के मुक्त रूप से प्रवाहित हो सके, इसके लिए नासिका द्वार को पूरी तरह साफ रखना चाहिए। नहाते समय जोर लगाकर नाक साफ करनी चाहिए। सरसों के तेल में, दो अँगुलियों के ऊपरी पोर को डुबाकर ऊपर को श्वास खींचनी चाहिए इससे आपको छींक आ जाएगी और नासिका द्वार खुल जाएँगे।

4. कान : में निकलनेवाले चिपकने मैल को समय-समय पर साफ करते रहना चाहिए। नहाते समय कान के बाहरी भाग को खूब साफ कर लेना चाहिए और उसमें तेल लगा लेना चाहिए।

5. आँखें : सवेरे उठने के उपरान्त आँखों पर ठंडे पानी के छींटे मारने चाहिए। समय-समय पर आँखों में कोई दवा डालकर आँखें साफ करनी चाहिए। रात को सोने से पहले आँखों में शहद लगाना बहुत लाभकर होता है। यह शहद शुद्ध और साफ होना चाहिए।

6. त्वचा : साबुनों और शैम्पुओं से त्वचा शुष्क होती है, इसलिए बीच-बीच में कच्चे दूध से मुँह साफ करना ठीक रहता है। कच्चे दूध से शरीर की मालिश करके बदन को पानी से साफ कर लेना चाहिए। जब साबुन का प्रयोग करें, तो उसके पहले और नहाने के बाद तेल शरीर से लगा लेना चाहिए।

7. सिर और बाल : शैम्पुओं के लगातार प्रयोग से खोपड़ी सूखी रहती है। खोपड़ी पर पहले नारियल के तेल या तिल के तेल की मालिश करके छोड़ देनी चाहिए और कई घंटे बाद शैम्पू से सिर धोना चाहिए। बाल साफ करने के बाद नीबू और शहद को एक अनुपात दो में मिलाकर खोपड़ी की मालिश करनी चाहिए।

8. प्रसव-मार्ग : स्त्रियों को प्रसव मार्ग की सफाई किसी डूश अथवा नीम या करेले के कड़ुवे पानी से एनीमा लेना चाहिए।

आन्तरिक शुद्धि (पंच कर्म)

शास्त्रीय पंच कर्मों में गणनीय हैं :

1. वमन करना
2. रेचक औषधि लेकर दो-चार टट्टियाँ करना
3. एनीमा लेकर पेट की सफाई
4. लेप जैसा एनीमा
5. तरल एनीमा

पंचकर्म करने से पहले तैयारी के रूप में कुछ प्रक्रियाएँ करनी आवश्यक होती हैं। ये हैं :–विभिन्न प्रकार की तेल-मालिश, सिकाई (सूखी, जलीय) तथा वसायुक्त भोजन। शरीर से विषाक्त पदार्थ निकालने के लिए इन शुरुआती प्रक्रियाओं को करना जरूरी होता है। शुद्धिकरण की हर प्रक्रिया के पश्चात् उपयुक्त भोजन करना तथा देखभाल बहुत ही आवश्यक होती है।

ये पंचकर्म साल में दो बार–सर्दियों तथा गर्मियों की समाप्ति के बाद करने का परामर्श दिया जाता है। इन पंचकर्मों के उपरान्त शरीर में असन्तुलन समाप्त हो जाते हैं और व्यक्ति स्वस्थ और सशक्त बनता है। उपचार की दृष्टि से आन्तरिक शुद्धिकरण के द्वारा रोगों के अनेक कारणों को समाप्त करना सम्भव होता है। अगर औषधियों

से रोग-मुक्ति हो भी गई तो रोगों का मूल शरीर में रह जाता है। पंचकर्मों के द्वारा रोगों को समूल नष्ट करना सम्भव होता है। पंचकर्म सुयोग वैद्य की देखरेख में किया जाना चाहिए या इसकी सही विधि वैद्य से सीख लेनी चाहिए।

त्रिदोषों और पंचकर्मों के मध्य सम्बन्ध

वात-विकृतियों तथा तज्जन्य रोगों का प्रमुख उपचार एनीमा से किया जाता है। पित्त विकृतियों तथा तज्जन्य रोगों के उपचार में पेट से मल का रेचन उपयोगी रहता है। शिरोभाग की शुद्धि के माध्यम से इस भाग में होनेवाले किसी भी त्रिदोषीय रोग से मुक्ति पाई जा सकती है।

वर्ष में दो बार अर्द्धवार्षिक शुद्धिकरण से शरीर में होनेवाले त्रिदोषजन्य असन्तुलन को समाप्त किया जा सकता है और आन्तरिक असन्तुलन से होनेवाले रोगों से बचा जा सकता है। लेकिन शुद्धिकरण की प्रक्रिया ठीक एवं व्यवस्थित रूप से की जानी चाहिए। इससे शरीर रोग मुक्त तो होता ही है, साथ ही शरीर सौन्दर्य बढ़ता है और शारीरिक ऊर्जा भी बढ़ती है। यदि शुद्धिकरण प्रक्रिया पूर्व सावधानियाँ अपनाए बिना—जैसे मालिश और ठंडी-गरम सिकाई न की जाए तो इससे शरीर को हानि हो सकती है। इनके अतिरिक्त, आयु, शरीर-रचना और शरीर की विशिष्ट अवस्थाओं के अनुरूप भी अन्य सावधानियाँ बरतना आवश्यक होता है। और अधिक विवरणात्मक जानकारी प्राप्त करने के लिए मेरी आयुर्वेद एवं स्वास्थ्य सम्बन्धी अन्य पुस्तकें देखिए।

पंचकर्मों से सप्तकर्मों तक

आज के युग में वायु प्रदूषण, ध्वनि प्रदूषण, हमारे भोज्य (खाद्य) पदार्थों पर छिड़के गए विभिन्न रसायनों और अधिकांश लोगों द्वारा ली जानेवाली रासायनिक वस्तुओं के कारण जो प्राण-विकृति देखने में आती है, उसके कारण मैंने शुद्धिकरण के शास्त्रीय पंचकर्मों में दो प्रक्रियाएँ और जोड़ दी हैं। ये प्रक्रियाएँ गुर्दों और मूत्राशय की शुद्धि के लिए हैं। रक्त-शोधन के लिए एक साल में पन्द्रह दिनों तक कुछ वनस्पतीय औषधियाँ लेने से काम चल जाएगा। यह क्रिया करने से हम उन प्रदूषणों के प्रतिकूल प्रभाव से बच सकेंगे जिन्हें हम जाने-अनजाने में ग्रहण करते रहते हैं। रक्त-शोधक औषधि को पर्याप्त जल से ग्रहण करना चाहिए जिससे गुर्दों के साथ मूत्राशय की शुद्धि भी सम्भव हो। यह शुद्धिकरण प्रक्रिया यदि साल में दो बार (अर्द्धवार्षिक) तौर पर की जाए तो और अधिक लाभप्रद रहेगा।

प्रजनन अंग और वक्ष का शुद्धिकरण

आयुर्वेद के अनुसार महिलाओं को स्त्रीत्व सूचक अंगों की भी शुद्धि एवं सफाई करते रहना चाहिए। यह शुद्धि कार्य उस विशिष्ट वनस्पति के प्रयोग करके किया जाना चाहिए जो भारतीय परिवारों में सामान्य रूप से प्रयोग में लाया जाता है। यह शुद्धिकरण गर्भाधान से पूर्व, बच्चे के जन्म के उपरान्त तथा मासिक धर्म बन्द होने के दिनों में की जानी चाहिए। इस विषय में विस्तारपूर्वक जानकारी पाने के लिए मेरी पुस्तक 'महिलाओं के लिए कामसूत्र' देखने का कष्ट करें।

आयुर्वेद में रोग और उपचार

आयुर्वेद का पूर्णरूपेण सफल प्रयोग करने के लिए इस चिकित्सा-पद्धति के अन्तर्गत रोगों और उपचार के आधारभूत पक्षों को समझना अत्यन्त महत्त्वपूर्ण है। आज जब हम पाश्चात्य चिकित्सा-पद्धति (एलोपैथी) को अपनाने के अभ्यस्त बन चुके हैं, तब आयुर्वेद में रोग की प्रकृति और उनके उपचार की विधियों को सर्वथा विविध दृष्टियों से देखा जाता है। मानव शरीर को यन्त्र नहीं समझा जा सकता और रोग अकस्मात् प्रकट नहीं हो जाते। रोग अथवा अव्यवस्था शरीर में धीरे-धीरे पनपते हैं; भले ही उसका सतह पर आना कभी आकस्मिक हो, या मन्द रूप में हो।

रोगों के तीन प्रकार

रोग तीन प्रकार के होते हैं—प्रकृत, बाह्य प्रभाव से जन्मे और मनोवैज्ञानिक प्रभावों के कारण उद्भूत रोग (तालिका-16)। **प्रकृति रोग** वे होते हैं जो त्रिदोषों में असन्तुलन आने के कारण शरीर में आते हैं जैसे मधुमेह अनेक प्रकार की पीड़ाएँ और दर्द और पाचन-क्रिया सम्बन्धी अनेक तरह की गड़बड़ियाँ। शरीर की तीन प्रमुख ऊर्जाओं में, त्रुटिपूर्ण जीवन व्यतीत करने के कारण दीर्घकालीन असन्तुलन से ये रोग या कष्ट शरीर में घर करते हैं। दूसरे प्रकार के रोग बाह्य प्रभावों से जन्मते हैं जैसे प्रदूषण, विषाणु, वैक्टेरिया, वायरस, दुर्घटना आदि के कारण उद्भूत परजीवी रोग। तीसरे प्रकार के रोग मनोवैज्ञानिक होते हैं। ये रोग अपूर्ण इच्छाओं तथा अवांछित अवस्थाओं में पड़ने के कारण व्यक्ति को आक्रान्त करते हैं।

ये तीनों प्रकार के रोग परस्पर सम्बन्धित होते हैं। तीन प्रधान ऊर्जाओं में असन्तुलन आने से व्यक्ति के 'ओजस' में कमी हो जाती है। इससे व्यक्ति बाह्य विसंगतियों से प्रभावित होता है। प्रकृति विसंगतियों (रोगों) से व्यक्ति दुर्बल बनता है जिससे वह मानसिक रूप से सशक्त नहीं रह पाता। मानसिक क्षीणता के कारण व्यक्ति की सहनशीलता कम हो जाती है और झुंझलाहट होने लगती है जिससे वह असन्तोष

से भरने लगता है। इस स्थिति के कारण अधिक जटिल स्वास्थ्य समस्याएँ पैदा होती हैं। यदि व्यक्ति का अपने मन पर नियन्त्रण नहीं रहे या नियन्त्रण कम हो उठे तो उसके परिणाम भी इसी प्रकार से सामने आते हैं।

इन रोगों को रोकने के लिए आयुर्वेद का मत है कि :

(1) आयुर्वेद के सिद्धान्तों के अनुसार तीन दोषों और तीन गुणों के बीच सन्तुलन लाने के लिए हर सम्भव प्रयास किए जाने चाहिए।

(2) व्यक्ति को अपनी रोग प्रतिरोधक शक्ति और प्राणवत्ता बढ़ाए रखने के लिए रसायनों का प्रयोग करके ओजस्वी बने रहना चाहिए।

(3) व्यक्ति को छः महीने के बाद शरीर शुद्धिकरण प्रक्रियाएँ करनी चाहिए और जीवन-यापन की आयुर्वेद सफल पद्धति अपनानी चाहिए।

(4) योग साधनाओं द्वारा व्यक्ति को अपनी मानसिक गतिविधि पर नियन्त्रण रखना चाहिए और सन्तोषवृत्ति अपनानी चाहिए जिससे उसमें किसी प्रकार की मनोवैज्ञानिक विसंगति न आने पाए।

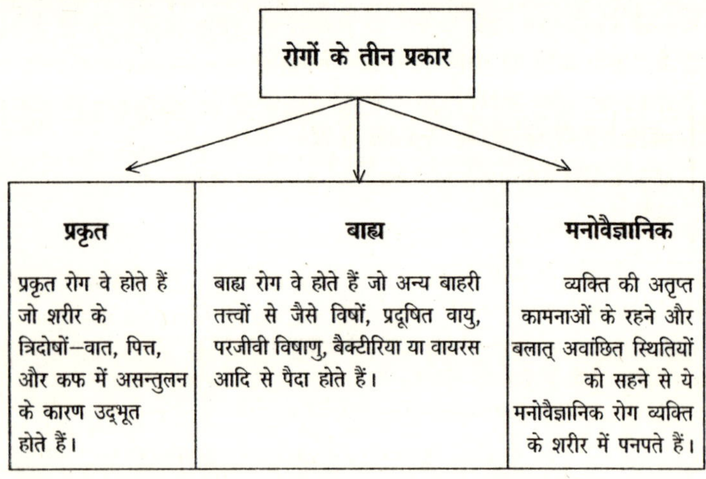

तालिका-16 : आयुर्वेद के अनुसार रोगों के तीन प्रकार

आयुर्वेद के त्रिआयामी उपचार

आयुर्वेद में रोगों के उपचार के लिए त्रिआयामी उपचार विधियाँ होती हैं। ये हैं—युक्ति युक्त, मनोवैज्ञानिक और आध्यात्मिक। इन तीनों प्रकार की उपचार विधियों का एक साथ प्रयोग करना चाहिए। हमें इन तीनों विधियों का उपयोग अच्छा स्वास्थ्य बनाए रखने, छोटी-मोटी बीमारियाँ हटाने और रोग आक्रमण ही न कर पाएँ, इसलिए सावधानी के तौर पर उपचार करना चाहिए।

इस त्रिआयामी उपचार विधि को आगे तालिका रूप में दिया गया है :

युक्ताहार-विहार उपचार

इस उपचार-विधि में सही प्रकार का भोजन, दवाइयाँ, उपयुक्त विश्राम, बाह्याभ्यन्तर शुद्धि, मालिश, सुगन्ध द्रव्य लगाना, उपयुक्त शारीरिक व्यायाम, स्वास्थ्य-लाभ हेतु अनुकूल वातावरण, जलवायु-परिवर्तन आदि सम्मिलित होते हैं।

मनोवैज्ञानिक उपचार

इस उपचार में स्वास्थ्य लाभ हेतु मानसिक प्रयास और शक्ति का उपयोग। इसमें यह विचारा जाता है कि रोग के उद्‌भव का कारण क्या था और वह कैसे बढ़ा। इसे समाप्त करने के लिए मानसिक शक्ति का प्रयोग करना। यदि रोगी अति दुर्बल हो तो मानसिक सहायता चिकित्सक अथवा अन्य विश्वसनीय व्यक्ति करे। स्वस्थ रहने के लिए हमें अपनी मानसिक ऊर्जा का प्रयोग करना उचित होगा।

आध्यात्मिक उपचार

इस उपचार के अंग हैं—मन्त्र का जाप, माला तथा रत्न धारण करना, पुण्य कर्म करना, दान देना, पूजा-पाठ करना, धार्मिक आचरण करना, तीर्थ यात्रा आदि करना। रुद्राक्ष आदि की माला तथा रत्न धारण करना क्योंकि इनमें गुप्त दैवीय ऊर्जा होती है। जो मानव तन की सूक्ष्म ऊर्जा को प्रभावित करती है। ये चीजें तीर्थ स्थानों या साधक लोगों से प्राप्त की जाती हैं जो इन्हें मन्त्र-पूत करके देते हैं। प्रार्थना, पूजा-पाठ और तीर्थयात्राओं से मानव चेतना भौतिक जगत से परे की दैवीय शक्ति को अंगीकार करती है जिससे असीम, अनादि, अनन्त से एक सम्पर्क-सूत्र जुड़ सके।

तालिका-17 : आयुर्वेद के त्रिआयामी उपचार

प्राकृतिक वेग-संवेग और स्वास्थ्य से उसका सम्बन्ध

आयुर्वेद के अनुसार मानव के प्राकृतिक वेग-संवेग दो प्रकार के होते हैं—दमनीय और अदमनीय। अदमनीय संवेग वे होते हैं जो सहज जैविकीय वेग होते हैं (जैसे मल-मूत्र विसर्जन) यदि इन वेगों का दमन किया जाता है तो शरीर में अस्थायी कष्ट हो जाते हैं और इनसे मुक्ति पाने के लिए उपयुक्त उपचार करने होते हैं। दमनीय संवेग मानसिक होते हैं और मानसिक अनुशासन का विकास करके इन वेगों का दमन किया सकता है। यदि इनका दमन नहीं किया जाता है तो इससे मानसिक अशान्ति उत्पन्न होती है और उससे अन्ततः स्वास्थ्य खराब होता है और शारीरिक एवं मानसिक उपद्रव सामने आते हैं। नीचे की तालिका में इसका विवरण दिया गया है :

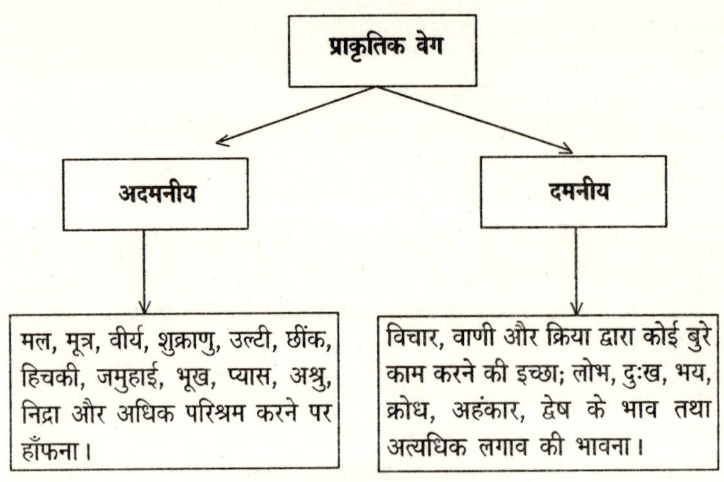

तालिका : 18 प्राकृतिक वेग-संवेग और स्वास्थ्य

यह तो आयुर्वेद के सिद्धान्तों की संक्षिप्त चर्चा है। इन पृष्ठों पर न तो आयुर्वेद सम्मत जीवन का दिशा-निर्देश किया गया है और न सविस्तार विषय वर्णन ही है। इसी से मैंने अपनी विविध पुस्तकों को आगे अध्ययन हेतु सन्दर्भित किया है। पंचकर्मों के विषय में अनेक पुस्तकें उपलब्ध हैं। गम्भीर रोगों का उपचार करने के लिए अति अनुभवी वैद्य का मार्गदर्शन आवश्यक होता है। सामान्य शुद्धिकरण प्रक्रिया आप स्वयं करना सीख सकते हैं। यदि आप अपना जीवन आयुर्वेदिक पद्धति के अनुसार चलाना चाहते हैं तो यह आवश्यक है कि आप पुस्तकों तथा ज्ञानी व्यक्ति से अधिकाधिक ज्ञान प्राप्त करके तब आगे बढ़ें।

चतुर्थ खंड

योग और आयुर्वेद का एकीकरण

जब 1992 में आयुर्वेद पर मेरी पहली पुस्तक प्रकाशित हुई तो बहुत से लोग आयुर्वेदीय जीवन-पद्धति में योग के साधनाभ्यासों के महत्त्व को जानकर काफी आश्चर्यचकित हुए थे। आज की जीवनदृष्टि में समग्रता आज के समय में समग्रतावादी जीवन दृष्टि के स्थान पर पृथकतावादी जीवन दृष्टि को महत्त्व देना उचित होगा। समग्रतावादी दृष्टि में भिन्न-भिन्न पद्धतियों को अलग-अलग करके देखना सम्भव नहीं होता। ब्रह्मांड में सभी कुछ एक-दूसरे से सम्बद्ध है, एक-दूसरे पर अवलम्बित है और एक-दूसरे से जुड़ा हुआ है। हमारा अस्तित्व भी इस विराट महत् का एक अंश मात्र है। हम जो भी व्यवस्था बनाएँ, वह हमारी अस्तित्व-सत्ता (शरीर, मन और आत्मा) के अंगी रूप ब्रह्मांड के साथ लयबद्ध होनी चाहिए। मैं इस कथन का विवरण उस भारतीय सांस्कृतिक परम्परा के सन्दर्भ में आगे प्रस्तुत करूँगी जिसका आयुर्वेद एक अंग है। आयुर्वेद आरोग्यपूर्ण दीर्घ और सुखी जीवन प्राप्त करने का साधन है। इसके मूल सिद्धान्त ब्रह्मांड के पंच महाभूतों के सन्तुलित और लयबद्ध होने पर आधारित हैं। इससे ध्वनित होता है कि नीरोग जीवन के लिए व्यक्ति को देश और काल की अवस्थाओं के साथ लय-संगत होना चाहिए। नगरों और आवासों (घरों) की डिजाइनिंग को वास्तुशास्त्र कहा जाता है। देश-काल की अवस्थाओं से लय संगत होने के लिए मानव एक ऐसे आवास (घर) में रहे जिसकी डिजाइनिंग ब्रह्मांडीय सिद्धान्तों के अनुरूप की गई हो। जो घर ब्रह्मांडीय ऊर्जा के साथ लयबद्ध रूप में बने नहीं होते, उनमें रहनेवाले लोगों की लय-संगति ब्रह्मांडीय ऊर्जा के साथ कैसे जुड़ सकती है?

अपने भोजन के माध्यम से हम लगातार अपने शरीर को पंच महाभूत पहुँचाते रहते हैं। इन महाभूतों से शरीर के शारीरिक और मानसिक कार्यों को सम्पन्न करनेवाली तीन प्राणवान् ऊर्जाएँ गतिशील होती हैं। हमारा भोजन पंच महाभूतों (आकाश, वायु, अग्नि, जल और पृथ्वी) को सीधे ब्रह्मांडीय ऊर्जा से प्राप्त करता है। आज की विकसित (?) खाद्य प्रौद्योगिकी से जब हम रासायनिक खादों तथा ऐसे ही अन्य साधनों से अन्न उगाते हैं तो स्वभावतः उस अन्न से वह प्राणवत्ता नहीं होती जो हमारे शरीरों के लिए पूर्णतः अनुकूल हो। इससे हमारे शरीरों में बहुत से विकृतियाँ और विसंगतियाँ आ जाती हैं। इसलिए हमें कृषि व्यवस्था का विकास भी मूलभूत ब्रह्मांडीय सिद्धान्तों के अनुरूप करना होगा।

अनादिकाल से यह बात सर्वविदित चली आ रही है कि हमारी जीवन-चर्या, चिन्तन-पद्धति और आचार-व्यवहार का हमारे स्वास्थ्य पर सीधा प्रभाव पड़ता है। जब हम शान्त चित्त होंगे और मन में विचारोद्वेलन नहीं होंगे तो हम रोग से मुक्ति भी शीघ्र प्राप्त कर सकते हैं। यूनानी लोगों ने स्वास्थ्य लाभ के बड़े-बड़े केन्द्रों के पास नाट्य-संगीत और अन्य कलाओं की भी व्यवस्था की थी। ललित कलाओं का मानव चित्त पर सीधा प्रभाव पड़ता है। कला का रसास्वादन करने के महान दर्शन को आयुर्वेद के 'रस-सिद्धान्त' से ही ग्रहण किया गया है। हमारा शरीर पंच महाभूतों से निर्मित है। इसी प्रकार हमारे भोजन के रस भी पाँच हैं। यदि हम सभी रसों से युक्त भोजन नहीं करते तो हम अपने शरीर के पंचभूतों में असन्तुलन पैदा करते हैं जिससे हमारे शरीर में भौतिक असन्तुलन उत्पन्न होता है जिससे शरीर रोग-ग्रस्त होता है। यदि हम ऐसी कलाकृतियों से अपना मनोरंजन करते हैं, जिनसे हमारे किन्हीं विशिष्ट मनोभावों की तुष्टि होती है तो हम अपना अस्तित्व-सत्तामानसिक असन्तुलन उत्पन्न करते हैं। यदि हम लगातार लोमहर्षक भयावह फिल्में या नाटक देखेंगे अथवा तेज, द्रुत, गतिवाला संगीत सुनेंगे तो हम वात और रजस के असन्तुलन से ग्रस्त हो जाएँगे।

सांख्य, योग और आयुर्वेद

पतंजलि के योग-सूत्रों में सांख्य दर्शन का व्यावहारिक प्रयोग किया गया है। सांख्य दर्शन में जिस शाश्वत परम तत्त्व का प्रतिपादन किया गया है। उस तक पहुँचने की प्रविधि पतंजलि ने योगसूत्रों में बताई है। योग और आयुर्वेद दोनों का मूलभूत आधार सांख्य दर्शन है। आयुर्वेदीय साहित्य में सांख्य-दर्शन का विवरणपूर्ण वर्णन है और इस ज्ञान को मानव शरीर के सन्दर्भ में व्याख्यायित किया गया है।

'अंग-विभाजन' की दृष्टि से पुरुष के चौबीस स्वरूप हैं—यथा—मन, पाँच ज्ञानेन्द्रियाँ, पाँच कर्मेन्द्रियाँ, कर्मेन्द्रियों के पाँच विषय और प्रकृति, बुद्धि और पाँच ज्ञान के विषय।"[1]

सांख्य दर्शन के अन्तर्गत शरीर का विश्लेषण इस प्रकार किया गया है—"पंच महाभूतों तथा बुद्धि और प्रकृति (आठ अंगों सहित) को मिलाकर भूत प्रकृति कही जाती है। मन, ज्ञान के पाँच विषयों, पाँच ज्ञान इन्द्रियों, पाँच कर्मेन्द्रियों सहित (ये सोलह विकार हैं या उत्पाद हैं। इन चौबीस तत्त्वों को मिलाने पर इन्हें क्षेत्र (शरीर) कहते हैं। अव्यक्त या आत्मा को इस क्षेत्र का 'ज्ञाता' माना जाता है।"[2]

आयुर्वेद में कहा जाता है कि 'आत्म सत्ता का कोई आदि' (प्रारम्भ) नहीं है और भूत रचित शरीर चलता रहता है। यह कहना कठिन है कि शरीर पहले बना अथवा

1. चरक संहिता, शरीर स्थानम् 1, 17
2. वही, 1, 63-67

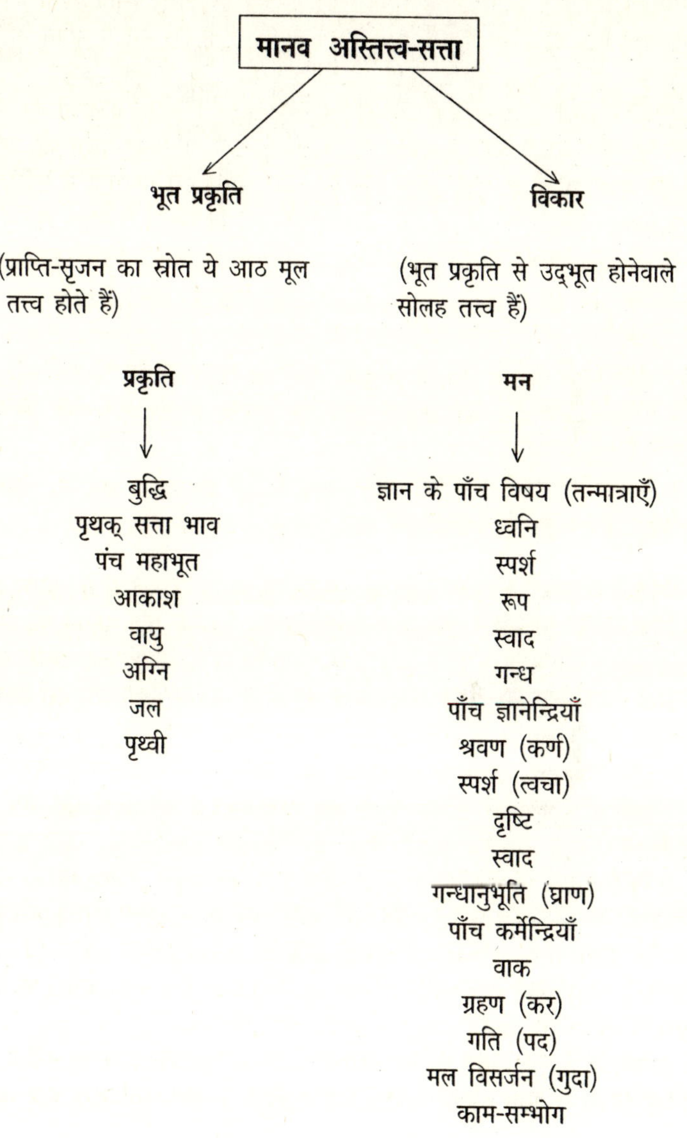

तालिका-19 : सांख्य दर्शन के अनुसार मानव अस्तित्व की चरक द्वारा की गई व्याख्या

आत्मा पहले आई। जन्मों और मृत्यु के माध्यम से शरीर चलता रहता है।[1]

योगसूत्र के भाग-दो सूत्र 13 में पतंजलि ने कहा है कि आगामी जीवन में आत्मा कहाँ और किस कुल में जन्म धारण करेगी, इसका निर्धारण पूर्ववर्ती कर्मों के अनुसार होता है और इन कर्मों की उत्तमता तथा अधमता के अनुरूप योनियों में जन्म लेना होता है। प्राचीन सन्तों ने इसी रूप में शरीर की सत्ता को माना है।

योग के अनुसार योग-साधना का लक्ष्य-प्राप्ति में छल-कपट, भय, क्रोध आदि प्रमुख बाधाएँ हैं। इसी प्रकार यही बातें अच्छे स्वास्थ्य की प्राप्ति में बाधाएँ हैं। चरक के अनुसार :

'छल-कपट, भय, क्रोध, लालच, अज्ञान, मूर्च्छा, भ्रान्ति और रजस-तमस गुण के प्रभाव में किए गए कर्म तथा बुद्धि विभ्रम से रोगों की उत्पत्ति होती है।[2]

पतंजलि के अष्टांग योग में से प्रथम पाँच अंग (यम, नियम, आसन, प्राणायाम और प्रत्याहार) शेष तीन अंगों धारणा, ध्यान और समाधि के पूर्ववर्ती भाग हैं और लक्ष्य प्राप्ति में सहायक हैं।

इन चौबीस तत्त्वों से भौतिक शरीर बनता है जिसे क्षेत्र कहा जाता है। शरीर को प्राणवान बनाने का कार्य पच्चीसवाँ तत्त्व 'आत्मा' करती है जिसे क्षेत्रज्ञ कहा जाता है।

योग के प्रथम पाँच अंग हमारे बाह्य कार्य (शरीर) से सम्बन्धित हैं और अन्तिम तीन अंग हमारे आन्तरिक अस्तित्व से सम्बन्धित हैं। अन्तिम तीन अंग योग का चरम लक्ष्य कैवल्य पाने के लिए हैं जिसकी तैयारी प्रथम पाँच योगांगों के द्वारा की जाती है। ये पाँचों अंग हमारे शरीर और सामाजिक वातावरण से सम्बद्ध होते हैं। पृथ्वी पर हमारे क्षणभंगुर अस्तित्व काल में शरीर के द्वारा ही हम, संसार से जुड़े रहते हैं। दूसरी ओर यह शरीर ही हमारी मुक्ति का माध्यम भी होता है।

इसीलिए योगसाधना के लिए हमारे शरीर अथवा हमारे भौतिक अस्तित्व का होना अत्यन्त महत्त्वपूर्ण होता है। आयुर्वेद जीवन का विज्ञान है और स्पष्टतः जीवन के सभी अंगों से सम्बद्ध होता है। इसका लक्ष्य वह ज्ञान प्रदान करना है, जिससे हम अपने जीवन को भरपूर रोग-मुक्ति, प्रसन्नता एवं आनन्द के साथ जी सकें। इस प्रकार भौतिक शरीर के कल्याण क्षेत्र में योग एवं आयुर्वेद दोनों ही परस्पर मिले होते हैं। लेकिन योग में शरीर के योग क्षेत्र को विशिष्ट उद्देश्य के लिए वहन किया जाता है। इससे भिन्न स्तर पर शरीर को नीरोग, सुखी, सौमनस्य के साथ रखते समय आयुर्वेद व्यक्ति के विवेक पर सब कुछ छोड़ देता है—व्यक्ति शरीर को सुख भोगने के लिए भी प्रयोग में ला सकता है और साधना आदि अन्य उद्देश्यों के लिए भी प्रयोग कर सकता है।

---

1. वही, 1, 82
2. वही, 1, 109

योग और आयुर्वेद एक अन्य बात में भी मिलते हैं। (भले ही उनके लक्ष्य अलग-अलग हैं) और वह पक्ष है कर्मों का फल-प्रभाव। योग का उद्देश्य है पूर्वकर्मों के प्रभाव तथा उन कर्मों के संस्कारों से मुक्ति प्राप्त करना जिससे संसार में जन्म-मृत्यु के (आवागमन के) चक्कर से बचा जा सके। इसके लिए योग में घोर साधना करना अपेक्षित होता है। आयुर्वेद का उद्देश्य है पूर्ववर्ती कर्मों के फलभोग के बुरे प्रभावों से छुटकारा पाया जा सके। यह फलभोग रोगों के रूप में सामने आता है जिसे, आयुर्वेद में दैव' कहा जाता है। इसमें भी शारीरिक, मानसिक और आध्यात्मिक स्तर पर बहुत साधन करने होते हैं। इस प्रकार इस दिशा में आयुर्वेद तथा योग की मान्यताओं के पीछे तात्त्विक चिन्तन एक जैसा ही है। यदि योग-साधना के द्वारा पूर्व कर्मों (संस्कारों) को पोंछा जा सकता है तो उसी प्रकार उन कर्मों के कुप्रभावों से भी बचा जा सकता है जो व्यक्ति को रोग के रूप में भोगने पड़ते हैं। दृढ़ इच्छा-शक्ति का प्रयोग करके, लक्ष्य प्राप्ति के लिए सतत प्रयत्नशील रहने और उपयुक्त औषधोपचार से रोग से मुक्ति पाई जा सकती है। यह भी एक प्रकार की साधना ही है, हालाँकि इसका उद्देश्य कुछ अन्य ही होता है। अच्छा स्वास्थ्य होने पर व्यक्ति अपने 'दैव' और पुरस्कारों के बीच सन्तुलन बनाए रख सकता है। इसका अर्थ यह हुआ कि हमारे स्वास्थ्य की अवस्था वर्तमान कर्मों के अनुसार होनी चाहिए। यदि किसी व्यक्ति का स्वास्थ्य बालपन से ही क्षीण हो और वह प्रायः रोगग्रस्त हो जाता हो तो उसे अपना 'ओजस' बढ़ाने के लिए रसायन लेने के लिए विशेष प्रयास करने चाहिए और रोगों से बचने के लिए सावधानियाँ बरतनी चाहिए तथा औषधियाँ लेनी चाहिए। इसके विपरीत यदि कोई व्यक्ति पूर्वजन्मों के कारण पूर्ण स्वस्थ हो और उत्तम स्वास्थ्य का धनी हो तो उसे जीवनयापन में विशेष प्रयास करने की आवश्यकता नहीं होती। लेकिन उस स्वास्थ्य को बुढ़ापे तक बनाए रखने के लिए हर सम्भव प्रयास किए जाने चाहिए। यदि स्वास्थ्य को मुफ्तीमाल समझा गया तथा उसे ठीक हालत में रखने के लिए कुछ नहीं किया गया तो पूर्वजन्म के कर्मों का भंडार खाली होता जाएगा। इसलिए स्वस्थ रहने के लिए व्यक्तिगत प्रयास—पुरस्कार—करने की आवश्यकता सदा रहती है। जिनका स्वास्थ्य कुछ नरम रहता हो, उनके लिए तो विशेष सावधानी बरतनी आवश्यक होती है। जन्म के समय हम अपने पूर्वकर्मों के कारण शरीर-स्वास्थ्य, धन-सम्पदा और पारिवारिक हैसियत की दृष्टि से विभिन्न स्थितियों में होते हैं। हममें से कुछ लोग महलों में जन्मे होते हैं तो कुछ खंडहरों में। अगर व्यक्ति लापरवाही बरते हैं तो कुछ तो उसका स्वास्थ्य महल खंडहर बन सकता है और यदि व्यक्ति प्रयास करे तो खंडहर में भी गुजारे योग्य छोटा-सा आवास तो बना ही सकता है।

पतंजलि के योग-सूत्र और आयुर्वेद में दो प्रमुख अन्तर हैं। योग में व्यक्ति की आयु को एक निर्धारित तत्त्व माना है। (योगसूत्र भाग II सूत्र 13); जबकि आयुर्वेद में कहा गया है कि यदि रोगी होना ही भाग्य में लिखा हो, तो आयु की दीर्घता का आधार ही कहाँ रहता है। चरक संहिता में कहा गया है कि :

"यदि व्यक्ति की जीवन वयस का कोई निर्धारित समय होता तो दीर्घायुष् प्राप्त करने की आकांक्षा से मन्त्र-जाप करने, औषधियाँ खाने, रत्नादि धारण करने, पुण्य कर्म करने, दान देने, दक्षिणा देने, व्रत-उपवास तथा युक्ताहार-विहार के नियमों के पालन आदि की कोई आवश्यकता ही नहीं रहती। इसी प्रकार भड़की हुई या क्रुद्ध गाय-बैल, हाथियों, घोड़ों, ऊँटों, गधों और तेज आँधियों आदि से बचने की भी जरूरत नहीं होती। इसी प्रकार झरनों से दूर रहने, पहाड़ों या ऊँचे-नीचे दुर्गम मार्गों से बचने तीव्र जलधार में उतरने से बचने तथा असावधान, उत्तेजित, उग्र या पागल व्यक्तियों से बचे रहने या विभ्रमग्रस्त लोभी, लोगों एवं शत्रुओं से दूर रहने, भीषण अग्निकांड से बचने और विषधर सर्पों से बचने आदि की क्यों कोई आवश्यकता होती।"[1]

व्यक्ति की जीवन-आयु निर्धारित होने की भाव-धारा को चरक ने दृढ़ता के साथ समर्थन नहीं दिया है और इसकी तर्कसम्मतता स्वीकार की है। यदि हम यह मानकर चलते हैं कि आयु और रोगग्रस्तता तो पूर्वनिर्धारित होती हैं तो स्वास्थ्य-सुधार तथा स्वस्थ रखने के साधनों, नियमों आदि के पालन का आधार ही समाप्त हो जाएगा। इस सन्दर्भ को कर्म और आयुर्वेद की संगति पर इसी खंड में आगे विस्तारपूर्वक प्रकाश डाला जाएगा।

योग और आयुर्वेद में दूसरी भिन्नता अहिंसा सिद्धान्त के सन्दर्भ में है जिसमें अहिंसा को मात्र मारने से ही नहीं, पीड़ा पहुँचाने से भी जुड़ा माना गया है। योग के

अष्ट अंगों में पहले अंग 'यम' का एक प्रभेद 'अहिंसा' भी है जिसमें किसी की हत्या करना या प्रत्यक्ष अथवा अप्रत्यक्ष रूप से पीड़ा पहुँचाना वर्जित माना गया है (योगसूत्र भाग II सूत्र 34)। आयुर्वेद इस प्रश्न पर कोई नैतिक मान्यता लेकर नहीं चलता है और मांसाहार के मुद्दे पर तटस्थ रुख अपनाता है जिसमें जीव हत्या या उसे कष्ट पहुँचाना निहित ही है। पशु जगत से प्राप्त अनेक भोज्य पदार्थों का वर्णन आयुर्वेद में विस्तार के साथ मिलता है जिसमें उन भोज्य पदार्थों का तीन दोषों पर पड़नेवाला प्रभाव बताया गया है। समुद्री भोज्य पदार्थों (मछली आदि), मेढकों, विभिन्न प्रकार के अंडों, अनेक प्रकार के पशुओं, जीवों (वन्य जन्तुओं सहित) से प्राप्त नानाविध मांस का वर्णन आयुर्वेद में मिलता है। पशुओं के विभिन्न अंगों के मांस के गुण-अवगुणों का वर्णन भी आयुर्वेद में मिलता है। हमें स्मरण रखना चाहिए कि आयुर्वेद जीवन का विज्ञान है और मांसाहार के विषय में तटस्थ दृष्टिकोण अपनाता है। हमारे आसपास जो भी भोज्य पदार्थ सुलभ हैं, उन सबका यथासम्भव विस्तृत वर्णन आयुर्वेद में किया गया है। आयुर्वेद कोई नैतिकता नहीं बघारता। इस विषय में व्यक्ति अपने विवेक बुद्धि से स्वयं निर्णय कर सकता है। इसका एक अन्य पक्ष यह भी है कि हमारे भूमंडल में ऐसे बहुत से भू-भाग हैं, जहाँ स्थानीय लोगों के लिए वर्ष-भर खाने योग्य वनस्पति भोजन सुलभ नहीं होता। इस सिलसिले में सर्वोत्तम उदाहरण तिब्बत का दिया जा सकता है। तिब्बत बौद्ध

1. चरक संहिता विमान स्थानम्, III, 36

धर्म का मतावलम्बी देश है, जहाँ अहिंसा पर बहुत बल दिया जाता है। लेकिन वहाँ उच्च पहाड़ी क्षेत्र होने के कारण, अधिक वनस्पति खाद्य नहीं मिलते; अतः वहाँ मांसाहार किया जाता है।

कर्म और आयुर्वेद

ऊपर चर्चा की गई थी कि योग और आयुर्वेद दोनों के अनुसार हमें अपने विगत कर्मों के फल भोग को भी ध्यान में रखना होगा। विगत कर्म पिछले एक जीवन या अनेक जीवन के ही हों, यह आवश्यक नहीं; वे कर्म इसी जीवन के विगत काल के हो सकते हैं। विगत कर्मों की चर्चा में कालखंड का अपना महत्त्व है। वर्तमान कर्मों और विगत कर्मों के प्रभावों की दृष्टि से लम्बे काल खंड की अपेक्षा छोटे कालखंड को लेकर हम चर्चा करेंगे। जब हम अनुपयुक्त खाद्य पदार्थ ग्रहण करते हैं या प्रिय पदार्थ, अधिक मात्रा में खा लेते हैं तो हमें अपच हो जाता है। अपच होना हमारे कर्म का तात्कालिक परिणाम है। जब अपच के लिए कोई औषधि लेते हैं तो यह अगला कर्म होता है। इस प्रकार हम अपने एक वर्तमान कर्म का प्रभाव समाप्त कर देते हैं। यदि हम अपच की तरफ ध्यान नहीं देते और पेट को उसी हालत में रहने देकर खाने में परिवर्तन नहीं करते तो इससे हमारा रोग और बढ़ जाएगा और धीरे-धीरे गम्भीर स्थिति पैदा हो जाएगी। उस अवस्था में स्वास्थ्य को सन्तुलित करने के लिए हमें नियमित रूप से लम्बे समय तक इलाज करना पड़ेगा। इसके विपरीत जो व्यक्ति, स्थान और मौसम के अनुसार अपने स्वास्थ्य का ख्याल रखेगा तो वह नीरोग तो रहेगा ही, दीर्घायु भी प्राप्त कर सकेगा। इस प्रकार वह अपने सकारात्मक ज्ञानविधायी कर्मों का सुफल प्राप्त करके सुखी रह सकेगा।

चरक के मतानुसार, "कोई भी पुण्य कर्म ऐसा नहीं होता जिसका कर्म-फल भोगना न पड़े। अपने कर्म-फल भोग के अनुसार हुई बीमारियों से उपचारक उपाय का कोई फल नहीं मिलता और वे तभी शान्त होते हैं जब कर्मों का प्रभाव समाप्त होता है।"[1]

पूर्व कर्मों के फल भोग को पूर्वनिर्धारित नहीं किया जा सकता। अन्यथा वैयक्तिक प्रयास के रूप में हमारे वर्तमान कर्मों का महत्त्व ही समाप्त हो जाएगा। उस अवस्था में, स्वास्थ्य-रक्षा के प्रयासों का महत्त्व ही नहीं रह जाएगा। इस दृष्टि से आत्मा-आरोग्य के लिए हमारी इच्छा शक्ति, दृढ़-निश्चय, सतत प्रयास और हमारी निष्ठा बहुत ही महत्त्वपूर्ण होती है। उदाहरणार्थ, यदि हम अपने पूर्व कर्म-फलभोग के फलस्वरूप रोगग्रस्त होते हैं तो हम उस रोग के उपचार के लिए क्या कर्म करते हैं, इसी से, अन्ततः यह निश्चय होगा कि इस रोग से हम कितना कष्ट भोगते हैं। उपयुक्त उपचार करने

1. चरक संहिता, शरीर स्थानम् I, 117

के अलावा, हमारी इच्छाशक्ति, हमारा कृत-संकल्प और उपाय के सातत्य का नीरोग होने की प्रक्रिया पर महत्त्वपूर्ण प्रभाव होगा। दूसरे शब्दों में कहें तो हमारे वर्तमान कर्म पूर्व कृतकर्मों के फल-भोग को काटते रहते हैं और इन दोनों के शुद्ध परिणाम हमारे नीरोग होने की प्रक्रिया पर निर्णायक प्रभाव डालेंगे। व्यक्ति वर्तमान में क्या कर्म करेगा इसकी भविष्यवाणी नहीं की जा सकती क्योंकि उस कर्म का सम्पादन व्यक्ति की अपनी-अपनी बुद्धि पर निर्भर करता है। मानव के कर्म का पूर्व निर्धारण सम्भव नहीं है, इसलिए व्यक्ति की बीमारियों या रोगों के विषय में कुछ भी पूर्वनिर्णय नहीं किया जा सकता।

हम यह कह सकते हैं कि छोटे-मोटे रोगों का कारण हमारे तात्कालिक कर्म होते हैं और अधिकांश मामलों में, हम तत्काल कुछ उपाय करके, पुनः नीरोग हो सकते हैं। हमारी लापरवाही और दोषपूर्ण जीवनचर्या हमें प्रकृत रोगों से ग्रस्त बना देती है। दोषपूर्ण जीवनचर्या का अर्थ है अपनी 'मूल प्रकृति' के अनुरूप जीवनयापन नहीं करना। हम अपने पूर्वकर्मों के फल-भोग के प्रभाव के कारण उस प्रकृति को लेकर ही जन्म लेते हैं। इसी के साथ स्थान तथा समय के अनुसार जीवनयापन भी शामिल होता है। इससे हमारे स्वास्थ्य में भी धीरे-धीरे असन्तुलन आता जाता है और अचानक हमें प्रकृत रोगों (जैसे मधुमेह, आँतों के रोग, दीर्घकाल तक रहनेवाले दर्दों, पीड़ाओं अथवा मानसिक रोग) का सामना करना पड़ता है।

गम्भीर जीर्ण रोगों के पीछे दीर्घकाल तक अत्यन्त त्रुटिपूर्ण जीवनचर्या अथवा पिछले जन्मों के संचित कर्मफल-योगों का हाथ होता है। किसी नवजात शिशु को जन्म से भी गम्भीर रोग का होना अथवा किसी व्यक्ति के सदाचारी जीवन के और स्वास्थ्ययुक्त जीवनचर्या के बाद भी गम्भीर रोग इसी तरह की स्थिति के उदाहरण हैं। इस स्थिति का कारण पूर्वजन्मों के संचित कर्मों का फल-भोग भी होता है।

सभी प्रकार के रोगों के पीछे वर्तमान कर्मों के रूप में व्यक्तिगत प्रयासों का महत्त्वपूर्ण प्रभाव रहता है। वर्तमान में निष्ठापूर्वक पूर्ण मनोयोग से लगातार प्रयास करने और सहज बुद्धि के बल पर किए गए प्रयासों का भी कुछ लाभ होता है और शुभ परिणाम सामने आता है तथा स्वास्थ्य लाभ तेजी से होना सम्भव होता है। असाध्य रोग होने पर भी इन सब प्रयासों के फलस्वरूप कष्टों में कुछ कमी हो सकती है और अच्छा स्वास्थ्य-लाभ हो सकता है। आप में से बहुतों को 'स्वस्थ' होने ('स्व' में स्थित होने) या आत्मस्थ होने की अवधारणा समझ में ही न आए, यह सम्भव है क्योंकि यह विचारणा पश्चिमी जगत विशेषतः पश्चिमी चिकित्सा प्रणाली के लिए 'स्वदेशी' नहीं है।

गम्भीर असाध्य रोगों में आत्मिक उपचार विगत जन्मों के कर्मों का प्रभाव कम करने की दृष्टि से बहुत महत्त्वपूर्ण है। आत्मिक उपचार में दान देना, किसी न किसी प्रकार के पुण्य कर्म करना, रोग निवारक वृक्ष लगाना तथा स्वास्थ्य-लाभ के उद्देश्यों से व्रत-उपवास आदि अन्य कर्म करना आदि सम्मिलित होते हैं।

अच्छा स्वास्थ्य बनाए रखना तथा सुख-सौमनस्य की प्राप्ति हेतु विभिन्न प्रकार के यौगिक अभ्यास करना जीवन की एक सम्पदा होती है। मानसिक सन्तुलन बनाए रखने तथा आत्मिक चिकित्सा में इन सबकी बहुत उपयोगिता है। इन प्रक्रियाओं और पद्धतियों को एक दिन में सीखना या इनमें पारंगत होना या बीमार पड़ने पर ही कर पाना सम्भव नहीं है। इससे अधिक कठिन काम तो आत्म-अनुशासन और संयम रख पाना है। चीनियों की लोकोक्ति कहती है कि जब लड़ाई छिड़ गई हो तो कोई शस्त्र-निर्माण उसी समय नहीं करता।

चिकित्सा और रोग-मुक्त होने में योग-क्रियाओं का उपयोग

चिकित्सा करने और रोगमुक्त होने के लिए विविध स्तरों पर विभिन्न योग साधनाओं का प्रयोग किया जाता है। शास्त्रीय योग साधना से, शरीर के प्रति अभिज्ञता, आत्म-अनुशासन, आत्म संयम, योगासनों तथा प्राणायाम विधियों को आयुर्वेद ने अपनाया है। शरीर को रोगमुक्त रखने, उसे ऊर्जावान बनाए रखने तथा दीप्त मुख रहने के लिए योग-क्रियाएँ अत्यधिक महत्त्वपूर्ण हैं। आन्तरिक सुख-शान्ति बनाए रखने की दृष्टि से इनका बहुत महत्त्व है। शरीर के लिए योगाभ्यासों का वही महत्त्व है, जो ईंट की दीवार के लिए सीमेंट प्लास्टर का होता है। प्लास्टर से दीवार मजबूत चिकनी और सुन्दर बनती है। प्लास्टर के बिना दीवार गिरती तो नहीं है लेकिन दीवार अधिक सुरक्षित भी नहीं होती और वह अधिक दिनों तक नहीं चलती। गर्मी, वर्षा, शीत का प्लास्टररहित दीवार पर आसानी से कुप्रभाव होता है, वह चिकनी नहीं होती और छूने में खुरदरी लगती है। शरीर की मालिश करना, दीवार के प्लास्टर के समान ही उपयोगी होता है।

आयुर्वेद की सभी प्रकार की—प्रकृत, मानसिक और आत्मिक चिकित्साओं का योग-अभ्यास एक अंग होता है। शारीरिक उपचार की दृष्टि से योगाभ्यासों से शरीर-मुद्राओं को सुधारा जा सकता है और पीड़ाओं एवं शरीर कष्टों से मुक्त हुआ जा सकता है। योग-अभ्यास मशीनी क्रिया नहीं होते इसलिए अपने उपचार में व्यक्ति को मानसिक रूप से ध्यान केन्द्रित करके चलना होता है। यही आयुर्वेदिक चिकित्सा का दूसरा आयाम है। प्राणायाम और ध्यान साधना के द्वारा विविध उपचार प्रविधियाँ विकसित की गई हैं। यही इस उपचार का तीसरा आयाम है—आध्यात्मिक उपचार अधिकांश स्थितियों में, व्यक्ति स्वयं का केवल योग-चिकित्सा के द्वारा ही उपचार नहीं कर सकता और चिकित्सा के लिए औषधियाँ लेनी होती हैं अथवा भोजन व्यवस्था बदलकर चिकित्सा करनी होती है।

इस सन्दर्भ में यह बात भली-भाँति समझ लेनी चाहिए कि इस दृष्टि से योग और आयुर्वेद दोनों मिलकर एक होकर उपचार करते हैं क्योंकि दोनों के लिए शरीर का नीरोग रहना और स्वस्थ बने रहना सर्वाधिक महत्त्व की बात होती है। शरीर की अन्तः शुद्धि

और बाह्यशुद्धि आयुर्वेद के समाज में आवश्यक है। आयुर्वेद की अपेक्षा, योग-साधना के लिए कुछ भिन्न प्रकार की शुद्धियाँ भी करनी होती हैं। योग के साधक आयुर्वेद की स्वास्थ्य-क्रियाओं की बहुत सी प्रक्रियाओं और जड़ी-बूटियों का भी ज्ञान रखते हैं। योग क्रियाओं तथा प्राणायाम साधनाओं में सफलता प्राप्त करने के लिए साधक का शरीर-सन्तुलन परिपूर्ण होना आवश्यक होता है। पतंजलि ने यह बात स्पष्ट रूप से निरूपित की है कि योग-साधना की तेरह बाधाओं में सबसे पहली बाधा है शरीर का रोगग्रस्त होना। (भाग I, सूत्र 30, 31)।

पंचम खंड

आयुर्वेदिक योग

आयुर्वेदिक योग क्या है ?

यह शब्द मैंने अपनी ओर से गढ़ा है जिससे मैं अधिक निश्चयपूर्वक बता सकूँ कि पतंजलि योग के किस पहलू की चर्चा किस उद्‌देश्य से की जा रही है। यहाँ मैं यह बात भी बलपूर्वक कहना चाहती हूँ कि जिस आयुर्वेदिक योग का मैं वर्णन करने जा रही हूँ, वह पतंजलि के अष्टांग योग से ही मूलभूत रूप से ग्रहण किया गया है। आयुर्वेदिक योग का आधारभूत उद्‌देश्य है—अच्छा स्वास्थ्य, शारीरिक और मानसिक सौमनस्य एवं सन्तुलन बनाए रखना और सुखद जीवन-आनन्द पाना। यह तभी सम्भव है, जब हम बड़े एवं गम्भीर रोगों और बीमारियों से बचे रहें। योग साधक के लिए कैवल्य प्राप्ति हेतु आयुर्वेदिक योग की आवश्यकता है तो अन्य लोगों के जीवन में सुख-शान्ति प्राप्ति के हेतु इसकी जरूरत होती है। भोगों अथवा शरीर-सुखों की प्राप्ति भी शरीर के माध्यम से ही सम्भव होती है तो शाश्वत मुक्ति के योग के लक्ष्य की प्राप्ति में भी शरीर की उपयोगिता है। आयुर्वेदिक योग मूलतः शरीर के स्वास्थ्य कल्याण-भाव से ही सम्बद्ध होता है। यहाँ मैं पाठकों को एक बार पुनः स्मरण दिला देना चाहती हूँ कि जब मैं योग, आयुर्वेद और सामान्य भारतीय धार्मिक परम्परा के सन्दर्भ में शरीर की बात करती हूँ तो उससे मेरा मन्तव्य मन, बुद्धि और आत्मारहित शरीर मात्र से नहीं होता, वरन् सम्पूर्ण अस्तित्व सत्ता से होता है।

चरक के मतानुसार, "मरणधर्मा सत्ता (शरीर) और शाश्वत सत्ता (आत्मा) के बीच विभेद न करना और पूर्णत्व एवं अपूर्णत्व को समान मानना बुद्धि का विभ्रम है क्योंकि बुद्धि सदैव सत्य पक्ष ही देखती है।"[1]

पतंजलि 'अविद्या' का वर्णन करते हुए भी इसी प्रकार के विचार व्यक्त करते हैं जिसके कारण प्राणी दुःख भोगता है। शाश्वत आत्मा और क्षणभंगुर शरीर के बीच भेद न कर पाना ही अविद्या है। वास्तव में जब हम अपने मन को स्थिर अवस्था में ले आते हैं और विचार-शृंखला को अवरुद्ध कर देते हैं तो हमारा मन सत्त्व अवस्था में आ जाता है। इससे हमें सद्-असद् में भेद करने की विवेक बुद्धि आ जाती है और तब प्राणी

1. चरक संहिता शरीर स्थानम्, I, 100

सब कुछ को शुद्ध दृष्टि से देखता है। इस अवस्था में हममें शुद्ध विवेक ज्ञान जाग उठता है, जिससे हम अपने भौतिक स्वरूप मनस-शरीर के विषय गें सविस्तार जान पाते हैं और हम अपने स्वास्थ्य, सुख, सौमनस्य और कल्याण के विषय में सही निर्णय कर पाते हैं। चरक इससे भी आगे जाकर कहते हैं कि बुद्धि के विकार-ग्रस्त होने से मन का संयम खो जाता है और प्राणी असद् ऐन्द्रिक सुख-भोगों में फँस जाता है और उससे अपने स्वास्थ्य को नष्ट कर लेता है। इससे रजस और तमस भावों की वृद्धि होती है और सत्य भाव की कमी से स्मृति-दोष आ जाते हैं।[1]

इस खंड को पाँच भागों में विभक्त किया गया है जिससे आयुर्वेद योग के अनेक पक्षों पर प्रकाश डाला जा सके। पहले अध्याय में आयुर्वेद का सामान्य विषय-प्रवेश दिया गया है। दूसरे अध्याय में शरीर और मन की शुद्धि के कुछ पहलुओं पर, अच्छे स्वास्थ्य, मानसिक शक्ति और कल्याण भाव के उद्देश्य से चर्चा की गई है। तीसरे अध्याय में आसनों और प्राणायाम की चर्चा की गई है और शारीरिक एवं मानसिक सन्तुलन स्थापित करने में इनका महत्त्व बताया गया है। चौथे अध्याय में रोगों की रोकथाम के उद्देश्य से तनाव, दबाव, चिन्ताएँ तथा अन्य भावनात्मक बोझों का वर्णन किया गया है जो बीमारियों का प्रमुख कारण होते हैं और व्यक्ति आमतौर पर उनकी उपेक्षा करता रहता है। पाँचवें तथा अन्तिम अध्याय में शरीर के जीवन्त तत्त्वों की चर्चा की गई है जिसके अन्तर्गत सूक्ष्म ऊर्जाओं तथा उन्हें अपने लाभ के लिए प्रयोग करने—दिशा देने—का मार्ग निर्देश किया गया है।

इन सभी अध्यायों में जीवन के व्यावहारिक पक्ष को ही लिया गया है और योग-अभ्यास करने की विधि बताई गई है। आयुर्वेद योग में जीवन सम्बन्धी वह ज्ञान दिया गया है। इसमें शरीर एवं मन को सबल बनाने और आध्यात्मिक शक्ति बढ़ाने के लिए नाना उपाय एवं सुझाव दिए गए हैं।

---

1. चरक संहिता शरीर स्थानम्, I, 100

1

आयुर्वेदिक योग–विषय-प्रवेश

आयुर्वेद के मूलभूत सिद्धान्तों के अनुसार शरीर और मन की अवस्थाएँ एक-दूसरे से सम्बद्ध भी हैं और परस्परावलम्बी भी हैं। त्रिदोषों में से एक दोष के असन्तुलन से मानसिक अवस्था में तो परिवर्तन आता ही है, शरीर के स्तर पर भी अन्य प्रभाव पड़ते हैं। इसी प्रकार हमारी मानसिक अवस्था के प्रभाव से त्रिदोषों में भी असन्तुलन आता है। उदाहरणार्थ, वात-विकार से मानसिक गतिशीलता और स्नायुतन्त्र का कार्य बढ़ जाता है और अधिक गतिविधियाँ करने तथा दबावग्रस्त मन के कारण शरीर में वात-असन्तुलन आता है। पित्त की गड़बड़ी से मन में क्रोध भाव बढ़ेगा और क्रोध के कारण पित्त की वृद्धि होगी। कफ के विकार से हताशा बढ़ेगी और हताशा के कारण शरीर में कफ-दोष बढ़ेगा। इसलिए अच्छे स्वास्थ्य तथा सुख-शान्ति के लिए तीनों दोषों में सन्तुलन बना रहे और मन की तीनों अवस्थाएँ समान धुरी पर रहनी चाहिए। मन की तीन अवस्थाएँ हैं सत्त्व, रजस और तमस। यहाँ यह स्मरणीय है कि सत्त्व आन्तरिक शान्ति, स्थिरता और सौमनस्य का वाचक है तो रजस गतिशीलता, शक्ति, कर्मठता और संवेदनशीलता का बोधक है और तमस का प्रभाव, अवरोधक, बाधक और अकर्मण्यता है। मैं इसे आयुर्वेद में छः आयामी सन्तुलन कहती हूँ और इसका मैंने आयुर्वेद विषयक अपनी नवीन पुस्तक में विस्तार से वर्णन किया है।

पतंजलि के अष्टांग योग के प्रथम तीन अंग वर्तमान सन्दर्भ में महत्त्वपूर्ण हैं, वे अंग हैं—यम, आत्म अनुशासन और संयम। इन अंगों की उपयोगिता मुख्यतः आन्तरिक शान्ति और सौख्य तथा त्रिदोषों में सन्तुलन लाना है जिससे ऊर्जस्विता और नीरोगता बढ़ती है। ये साधनाभ्यास और इनका महत्त्व शास्त्रीय आयुर्वेद में भी है जो जीवन का विज्ञान हैं और मानव-कल्याण देनेवाला, स्वास्थ्य-साधना तथा जीवन की गुणवत्ता बढ़ाए एवं दीर्घायु प्रदान करनेवाला है। यहाँ मुख्य सोच अपनी इच्छाओं पर नियन्त्रण बढ़ाना और मन की शान्त चित्तता का विकास करना है। आत्म-नियन्त्रण के अभाव में ही रजस और तमस भावों की वृद्धि होती है और सत्त्व-भाव की कमी होती है। चरक के मतानुसार 'इन्द्रियों के पतनोन्मुखी, नकारात्मक और अयुक्तिपूर्ण उपयोग तथा समय एवं बुद्धि के दुरुपयोग के कारण मनोवैज्ञानिक और प्राणवत्ता सम्बन्धी गड़बड़ियाँ पैदा होती हैं। शरीर और मन दोनों ही विकारों तथा सुख-भोग के माध्यम हैं। आत्मा में किसी प्रकार की

उथल-पुथल नहीं होती—विकार-ग्रस्तता नहीं आती।[1]

यह सामान्य रूप से विशेषतः पश्चिम में देखा गया है कि योग-शिक्षा देते समय, आसनों और प्राणायाम पर विशेष बल दिया जाता है। आमतौर पर आयुर्वेद वात, पित्त और कफ त्रिदोषों तक ही सीमित रहता है। योग के शिक्षक प्रायः योग-कक्षाओं में मन की शुद्धि करना नहीं सिखाते। "मित्रता, करुणा, सन्तोष भाव से चित्त की शुद्धि होती है और सुख, दुःख, अच्छे-बुरे के प्रति समभाव रखने से इन्द्रियों की निरपेक्षता जागृत होती है (भाग-I, सूत्र 33)। पश्चिम में आयुर्वेद की शिक्षा देते समय इस तथ्य की पूर्णतया उपेक्षा कर दी जाती है कि सभी रोगों की उत्पत्ति की जड़ तो हमारे मन की अवस्था होती है। अच्छे स्वास्थ्य की कुंजी है मन में दृढ़ सन्तोष-भाव का आना। इसकी विस्तृत चर्चा आगामी अध्याय में की गई है। आयुर्वेद योग में मैं इन्हीं मूलभूत मूल्यों पर जोर देना चाहती हूँ क्योंकि उन संस्थाओं द्वारा इनकी सर्वाधिक उपेक्षा की जाती है जिनका लक्ष्य अच्छे स्वास्थ्य के लिए योग की शिक्षा देना होता है।

सन्तोष का भाव रहने से आप प्रसन्नचित्त व्यक्ति रह सकते हैं। आयुर्वेद के ज्ञाता ऋषियों की मान्यता रही है कि रोगों की रोकथाम में प्रसन्नचित्त रहना महत्त्वपूर्ण होता है। असन्तोष की अवस्था में, इच्छाओं, क्रोध, लोभ इत्यादि नकारात्मक भाव उदित होते हैं। इस संसार में, भौतिक साधनों पर अधिकार तथा इन्द्रियजन्य सुख पाने की इच्छाओं का कोई अन्त नहीं होता। प्रसन्नता का आवास हमारे अन्तर्जगत में होता है यह कोई बाजार में खरीदी जानेवाली वस्तु नहीं होती। संयम का सतत् अभ्यास करने से ही व्यक्ति अपने मन को नकारात्मक विचारों में न फँसने का आत्म नियन्त्रण प्राप्त कर सकते हैं। प्राणायाम और योगासनों द्वारा व्यक्ति को अपनी विचारप्रक्रिया पर नियन्त्रण करने में सहायता मिलती है। यह साधन-अभ्यास अत्यन्त उत्तम विधियों पर आधारित होता है जिसमें शरीर मन पर तथा मन शरीर पर नियन्त्रण रखने में सक्षम होता है। मन और शरीर के बीच एक संवाद आरम्भ हो जाता है। बाद में, धीरे-धीरे सतत् अभ्यास के द्वारा व्यक्ति अपनी विचार-प्रक्रिया पर पूरा नियन्त्रण हासिल कर सकता है। इसकी अगली सीढ़ी है, विचार प्रक्रिया को ही अवरुद्ध करके रोक देना। जब ऐसा सम्भव हो जाता है तो मन और आत्मा के बीच एकत्त्व स्थापित हो जाता है—न कि अपने ऐन्द्रिक अस्तित्व के साथ एकत्व। सामान्य अवस्था में मन् विचारों की शृंखला होती है। ये विचार इन्द्रियों द्वारा प्रदान की गई जानकारियों से भौतिक अस्तित्व के साथ एकरूपता के कारण उदित होते हैं। जब हम अपने को इन्द्रियों की ओर से समेट लेते हैं तो स्थिरचित्तता की अवस्था आती है, हम अपनी चिन्तन-प्रक्रिया को अवरुद्ध करने में सफल होते हैं और हमारा मन आत्मा के साथ मिलकर एकत्व प्राप्त कर लेता है। इस अवस्था में मन इन्द्रियजन्य व्यक्ति-सत्ता से भिन्न 'अन्य तात्त्विकता' की अनुभूति करने में सक्षम हो जाता है। जब हमारा मन भौतिक ऐन्द्रिक शरीर से अभिभूत होता

1. चरक संहिता, सूत्र स्थानम् 1, 54-56

है तो मन काल सापेक्ष होता है जो क्षणभंगुर तथा नाशवान ही होता है। जब मन शाश्वत ऊर्जस्विता से जुड़ जाता है तो वह काल सापेक्ष नहीं रह जाता और वह 'सच्चिदानन्द' से जुड़ जाता है और वह अतीत, भविष्य के दर्शन कर सकता है और परमात्मा सत्ता के गुह्य एवं सूक्ष्मतम पक्षों को भी जान-समझ लेता है। इसे आत्मज्ञान, आध्यात्मिक शक्ति आदि अनेक रूप से जाना समझा जाता है। आयुर्वेद योग में वह आत्म-तरलता प्राप्त करने का उद्देश्य रहता है जिससे हम अपने शरीर का अनुसन्धान करके मानसिक चेतना एवं ज्ञान प्राप्त कर सकें। उन सभी पक्षों को जान लेना महत्त्वपूर्ण हो जाता है, जिनसे प्रत्यक्ष या परोक्ष रूप से स्वास्थ्य खराब होता है। इससे हम बीमारियाँ रोक सकेंगे और शरीर के कमजोर अंगों को सबल बना सकते हैं तथा रोगों का उपचार करके आरोग्य प्राप्त किया जा सकता है। इससे हम अपने चारों ओर ऊर्जा का सुरक्षा कवच बना सकते हैं, जिससे कष्टकर घटनाओं, बुरे विचारों और संक्रमणों से रक्षा की जा सके और ऊर्जावान शरीर की ओजस्वी सत्ता सबके समक्ष दिखने लगे।

पतंजलि द्वारा योगसूत्र में वर्णित मूल्यों के विषय में क्या विचार चरक ने व्यक्त किए हैं, इसे देख लेना भी समीचीन रहेगा :

"जिसकी बुद्धि, संयम और स्मृति भ्रष्ट हो, वह जो भी दोषयुक्त कर्म करेगा, उसे बौद्धिक त्रुटि कहा जाएगा। इससे सभी दोषों में विकृति आ जाती है। संवेगों की उत्तेजना होती है, उनका दमन किया जाता है, परिश्रमपूर्ण कार्यों तथा अत्यधिक काम-क्रीड़ा में फँसना, उतावली में या विलम्ब से क्रिया करना, कर्म का दोषपूर्ण प्रारम्भ, लज्जा तथा सद्व्यवहार की अनुपस्थिति, सम्माननीय लोगों का तिरस्कार करना, जानबूझकर गन्दी वस्तुओं का प्रयोग, उन साधनों का प्रयोग करना जिनसे मन अत्यधिक विचलित हो; गलत स्थानों पर गलत समय में जाना-आना, दुष्टों से मित्रता रखना, इन्द्रियों के आरम्भिक वर्णन में सदाचार की जो आचार-संहिता बताई गई है, उसे त्यागना; द्वेष धोखाधड़ी, भय, क्रोध, लोभ, अज्ञान, मानसिक उत्तेजना तथा विभ्रम की स्थिति के प्रभाव में किए गए गलत काम, कष्टकर शारीरिक कर्म और रजस तथा तमस वृत्तियों के वशीभूत होकर किए गए कर्म 'बौद्धिक त्रुटि' के अन्तर्गत गणनीय हैं और गण्यमान्य लोगों द्वारा बताई ये त्रुटियाँ रोगों का कारण बनती हैं।[1]

जो लोग स्वस्थ जीवनचर्या प्राप्ति के उद्देश्य से योगाभ्यास की सहायता लेना चाहते हैं, उन्हें मेरे विचार से योग और आयुर्वेद के आधारभूत मूल्यों का ज्ञान कराया जाना चाहिए। जहाँ तक स्वस्थ रहने का प्रश्न है, आयुर्वेद के मूलाधारों के बिना योग पूर्णतया लाभकारी नहीं रहेगा। इसी प्रकार आयुर्वेद की चिकित्सा में योग के मूल्यों तथा आसनों का महत्त्वपूर्ण प्रयोग किया जाता है। इस प्रकार मैंने दोनों को मिलाकर आयु-
वेंदिक योग की चर्चा की है और स्वास्थ्यवर्द्धक कार्यक्रमों की रूपरेखा इस प्रकार

---

1. चरक संहिता शरीर स्थानम् I, 102-108। इन्द्रियों के प्रयोग विषय के सम्बन्ध में 'शरीर स्थानम्' I, 54 तथा मेरी पुस्तक 'आयुर्वेद : ए वे ऑफ लाइफ', अध्याय 8 देखें।

बनाई है जिसमें इस ज्ञान के विविध पक्षों का एक साथ समाहार किया गया है। इन कार्यक्रमों में आप सीखेंगे कि किस प्रकार कुछ रोगों का उपचार किया जा सके तथा आयुर्वेद तथा योग-प्रक्रियाओं को मिलाकर कुछ जीर्ण तथा विषम स्वास्थ्य समस्याओं से निपटा जा सके। इसके साथ ही तनाव दूर करने, चित्त की एकाग्रता और स्मृति बढ़ाने के ठोस उपाय भी मैं बताती जाऊँगी। धीरे-धीरे शरीर के सभी अंगों का उनके आन्तरिक कामों, आन्तरिक शुद्धि के महत्त्व आदि का ज्ञान होता जाएगा। इससे अन्ततः सूक्ष्म शरीर तथा स्थूल शरीर में सूक्ष्म शरीर की विद्यमानता का ज्ञान हो सकेगा। इसका उद्देश्य शरीर को रोगग्रस्त होने से बचाना तथा रोगग्रस्त हो जाने पर उसका उपचार करना है। ये सभी कार्यक्रम मन के नियन्त्रण की आधारभूत पीठिका पर ही क्रियान्वित किए जा सकते हैं। और मन का नियन्त्रण योग साधनाओं, आसनों, प्राणायाम और ध्यान साधना से किया जा सकता है जो पतंजलि के योग-सिद्धान्तों पर आधारित है। संक्षेप में कहें तो योग के विद्यालयों में जो भी योग-साधना सिखाई जाती है, उसका उद्देश्य किसी अन्य लक्ष्य की प्राप्ति ही है, ये अपने आप में कोई लक्ष्य नहीं है।

नीचे पुस्तक के इस भाग में जिन कार्यक्रमों का वर्णन किया गया है वे जीवन में एक घंटा अभ्यास करनेवाले कार्यक्रमों जैसे नहीं हैं। ये आपकी सामान्य जीवनस्थिति से जुड़े हैं और इनका उद्देश्य योग तथा आयुर्वेद के आधारभूत मूल्यों को आपके दैनिक जीवन से संयुक्त करना है। इसी दृष्टि से यहाँ कुछ साधना-प्रक्रियाओं की चर्चा की जाएगी।

कार्यक्रम संख्या एक

इस कार्यक्रम के अन्तर्गत हम कुछ सरल योग-चिन्तन व्यायाम और आसनों की चर्चा करेंगे। इस सबका वैज्ञानिक रूप से क्या प्रभाव व्यक्ति की जीवन-चर्या पर पड़ता है, यह भी, साथ ही साथ वर्णित किया जाएगा।

योगाभ्यास सं. 1 : निज काया ज्ञान

(क) **लयबद्ध पग-संचलन :** यह योगाभ्यास आप कहीं भी और किसी समय कर सकते हैं। वास्तव में आपको इस योगाभ्यास की तो एक आदत के रूप में बदल लेना चाहिए। इसमें आपको सिर्फ यही निरीक्षण करना है कि आप किस प्रकार बैठते हैं, कैसे चलते हैं या बातचीत करते हैं। आप अपनी बिम्बाकृति इसके माध्यम से देखते हैं। रात्रिकालीन भोजन के उपरान्त आप थोड़ी दूर टहलने जाएँ तो अकेले जाएँ अथवा घर पर शान्ति के साथ बैठें। चलें तो पहला कदम उठाने पर श्वास भीतर को खींचे (पूरक श्वास लें) और अगले दो कदमों के दौरान श्वास छोड़ें (श्वास का रेचन करें)। आपकी श्वसन क्रिया तेज हो तो कदमों को छोटा और मन्द हो तो लम्बा कदम ले सकते हैं। यदि आप इस प्रक्रिया को कुछ दिनों तक अपनाकर चलें तो आपको स्वतः यह अनुभव होगा कि आप

सावचेत होकर चल रहे हैं और अपनी श्वसन क्रिया तथा पग-संचलन में विशिष्ट लय-ताल बन गई हैं।

(ख) अपने शरीर का अवलोकन : जब आप बैठे हों, चाहे उस समय कुछ कार्य कर रहे हों, घर पर बैठे हों, आराम के लिए कुछ पढ़ने का यत्न कर रहे हैं अथवा भोजन करने को बैठे हैं तो अपने शरीर को ढीला छोड़ दीजिए। अपने भाव जगत में अपने सर्वांग शरीर को देख जाइए। पहले हृदय क्षेत्र को देखिए और वहाँ से शिरोभाग पर दृक्पात कीजिए। इसके बाद दोनों हाथों की उँगलियों तक देखिए। फिर वक्ष से नीचे की ओर उदर, कमर तथा टाँगों और पैरों को देख जाइए। थोड़े से अभ्यास के बाद आप यह समूचा शरीर दर्शन एक लम्बी साँस की पूरक-रेचन-क्रिया के बीच के समय में कर सकते हैं। जब तक अपना शरीर-दर्शन इतनी शीघ्रता से न होने लगे, तब तक अभ्यास करते रहें। इसके बाद माया-दर्शन की यह क्रिया दिन के जितनी बार सम्भव हो, करने का प्रयास करें। यह क्रिया भोजन के पूर्व या कोई विशेष कार्य आरम्भ करने पर अथवा वाहन चलाना आरम्भ करने के पूर्व (आदि समयों पर) करें। इस क्रिया का उद्देश्य यही है कि आप स्वयं को अपने साथ रहने के लिए प्रशिक्षित करें जिससे समस्त कर्म करते समय आपकी व्यक्ति सत्ता वहाँ उपस्थित हो। इसका अर्थ यही होगा कि आप कोई गतिविधि का कार्य यान्त्रिक ढंग से नहीं वरन् अवचेतन रूप से कर रहे हैं।

(ग) विचारों का बदलाव : यह इस कार्यक्रम का अन्तिम भाग है और इसमें अपनी विचार-प्रक्रिया को बदलकर पुनः पूर्वचिन्तन स्तर पर आना होता है, और यह स्मरण करने का प्रयास किया जाता है कि आप पिछले कुछ मिनटों से क्या सोच रहे थे। इस प्रयास में यही स्मरण नहीं किया जाता कि किस विषय पर सोच चल रहा था, वरन् उसके विवरण भी याद किए जाते हैं। यह एक प्रकार से स्वयं को हासिल करना है और चन्द मिनट पहले जो विचार चल रहे थे, उनको फिर से सुनना होता है। इस साधनाभ्यास से आप यह जान पाते हैं कि एक स्मृति का सहारा लेकर विचारों की शृंखला कैसे चलती है। इससे आपको चित्त केन्द्रित करने और स्मरण शक्ति बढ़ाने में सहायता मिलती है।

योगाभ्यास सं. 2 : अपनी स्वयं जाँच

इस योगाभ्यास द्वारा यह देखा जाता है कि शरीर के सभी अंग तनाव मुक्त हैं। यह अत्यधिक महत्त्वपूर्ण योगाभ्यास है क्योंकि हममें से अधिकांश लोगों के शरीर का कोई न कोई अंग तनावग्रस्त अवश्य होता है। यह तनाव इतना छद्म रूप से विद्यमान रहता है कि हमें उसका पता तक नहीं चलता। यह तभी पकड़ में आता है, जब वह अंग-विशेष विद्रोह करता है। यह विद्रोह दर्द अथवा जकड़न के रूप में प्रकट होता है। इसके बाद भी हममें से अधिकांश लोगों को इसका वास्तविक कारण पकड़ में नहीं आता। अगर हम अपनी काया से सुपरिचित रहते हैं तो हम उसपीड़ा से मुक्ति पा सकते हैं, जो अभी शरीर ने भोगी नहीं हैं।

यहाँ मैं इस प्रकार के तनाव के कुछ उदाहरण देना चाहूँगी। कई बार ऐसा होता है कि मुझे थोड़ा रुककर आगे लिखनेवाले वाक्य का विन्यास मन में सोचना पड़ता है। उस थोड़े से समय में मेरी कलाई, हाथ और उँगलियों में अकड़न बनी रहती है। क्योंकि वे अगले आदेश की प्रतीक्षा करते हैं। अतः मेरे लिए यह उपयुक्त होता है कि मैं अपनी काया के प्रति जागरूक होऊँ और दीर्घ निःश्वास लेकर शरीर को तनावमुक्त कर लूँ। इसके साथ ही मुझे अपने बैठने की मुद्रा, अपने कन्धों और रीढ़ की हड्डी आदि की स्थिति भी जाँचनी चाहिए जो कि किसी कर्म में प्रवृत्त होने की मुद्रा में तैयारी के साथ बैठे होते हैं। इसलिए लेखन कार्य करते समय हर पैराग्राफ लिखने के बाद मैं दो-तीन श्वासें लेकर स्वयं को ढीला छोड़ती हूँ और अपनी काया की ओर ध्यान देकर काया-दर्शन करती हूँ।

इस सन्दर्भ में कुछ और उदाहरण देना समीचीन होगा। जिन लोगों को कई प्रकार के काम करने पड़ते हैं, काम करते समय उन्हें कई बार बैठना, खड़े होना तथा चलना पड़ता है। ऐसे लोगों की टाँगों में तनाव जमा होता रहता है, विशेषतः वात-प्रकृति के लोगों को। ऐसे लोगों को ऊपर के हिस्से पर ध्यान देना चाहिए क्योंकि रीढ़ की हड्डी के नीचे टाँगों तक शक्ति का प्रेषण यहीं से होता है। जिन लोगों को बहुत अधिक बैठना पड़ता है और अधिकतर मेज पर बैठकर लगातार काम करना पड़ता है उनके उदर भाग में तनाव के कारण पित्त-विकार होता है। इन लोगों के दाहिने कन्धे में अकड़न अक्सर हो जाती है। कुछ लोगों के दोनों कन्धों और गर्दन में तनाव के कारण अकड़न होती है। कुछ अन्य लोग अपने माथे को दबाते हैं क्योंकि मुँह के आसपास की मांसपेशियाँ तनावपूर्ण हो जाती हैं। जिस प्रकार पुलिसवाला आने जानेवाले यातायात पर नियन्त्रण करता है और आने-जानेवालों को सुविधापूर्वक गुजरने की व्यवस्था करता है, उसी प्रकार आप अपने शरीर के विभिन्न अंगों पर नजर रखिए और उन्हें ठीक प्रकार के कार्य में लगाइए। यह करने की आपको शुरू में आदत बनानी पड़ेगी और बाद में सब कुछ सहज गति से अपने आप होने लगेगा।

योगाभ्यास सं. 3 : आकाश के सम्पर्क में

मानव शरीर का निर्माण पाँच तत्त्वों से हुआ है। इनमें से एक है आकाश तत्त्व। आकाश तथा वायु तत्त्व मिलकर शरीर की तीन ऊर्जाओं-त्रिदोषों में से एक दोष—वात का निर्माण करते हैं और इसके परम तत्त्व के सन्दर्भ में अनेक अभिव्यक्तियाँ हैं। लेकिन वर्तमान सन्दर्भ में मैं यही कहना चाहती हूँ कि यदि हम आकाश से ही अधिक घिरे रहते हैं तो स्वास्थ्य की समस्याएँ उत्पन्न हो जाएँगी। शारीरिक व्यायाम के लिए हम टहलते तो हैं ही, हम उसके साथ ब्रह्मांडीय ऊर्जा भी ग्रहण करते जाते हैं जो आकाश तत्त्व से मिलती है। आजकल यह आम बात है कि लोग अपने आवासों में व्यायाम के अनेक उपकरण या साधन ले आते हैं। लेकिन मेरा सुझाव यह है कि आप मुक्त आकाश के सम्पर्क में आएँ और अपने घरों से निकलकर खुले आसमान के नीचे अधिक से

अधिक घूमें। कुछ लोग मोटे हो जाते हैं। दावा करते हैं कि घर पर वे बहुत सी गतिविधियों में जुटे रहते हैं, फिर भी मोटे हुए जा रहे हैं। जब आप सीमित स्थान में व्यायाम करेंगे तो उसका क्या प्रभाव होगा। अधिक क्षेत्र में विचरण करने का लाभ भी अधिक ही होता है।

यदि हम बहुत समय तक बैठे ही रहते हैं तो हमारे अपने शरीर का आकाश तत्त्व भी छोटा होता जाता है, जिसकी कई प्रकार से हानियाँ हैं। यदि आपको अधिक समय तक एक ही जगह बैठकर काम करना हो तो आपको अपने शरीर का विस्तारण करने या अँगड़ाने, बदन को दाईं-बाईं और मोड़कर व्यायाम करना चाहिए। यदि आपको किसी मीटिंग में लम्बे समय तक बैठना ही पड़े और आपको शरीर को हिलाने-डुलाने की भी गुंजाइश न हो तो आप बैठे-बैठे ही अपने पेट को आगे-पीछे हिलाने के लिए श्वास को गहराई से लेने तथा छोड़ने की क्रिया करके व्यायाम कर सकते हैं।

शरीर अँगड़ाने के व्यायाम

1. अपने दोनों हाथों की उँगलियाँ एक-दूसरे में फँसाकर बाँहों को पीछे की ओर खींचकर अँगड़ाएँ और जितना पीछे झुक सकते हैं, झुकें। (आकृति 19) जब इस मुद्रा में हों तो अपनी दोनों बाँहें दाईं तथा बाईं ओर झुकाएँ।
2. इसी प्रकार दोनों हाथों की उँगलियों को एक-दूसरे हाथ में फँसाकर आगे की ओर झुकें तो तीन-चार बार आगे-पीछे झुकें और उठें (आकृति 20)
3. दोनों हाथों की उँगलियों को आपस में फँसाए हुए बाँहों को सिर के ऊपर से निकालकर दो-तीन बार कमर से ऊपर के भाग को बाएँ से दाएँ ओर और फिर दाएँ से बाएँ ओर घुमाएँ। (आकृति 21)। इसमें आपके पाँव जमीन पर जमें रहें। दोनों ओर शरीर के ऊपरी भाग को घुमाने के बीच में तीन-चार श्वासों का अन्तर रखें। शरीर घुमाने की क्रिया धीरे-धीरे करें, जिससे कमर और गर्दन की मांसपेशियाँ खिंचे और उनमें नई ऊर्जा आए।
4. दोनों हाथों की उँगलियाँ एक-दूसरे में फँसाए तथा बाँहों को ऊपर उठाए हुए आगे तथा पीछे की ओर मुड़ें। (आकृति 22-23)।

योगाभ्यास सं. 4 : मानसिक सन्तुलन स्थापित करना

मानसिक सन्तुलन की स्थापना के लिए आप अपने रोजमर्रा के जीवन को सात्त्विक भाव प्रधान बनाएँ क्योंकि इसी भाव की हमारे रोज की जिन्दगी में कमी आमतौर पर रहती है। हमारे जीवन पर अधिकांशतः रजस एवं तमस वृत्तियाँ ही छाई रहती हैं। ऊपर जिन योगाभ्यासों की चर्चा की गई है, उन्हें करने और प्राणायाम करने से आधुनिक जीवन को कुछ स्थिर बनाने में सहायता मिलती है जो बहुत अधिक व्यस्तता तथा क्रियाशीलता से भरा रहता है। प्रतिदिन आपको अपने दैनिक क्रियाकलाप में से कुछ समय निकालकर

अपने कार्यों की समीक्षा भी करनी चाहिए और यह देखना चाहिए कि अपने अन्दर ईर्ष्या, प्रतियोगिता, क्रोध, मालिकी करने की भावना या ऐसी ही अन्य भावनाएँ तो नहीं हैं जो आपके व्यक्तित्व के विकास में बाधा बनती हैं और तामसिक होती हैं। सोच-विचार करके स्वयं अपने में यह विचार जगाइए कि ये गलत भावनाएँ अन्ततः आपको हानि ही पहुँचाएँगी और इनसे किसी भी समस्या का समाधान नहीं हो सकेगा। इस दिशा में आपको लगातार प्रयासरत रहना होगा। इस प्रयास में आपको सहायता मिले, इसके लिए आप अपने किसी प्रिय शब्द को बार-बार दोहराइए। इसके लिए आप ऊँ को चुन सकते हैं जो ब्रह्मांडीय ऊर्जा का प्रतीकाक्षर हैं जितनी बार आप इस शब्द का मानसिक उच्चारण करें, वह ऊँ आकृति आपकी मुँदी आँखों के सामने भौंहों के बीच आनी चाहिए। इससे आपके मन की धीरे-धीरे शुद्धि होती जाएगी और इससे आपको मानसिक शक्ति प्राप्त होगी।

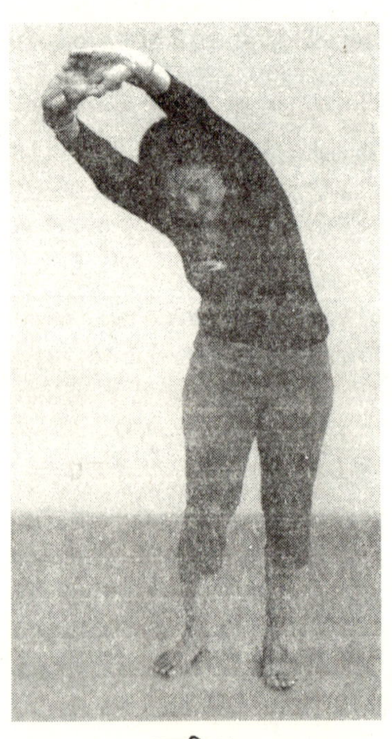

आकृति-19

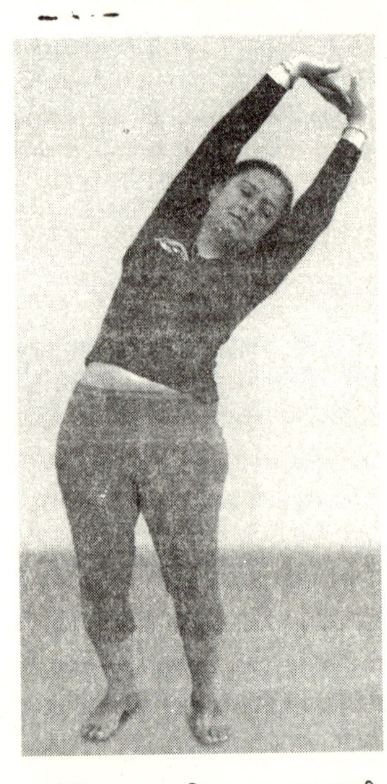

आकृति-20 : आकृति-19, 20 : ऊपर की ओर अँगड़ाते हुए वृत्ताकार अभ्यास

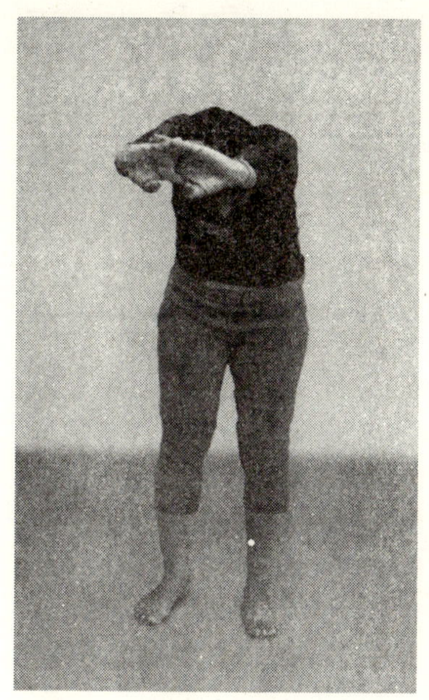

आकृति-21 : आगे की ओर झुकने का अभ्यास

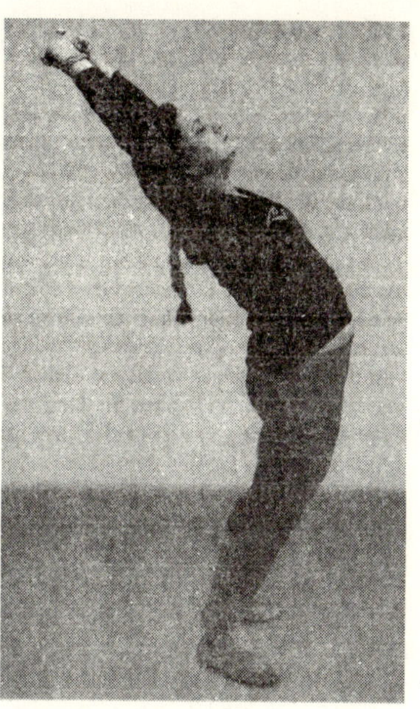

आकृति-22 : पीछे की ओर झुकने का अभ्यास

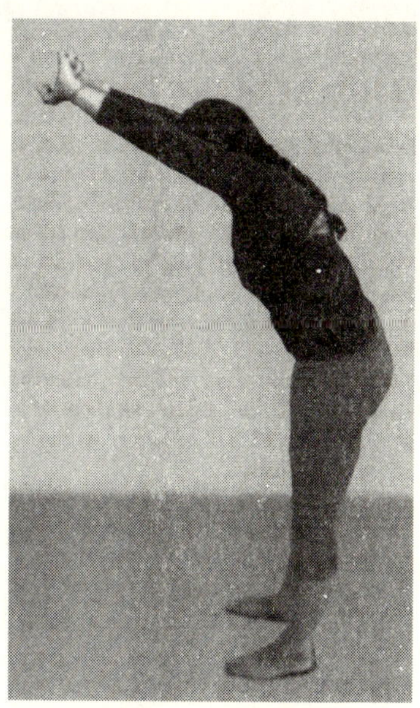

आकृति-23 : आगे पीछे मुड़ें

कार्यक्रम संख्या दो

इस कार्यक्रम के अन्तर्गत हम चार योगासनों की चर्चा करेंगे जिसमें पीठ और पेट के बल लेटकर टाँग ऊपर की ओर उठानी पड़ती है। इन आसनों को 'उत्तान पाद' कहते हैं। इन आसनों के पहले धीमे व्यायाम के रूप में इन्हें किया जाता है। इन आसनों पर इस पुस्तक में बाद में चर्चा की जाएगी जिससे आपको ज्ञात होगा कि ये आसन वास्तव में क्या हैं और ये व्यायाम से कितने भिन्न हैं। नीचे चार उत्तानपाद आसनों का वर्णन किया जाता है।

I. पीठ के बल जमीन पर लेट जाइए जिसमें आपकी टाँगें एक-दूसरे से तीस सेंटीमीटर अलग-अलग रहें। गहरी श्वास लीजिए और लय-बद्ध रूप से कई श्वास लीजिए। जब श्वास भीतर खींच रहे हों तो बाईं टाँग को धीरे-धीरे ऊपर उठाइए। घुटने से टाँग मुड़नी नहीं चाहिए। टाँग उठाने के लिए पेडू भाग से जोर लगाना चाहिए। टाँग इतनी ऊँची उठाइए जिसमें अधिक जोर नहीं लगाना पड़े। यदि बलात् टाँग उठाएँगे तो उठी हुई टाँग काँपने लगेगी। टाँग ऊपर उठाकर कुछ देर श्वास रोको और कुछ सैकेंडों तक टाँग को ऊपर ही रोको। जब श्वास छोड़ो तो टाँग को धीरे-धीरे नीचे लाओ। दो-तीन श्वास तक विश्राम करो और यही व्यायाम अपनी दाहिनी टाँग से करो। इस व्यायाम को पाँच से दस बार तक दोहराओ।

यह व्यायाम करते समय आपका ध्यान दो प्रमुख बातों की ओर रहना चाहिए—(1) आपकी श्वसन क्रिया और शरीर की गतिशीलता में समन्वय होना चाहिए और दोनों ही काम धीरे-धीरे लयबद्ध रूप से होने चाहिए।

(2) आप अपनी टाँग को जब ऊपर उठाएँ तो हर बार पहले की अपेक्षा अधिक ऊँची उठानी चाहिए। टाँग में तनाव अनुभव होने तक उसे ऊँचा उठाते जाइए। धीरे-धीरे आप अनुभव करेंगे कि आपकी टाँग ऊपर करने की क्षमता बढ़ती जाएगी।

II. इस व्यायाम में दोनों टाँगें एक साथ ऊपर उठानी होती हैं। इसके लिए पीठ के बल लेटें और दोनों टाँगें पास-पास मिली हुई हों। शेष प्रक्रिया पूर्व व्यायाम जैसी ही है। हाँ, दोनों टाँगें एक साथ उठानी होती हैं। टाँग उठाने और श्वसन में एक समन्वय अवश्य होना चाहिए।

III + IV. : ये व्यायाम ऊपर बताए हुए तरीके से ही करने हैं किन्तु पेट के बल लेटकर।

इस पुस्तक में आगे उन आसनों की चर्चा कि गई है जिन व्यायामों को आसन का रूप मिला। इसकी चर्चा अगले अध्याय में करने से पहले हम शरीर और मन के शुद्धिकरण की चर्चा करेंगे जिससे आत्म अनुशासन और संयम-साधना सम्भव हो। इन बुनियादी बातों को पूरा किए बिना योग-आसन और प्राणायाम करने में सफलता पाना सम्भव नहीं है।

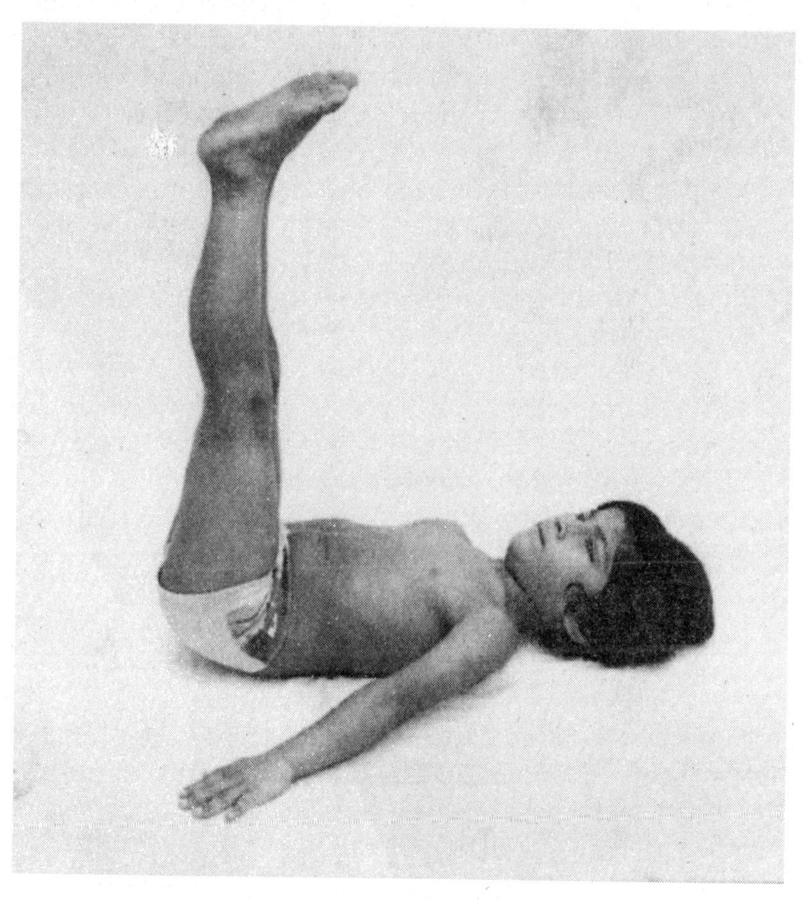

आकृति-24 : उत्तानपाद आसन : पीठ के बल लेटकर एक टाँग ऊपर उठाना।

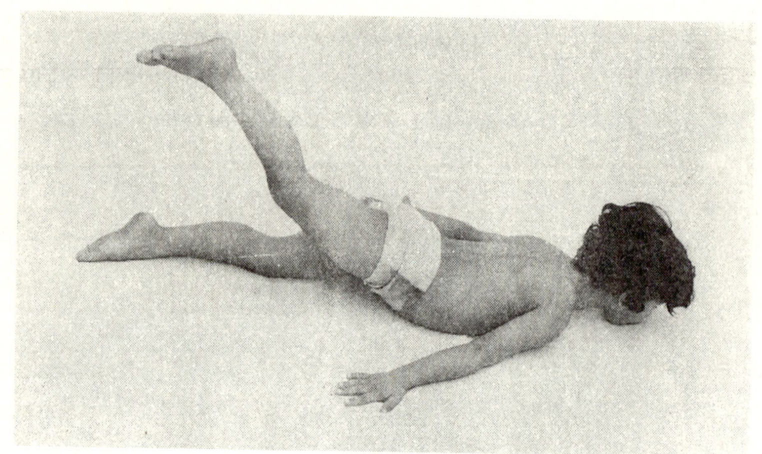

आकृति-25 : पेट के बल लेटकर एक टाँग ऊपर उठाना।

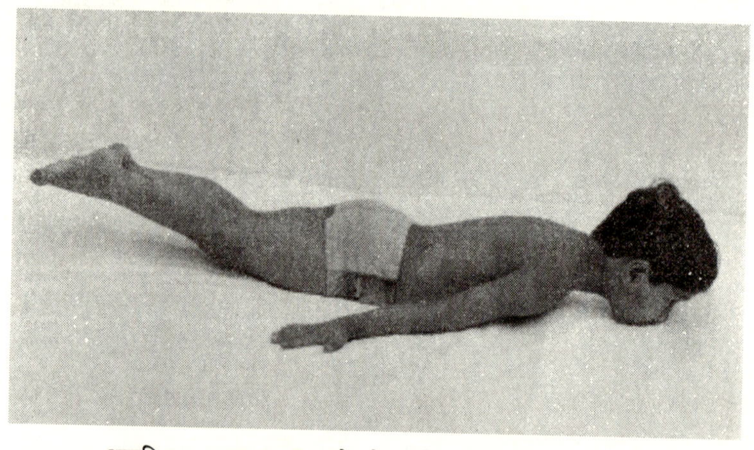

आकृति-26 : उत्तानपाद आसन—पेट के बल लेटकर दोनों टाँगें ऊपर उठाना।

2

शरीर और मन का शुद्धिकरण

शरीर और मन का अन्तः सम्बन्ध

योग और आयुर्वेद दोनों ही के लिए—विभिन्न स्तरों पर शुद्धिकरण का प्रमुख महत्त्व होता है। शुद्धिकरण के द्वारा ही आप योग के लक्ष्य को प्राप्त करने की शारीरिक और मानसिक शक्ति प्राप्त करते हैं। आयुर्वेद में भी त्रिदोषों के बीच सन्तुलन स्थापित करने के लिए आन्तरिक तथा बाह्य शुद्धि का अत्यधिक महत्त्व है। रोगोपचार की दृष्टि से शुद्धिकरण क्रिया अत्यन्त विशेषज्ञतापूर्वक की जानी चाहिए। शारीरिक स्तर पर गन्दगी रहने से मानसिक अशान्ति होती है। किन्तु जब मानसिक गन्दगी इकट्ठी होती है तो नकारात्मक विचारों के रहने से मनोवैज्ञानिक स्तर पर भी गन्दगी फैलने लगती है। इसलिए शारीरिक स्वास्थ्य और स्फूर्ति एवं मानसिक शक्ति के लिए शरीर और मन का शुद्धिकरण अनिवार्य होता है। इनसे ही योग के लक्ष्य को तथा शारीरिक सुख और ऐन्द्रिक कामना पूर्ति की जा सकती है। इस बात को कुछ उदाहरणों से स्पष्ट करना उपयुक्त रहेगा।

मान लीजिए कि आपको बदहजमी की शिकायत है। इस परेशानी का कारण होगा भोजन लेने में असावधान रहना और भोजनोपरान्त टहलने न जाना आदि। मान लीजिए कि आप डबलरोटी, पनीर, मांस, बिस्कुट आदि अधिक मात्रा में लेते हैं और सब्जियाँ, सूप, सलाद आदि कम खाते हैं। इसके बाद आपको घंटों बैठकर काम करना पड़ता है। इस प्रकार, आपकी बदहजमी (कोष्टबद्धता) आपकी लापरवाही का नतीजा होता है। इससे आपके शरीर में गन्दगी जमा होती है। शरीर की आन्तरिक गर्मी से यह गन्दगी सड़ती है और समूचा शरीर बदबू से भर जाता है जिससे शरीर का आन्तरिक पर्यावरण नष्ट हो जाता है। इससे आपको परेशानी की भावना मन में होगी; नींद ठीक से नहीं आएगी और सोते समय बुरे सपने आएँगे। इससे आप उलझन में रहेंगे और नकारात्मक विचार मस्तिष्क में भरेंगे। आप शीघ्र झुँझलाने लगेंगे, आपके व्यवहार में जल्दबाजी आ जाएगी और अन्ततः आपका सोच-विचार ही उलझन भरा हो जाएगा। यदि आप इन सबकी तह तक जाकर कुछ सुधार कार्य नहीं करेंगे—पहले शारीरिक स्तर पर—शुद्धिकरण नहीं करेंगे तो समस्याएँ जटिलतर होती जाएँगी। उदाहरण के तौर पर परेशान मानसिकता

में आप अपने कार्यों में अधिक गलतियाँ करेंगे जिससे और तनाव बढ़ेगा। इससे बदहजमी (कोष्टबद्धता) और अधिक होगी तथा तत्सम्बन्धी समस्याएँ भी और बढ़ेंगी।

अब ऐसा उदाहरण लेते हैं जिसमें समस्याएँ मानसिक स्तर पर सामने आती हैं। आप किसी नौकरी के लिए साक्षात्कार की तैयारी कर रहे हैं आप समझते हैं कि मैं इस पद-भार को सँभालने के लिए उपयुक्त व्यक्ति हूँ। आपको चुने जाने की आशा है और इसलिए आप सर्वोत्तम प्रयास करते हैं। किन्तु उसके लिए आपका नहीं, किसी अन्य व्यक्ति का चयन हो जाता है जिसे आप कम योग्य समझते हैं। आपको वह नौकरी नहीं मिलती तो आपमें ईर्ष्या, प्रतिस्पर्द्धा और निराशा की भावना भर जाती है। इन तामसिक विचारों से आपकी पाचन-क्रिया गड़बड़ा जाती है। आप भोजन के बाद असुविधाजनक हालत में होते हैं और मन गिरा-गिरा रहता है। इससे आपको और भी झुँझलाहट होती है। आपकी अप्रसन्नतावाली मानसिकता के कारण पाचनतन्त्र में और दिक्कतें बढ़ती हैं। इस स्थिति में आपको अपनी मानसिक शुद्धता करनी होगी तभी शारीरिक बेचैनी से जड़ से मुक्ति प्राप्त कर सकेंगे।

इन उदाहरणों से मैं आपको इस तथ्य से जागरूक करना चाहती हूँ कि योग तथा आयुर्वेद की शुचितावादी अवधारणाएँ, शरीर एवं मानसिक सम्बन्धों को किस रूप में देखती हैं और आप एक के साथ दूसरे का उपयोग करना कैसे सीख सकते हैं। बुनियादी बात तो यह है कि इन समस्याओं की गहराई से समझ होना आवश्यक है। उक्त उदाहरणों में यदि हमें यह पता नहीं होता कि बुरे स्वप्नों की समस्या पेट खराब होने से आरम्भ हुई है तो आप अपना उपचार नहीं कर सकेंगे हालाँकि इसका इलाज बहुत ही सरल है। वह अवस्था और भी दुर्भाग्यपूर्ण होगी जब आप इलाज के लिए किसी चिकित्सक की शरण लेंगे और वह आपको नींद लाने की दवा दे देगा। इस प्रकार आप अपने शरीर के साथ ऐसा बहुत कुछ घटित कर लेंगे जिससे आप स्वास्थ्य के लिए जरूरी बुनियादी सन्तुलन से हटते जाएँगे। यदि आप पेट की गड़बड़ी के लिए चिकित्सक से दवा नहीं लेंगे तो शरीर-मन का असन्तुलन और भी बढ़ेगा।

हमारे अस्तित्व-सत्ता के विभिन्न स्तरों पर शरीर एवं मन के बीच अन्तर्क्रियाएँ चलती रहती हैं और मैं यह बताने की चेष्टा करूँगी कि विभिन्न समस्याओं का साधारण योग क्रियाओं और आयुर्वेदीय चिकित्सा प्रणाली से समाधान किया जा सकता है।

शरीर एवं मन की एक-दूसरे पर निर्भरता

आयुर्वेद की पंचकर्म प्रक्रिया से केवल शरीर की ही शुद्धि नहीं होती; वरन् इससे मन की शुद्धि भी आरम्भ हो जाती है। वर्षों के अध्ययन द्वारा मैंने अनेक शोध कार्य करके आश्चर्यजनक परिणाम हासिल किए हैं। मालिश, मल-शुद्धि, सिकाई, एनीमा आदि से केवल शरीर के मल ही नहीं निकलते वरन् इसका प्रभाव शुद्धिकरण करानेवाले व्यक्ति के मनोभावों पर भी पड़ता है। शुद्धिकरण करानेवाले लोगों को अपने व्यवहार पर स्वयं

ही आश्चर्य होता है और कभी-कभी तो उन्हें यह विदित ही नहीं होता कि उस प्रक्रिया के परिणामस्वरूप उत्पन्न स्थिति को कैसे सँभालें। जब उन्हें यह समझाया जाता है कि शरीर की शुद्धि के साथ आपकी मानसिक शुद्धि भी हुई है तो उन्हें तसल्ली होती है। कभी न कभी तो लोग अपने को सँभालने की बजाय मुझसे ही उलझ पड़ते हैं। ऐसी स्थिति में चिकित्सक के रूप में मुझे धैर्य और करुणा भाव रखकर उन्हें असली समस्या समझानी होती है और आश्वस्त करना होता है कि आप इलाज से ठीक हो रहे हैं।

वास्तव में शुद्धिकरण की प्रक्रिया में ऐसा कुछ नहीं होता कि वे स्वयं ही अपने अन्तर में झाँककर देखने लगें। यदि ये लोग पंचकर्म चिकित्सालय में स्वयं ही जाकर वहाँ के कर्मचारियों से सहज भाव से शुद्धिकरण एवं मालिश कराने लगे तो मन की शुद्धि सामान्य ढंग से नहीं होगी। इस शुद्धिकरण प्रक्रिया में दो प्रमुख तत्त्वों की अहम् भूमिका रहती है। एक तो शुद्धिकरण करानेवाला व्यक्ति अपने पर्यावरण से सर्वथा दूर होता है और दूरस्थ स्थान पर होता है। दूसरी बात यह होती है कि सम्भवतः पहली बार वे अपने शरीर की ओर इतना अधिक ध्यान एवं समय दे रहे होते हैं। यहाँ आकर मस्तिष्क के निर्देशानुसार मशीन की भाँति कार्य करने की प्रक्रिया टूट जाती है और उनका शरीर एवं मन मित्रतापूर्वक एक-दूसरे के साथ समन्वयपूर्वक काम करते हैं। स्वयं अपने साथ होने के कारण वे पहली बार अपनी अन्तः यात्रा करने की ओर उन्मुख होते हैं। इस कथन को एक उदाहरण के द्वारा समझाना अधिक समीचीन रहेगा।

एक सेमिनार के दौरान एक युवती ने मुझसे शक्तिवर्द्धक दवा खरीदी और भारत में सर्दियों में मेरे चिकित्सालय में एक इलाज का कोर्स करने के लिए नाम लिखाया। उसने मुझसे कहा कि मैं यह दवा अपनी माँ के लिए खरीद रही हूँ जो बीमार है और बहुत दुर्बल है। इस घटना के दो महीने बाद वह हमारे यहाँ चार व्यक्तियों के एक समूह के साथ रहने आ रही थीं। शुद्धिकरण के आरम्भिक कुछ दिनों के बाद उसका व्यवहार बहुत आक्रामक हो गया। इसके बाद उसके समूचे बदन में भीषण दर्द होना शुरू हुआ। यह शरीर-पीड़ा दो दिनों तक चली। उसके बाद उसकी आक्रामकता समाप्त हुई तो वह बहुत नम्र हो गई जो शायद अस्वस्थता के दिनों में हुई अच्छी देखभाल का परिणाम थी। इस सत्र में वह युवती मेरे साथ थी। उसने मुझे बताया कि मेरा जी भरकर रोने का मन कर रहा है और उसकी आँखों से आँसू झर-झर बरसने लगे। उसे लगा जैसे अपनी भावनाओं पर नियन्त्रण रखना असम्भव है। मैंने उसे समझाया कि शायद कोई अवरुद्ध दुःख है जो अभिव्यक्ति का मार्ग खोज रहा है। आश्चर्य की बात है कि उस युवती ने मुझे बताया कि उसकी माँ की मृत्यु विगत मई में हो गई थी और शायद माँ की मृत्यु ही उसकी मानसिक पीड़ा का कारण था। मुझे याद आया कि यह महिला नवम्बर महीने में अपनी माँ के लिए कोई चीज मुझसे खरीदकर ले गई थी जो मई महीने में (उससे पहले ही) मर चुकी थी। आखिरकार वह मन में यह स्वीकार कर सकी कि उसकी माँ मर गई है और वह अपनी माँ की मृत्यु का दुख व्यक्त करने के लिए रो सकी।

रक्त साफ करने के पदार्थों के प्रयोग का मनस-चेतना पर अद्‌भुत प्रभाव होता है। इन पदार्थों से केवल रक्त की ही नहीं, अपितु समूचे शरीर की भी शुद्धि सम्भव होती है जिसमें शरीर में रक्त कोशिकाओं के निर्माण के अंग भी सम्मिलित हैं। ये पदार्थ गुर्दों की सफाई करते हैं जिससे अतिरिक्त उष्णता मल-मूत्र और पसीने के माध्यम से निकल जाए और शरीर से आनेवाली बदबू भी समाप्त हो जाती है। मेरा दृढ़ विश्वास है कि शरीर की प्रत्येक रक्त-कोशिका अपने आप में स्वयं एक ब्रह्मांड है और वह स्मृति कोष में सूचनाओं को संकलित करने और उन जानकारियों को सूक्ष्म स्तर पर प्रेषित करने में सक्षम होती है। इसी बात को और आगे ले जाकर मैं कहना चाहूँगी कि रक्त शरीर के प्रत्येक भाग तक जाता है—शरीर और मस्तिष्क के हर कोने तक जाता है। शुद्धिकरण के बाद रक्त शरीर के साथ-साथ मस्तिष्क की कोशिकाओं को भी प्रभावित करता है जिससे इन कोशिकाओं की उत्तेजना समाप्त होती है और सूचना-संचार व्यवस्था अधिक प्रभावयुक्त हो जाती है। इससे मस्तिष्क की कार्यकुशलता बढ़ जाती है। मेरे कथन का अर्थ यह नहीं है कि मस्तिष्क की इस कार्यकुशलता का अर्थ अधिक स्मरण शक्ति हो जाना या सृजनात्मक शक्ति बढ़ जाना नहीं है। स्मरण शक्ति और सृजनशीलता बढ़ाने के लिए आयुर्वेद में अन्य अनेक रस-रसायन हैं। यहाँ मेरा अर्थ इतना ही है कि कुछ दमित स्मृतियाँ, भावनाएँ तथा अनुभव आदि जाग जाते हैं। इस प्रकार रक्तशोधक कुछ दवाएँ हमारे मन की शुद्धि करके हमें कुछ विगत क्लेशों से मुक्ति दिला देती हैं। इस दिशा में और शोध कार्य किए जाने की आवश्यकता है और हमारी संस्था इस दिशा में हुई या होनेवाली प्रगति का लेखा-जोखा रखेगी।

शारीरिक शुद्धिकरण के विभिन्न कार्य

शरीर शुद्धि का सबसे सरल कार्य तो प्रतिदिन स्नान करना है। नहाते समय शरीर पर डाले जानेवाले जल से न केवल गन्दगी, पसीना और बदबू दूर होती है, वरन् इससे आपके मन को ताजगी और आराम भी मिलता है। अगर हम कभी स्नान न कर पाएँ तो अजीब-सा आलस हमारे तन-मन पर छाया रहता है। गरम या ठंडे पानी से या फव्वारे से स्नान करने से वात तथा कफ़ दोषों में सन्तुलन लाने में सहायता मिलती है। नहाने के तुरन्त बाद व्यक्ति अधिक ध्यानपूर्वक कार्य कर पाता है। नहाने के बाद एक प्रकार की शान्ति कुछ देर के लिए व्याप्त होती है और नहाने के तुरन्त बाद चित्त विचारशून्य भी हो जाता है।

योग की पुस्तकों तथा आजकल के विभिन्न योग-विद्यालयों में शरीर की आन्तरिक शुद्धि के अनेक तरीके बताए जाते हैं। लेकिन यहाँ मेरा लक्ष्य इन सब बातों में पाठक को उलझाना नहीं है, वरन् आजकल के युग में समय की सीमाओं का ख़्याल रखते हुए ऐसी विधियों की ही चर्चा करना है, जो आज के जमाने में प्रयोग की जा सकें। तीसरे खंड में मैंने आयुर्वेदिक शुद्धिकरण क्रियाओं का संक्षेप में वर्णन किया है। ये क्रियाएँ

साल में सर्दी-गर्मियों की समाप्ति पर (दो बार) करनी चाहिए। इस पर मैंने अपनी पुस्तक 'सिक्सटीन मिनट्स टू ए बैटर नाइन-टू फाइव' में शुद्धिकरण की सरल और सहज क्रियाओं का विवरण दिया है। आप आरम्भिक क्रियाएँ करके शुद्धिकरण प्रक्रिया स्वयं ही कर सकते हैं। फिर भी, किसी अध्यापक से, व्यावहारिक प्रशिक्षण लेना ठीक रहेगा जिससे आप आजीवन लाभान्वित हो सकें। इस कार्यक्रम में शरीर शुद्धिकरण तथा शिरोभाग की शुद्धि की सरल विधियाँ भी दी गई हैं।

योगासन और प्राणायाम का अभ्यास करने के लिए यह परम आवश्यक है कि नासिकाग्र साफ खुला हो तथा पेट और आँतें भी साफ हों। आज के जमाने में वातावरण का प्रदूषण अत्यधिक है, इसलिए मैं तो यही सुझाव दूँगी कि जलनेति क्रिया सप्ताह में केवल एक बार करें। खाद्य-पदार्थ तथा जल भी बहुत प्रदूषित है और हमें पता भी नहीं होता कि हम क्या खा तथा क्या पी रहे हैं। आजकल हमें जिन रासायनिक पदार्थों को झेलना पड़ता है, उनका प्रभाव बहुत दिनों के बाद सामने आता है। उस समय तक तो न जाने उनकी कितनी मात्रा हम उदरस्थ कर चुके होते हैं। इसलिए मैं यह परामर्श दूँगी कि सप्ताह में एक बार 'जलधौती' अवश्य करनी चाहिए। आगे इन योगक्रियाओं का वर्णन किया जाता है किन्तु इन्हें आरम्भ करने से पूर्व, इनका (खासकर 'जलनेती') का प्रशिक्षण किसी अध्यापक से प्राप्त कर लेना उचित रहेगा।

जलनेती

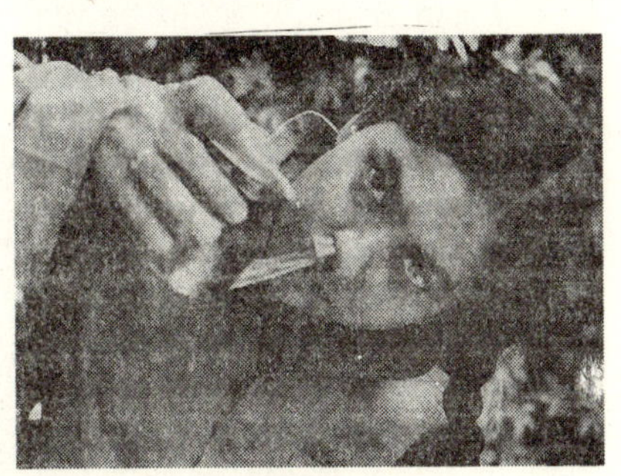

आकृति-27 : जलनेती

इस योग क्रिया में पानी को नाक के एक नथुने से डालकर दूसरे नथुने से निकालना होता है। इस क्रिया से नासिका-द्वार पूरी तरह खुल जाता है, जिससे प्राणवायु निर्बाध रूप से अन्दर जा सके। इस क्रिया के करने से नासिका द्वार में कोई संक्रमण नहीं होता। यह क्रिया उन लोगों के लिए विशेष रूप से उपयोगी रहेगी, जिन्हें जल्दी-जल्दी जुकाम हो जाता है और उससे बुख़ार, सिर दर्द, आधा सीसी दर्द हो जाता हैं इससे नासिका की सूँघने की शक्ति बढ़ती है तथा शरीर-स्वास्थ्य अच्छा रहता है।

इसके लिए आपको 'नेती परम' की आवश्यकता होगी। पीतल के बने हुए इस छोटे से पात्र में टोंटी लगी होती है। यूरोप में ये पात्र मिट्टी तथा काँच के बनते हैं। इस पात्र को गुनगुने पानी से भर लीजिए। इस पात्र को दाहिने हाथ में पकड़ें, सिर को थोड़ा-सा पीछे की ओर बाएँ मोड़कर रखिए। अब मुँह खोलिए और खुलकर साँस लीजिए। इसके साथ ही बदन को ढीला छोड़ दीजिए पात्र की टोंटी को दाहिने नथुने से लगाकर धीरे-धीरे पात्र को ऊँचा करते हुए पानी नाक में जाने दीजिए और बाएँ नथुने

से निकलने दीजिए (देखिए आकृति संख्या. 27)। यदि नासिका के द्वार खुले हैं तो पानी सामान्यतः एक नथुने से जाकर दूसरे से निकल जाएगा। यदि नासिका मार्ग कुछ रुका होगा तो पात्र से पानी डालना रोककर नाक को जोर से सिनकना पड़ेगा। इससे नासिका मार्ग खुल जाएगा और राल बनानेवाली ग्रन्थियाँ क्रियाशील हो जाएँगी। आपको मुँह में आए पानी को थूकना होगा। आँखों से भी पानी आएगा। दाहिने नथुने से जलनेती करने के बाद बाएँ नथुने से भी इसे करना चाहिए। इसके लिए पात्र की टोंटी बाएँ नथुने से लगाकर दाहिने से पानी निकालना होता है।

नोट : *नेती की और भी विधियाँ हैं लेकिन यह विधि सबसे सरल है। कुछ योग-साधक जल में थोड़ा-सा नमक भी मिलाने का परामर्श देते हैं। किन्तु नमक मिलाने से नाक में चिरमिराहट हो सकती है। इसलिए सादा पानी लेना ही ठीक है। समुद्री नमक अधिक तीखा होता है, अतः पानी में तनिक पहाड़ी नमक मिला सकते हैं। यदि कहीं, नल का पानी सुलभ न हो तो पीने का पानी लिया जा सकता है।*

जलधौती

इस क्रिया के लिए आधा/एक लीटर पीने का पानी लें। उसमें थोड़ा-सा नमक मिला लें। सवेरे उठने के बाद पी लें और दस मिनट के बाद उसका वमन कर दें। आप 45 डिग्री तक झुकें और गले में उँगली डालकर वमन करें। (आकृति 28)। इस सन्दर्भ में,

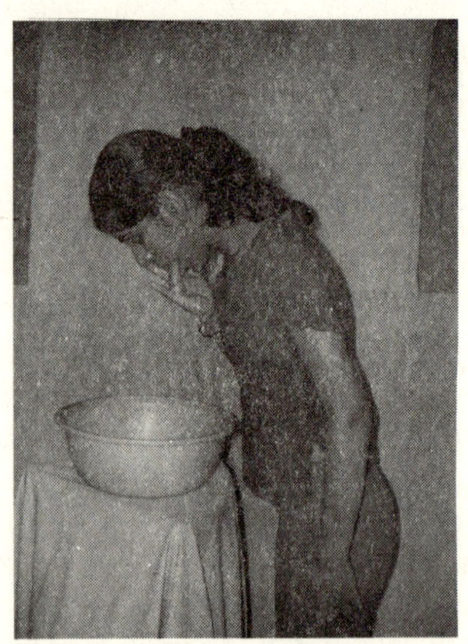

आकृति-28 : जलधौती

आपकी झुकने की मुद्रा का खास महत्त्व है। 45° से अधिक नहीं झुकना चाहिए। यदि वमन नहीं हो तो पानी थोड़ा सा अधिक पी लें।

कोई व्यक्ति जलधौती के पानी को कितनी शीघ्रता एवं सुविधा से वमन कर पाता है, यह उसकी शरीर-रचना और प्रकृति पर निर्भर करेगा। कफ प्रकृति के लोगों को उल्टी आसानी से हो जाती है। पित्त प्रकृति के लोग मध्य क्रम में आते हैं। वात प्रकृति के लोगों को उल्टी करने में देर लगती है क्योंकि वात प्रकृतिवाले लोगों के शरीर में पानी जल्दी रुक जाता है। वमन करने पर पिया हुआ समूचा पानी बाहर नहीं आता, अतः व्यक्ति को एकाधिक बार प्रयास करना पड़ सकता है। उसे निकालने के लिए चार-पाँच प्रयास किए जा सकते हैं लेकिन ये प्रयास अधिक से अधिक आठ बार ही करने चाहिए।

स्वस्थ व्यक्ति द्वारा उल्टी करने पर निकला पानी साफ और स्वादहीन होगा। यदि वात विकृति हो, तो पानी की उल्टी करने में बहुत कठिनाई होगी। यदि पित्त विकार हो तो उल्टी का पानी खट्टा या कड़ुवा होगा। सफेद झाग या लासीवाला पानी निकलना वात-विकार का सूचक है। यदि वमन के साथ पिछली रात खाए भोजन के अनपचे अंश निकलें तो इस समस्या की ओर पूरा ध्यान देना जरूरी है। इसे आयुर्वेद की शब्दावली में 'अमादोष' कहते हैं। इसका अर्थ है कि पेट में पाचक अग्नि क्षीण है जिससे खाया हुआ भोजन पचता नहीं है और अनपचा अन्न पेट में बचा रहता है। इससे पेट में गैस विकार, कुपोषण तथा भोजन के विषाक्तता के रोग हो सकते हैं। पेट में अनपचा भोजन सड़ता है और इससे अनेक परेशानियों का जन्म होता है। ऐसी अवस्था में जलधौती आपके लिए एक उपचार क्रिया सिद्ध हो सकती है। यदि अमादोष हो तो व्यक्ति के जठराग्नि बढ़ानेवाली चीजें जैसे अदरक, काली मिर्च, अजवाइन, आदि का सेवन करना चाहिए। यदि तब भी समरूप शेष रहे तो चिकित्सक से परामर्श करना चाहिए।

मानसिक शुद्धिकरण

पतंजलि के अनुसार क्लेशों से मुक्ति ही मानसिक शुद्धिकरण है। क्लेश सांसारिक सुखों की कामनाओं से उत्पन्न होते हैं। शुद्धिकरण द्वारा चित्त की वह अवस्था लाना है, जिसमें पूर्ण सन्तोष की भावना छलके। जब चित्त की ऐसी स्थिति आ जाती है तो व्यक्ति आन्तरिक आनन्द का अनुभव करता है और स्थिर चित्तता आती है। योग-साधना के उद्देश्य से इन्द्रियों को वश में करने के लिए चित्त की ऐसी अवस्था होना जरूरी होता है। जब प्राणी अपनी इन्द्रियों को वश में करके परम सत्—आत्मा—की अनुभूति कर लेता है तो वह व्यक्ति की वास्तविक सत्ता होती है (भाग I, सूत्र 41, 42)। यहाँ हम यह विवेचन करेंगे कि सुखद स्वास्थ्य प्राप्त करने और जीवन कल्याण की प्राप्ति के उद्देश्य से आयुर्वेदिक योग का किस रूप में उपयोग किया जा सकता है।

मैंने ऊपर 'अमादोष' की चर्चा की है। इस गड़बड़ी के कारणों के विषय में चरक ने निम्न वर्णन किया है :

ऐसे भोजन से यह रोग होता है—गरिष्ठ भोजन, अप्रिय लगनेवाला भोजन, बिना इच्छा के भोजन करना, बहुत गरम भोजन या गन्दगीयुक्त या असमय भोजन करना। 'अमादोष' होने के अन्य कारण होते हैं—मानसिक क्लेश जैसे—काम आवेश, क्रोध, लोभ, मानसिक उलझन, ईर्ष्या, लज्जा, दुख, धोखाधड़ी, उत्तेजना और भय की भावना।[1]

योग और आयुर्वेद की शिक्षा विदेशों में या भारत में भी व्यापारिक स्तर पर दी जाती है तो सामान्य रूप से इन मूल्यों की चर्चा नहीं की जाती है लेकिन दोनों ही क्षेत्रों के चिन्तक ऋषि-मुनियों ने इन मूल्यों की विस्तारपूर्वक चर्चा की है और यह प्रदर्शित किया है कि वे अच्छे स्वास्थ्य और योग के लक्ष्य की प्राप्ति के लिए शान्त-चित्तता की स्थिति प्राप्त करने को सर्वाधिक महत्त्व देते आए हैं।

इस प्रकार हम देखते हैं कि स्वास्थ्य को अच्छा रखने तथा दीर्घायुष् प्राप्त करने के लिए यह परम आवश्यक है कि व्यक्ति अपनी भावनाओं पर नियन्त्रण रखे और इन्द्रियों पर नियन्त्रण रखने की क्षमता विकसित करे। यह सब करने के लिए योग प्रक्रिया में अनेक विधियाँ बताई गई हैं। योग और आयुर्वेद दोनों ही में सत्त्व गुणों को महत्त्वपूर्ण माना है और इस पुस्तक के आरम्भ में इस विषय पर चर्चा भी की गई है। अब इस मान्यता पर विस्तार से विचार किया जाए कि सत्य, सौन्दर्य, जन-कल्याण, सन्तुलन तथा स्थिर-चित्तता सरीखे सात्त्विक मूल्य आखिर क्या-कैसे हैं। हम मन की उन राजसिक और तामसिक वृत्तियों से ऊपर कैसे उठ सकते हैं। आज के विश्व में इन्हीं वृत्तियों की प्रधानता है और इन्हीं के कारण नाना प्रकार के शारीरिक एवं मानसिक रोगों से ग्रस्त रहते हैं।

हमारा दैनिक जीवन गतिविधि युक्त होता है और व्यक्ति सदैव भाग-दौड़ में लगा रहता है। लोगों को अपनी रोजी-रोटी जो चलानी है। हमें रहने के लिए मकान बनाना होता है। अपनी-अपनी गृहस्थी में स्वयं अपना तथा परिवारजनों का भरण-पोषण करना होता है। ये तथा इनसे जुड़े सभी काम राजसिक गतिविधियाँ हैं। लेकिन ये सब पूर्णतः राजसिक नहीं है। इनमें तमस भी मिला रहता है। हमें अपने काम-धन्धे के सिलसिले में झूठ भी बोलना पड़ता है। हम सभी प्रत्यक्ष या परोक्ष रूप से मारने अथवा कष्ट पहुँचानेवाले हैं क्योंकि हम कीटनाशक पदार्थों का प्रयोग करते हैं। इसके अलावा बहुत से लोग मांसाहार भी करते हैं। इस प्रकार सात्त्विक भाग की संसार में कमी ही है। दिन-भर की कड़ी भागदौड़ के बाद अधिकांश लोग शाम को आराम करने और मनोरंजन के कार्यों में आपाद मस्तक डूब जाते हैं। इसके बाद रात आती है जो विश्राम का समय है। अधिकांश लोग जल्दी सो जाना चाहते हैं, ताकि अगले दिन की भागदौड़ झेलने में सक्षम हो सकें। इसी तरह की भागम भाग में पूरा जीवन बीत जाता है। लोगों में न आन्तरिक शान्ति है और न चित्त की स्थिरता ही है—सात्विक कार्यों की तो बात ही नहीं उठती।

प्राचीन काल में कुछ सात्त्विक गतिविधियाँ होती थीं क्योंकि जीवन में कुछ धार्मिक

---

1. चरक संहिता, विमानस्थानम् II, 8

कार्य और कुछ न कुछ कर्मकांड करने ही होते थे। हर रविवार को गिरजाघर जाने या अन्य प्रकार के धार्मिक कार्यों के करते समय लोग इस बात से सचेत तो रहते थे कि आन्तरिक शान्ति प्राप्त करने और ब्रह्मांडीय सत्ता अथवा परमात्मा से सौहार्दपूर्ण सम्बन्ध बनाने की आवश्यकता है। यह सत्ता इन्द्रियों से अनुभूत सत्ता से कहीं अधिक विराट एवं व्यापक है। आयु के अनेक पड़ावों पर अनेक प्रकार के धार्मिक कार्य करने होते हैं। इन समारोहों के द्वारा लोग प्रत्यक्ष तथा परोक्ष रूप से धार्मिकता-आध्यात्मिकता से जुड़ते थे। प्रकृति और परमात्मा एवं ब्रह्मांड के प्रति आभार व्यक्त करने के विभिन्न तरीके थे। लोग भोजन आरम्भ करने, सोने जाने से पहले या कोई नया कार्य करने से पहले प्रभु की प्रार्थना करते हैं, चाहे वह कितनी ही छोटी अथवा मानसिक स्मरण मात्र क्यों न हो। धीरे-धीरे यह सब लुप्त होता जा रहा है, खासकर शहरी जीवन पद्धति में। इस प्रकार हम रजस और तमस में ही फँसे रह जाते हैं। जब तीनों प्रमुख शक्तियों का सन्तुलन नष्ट हो जाता है और रजस तत्त्व की प्रमुखता हो जाती है। इसकी प्रतिक्रिया होती है और सब कुछ दूसरी चरम सीमा की ओर झुक जाता है; लेकिन वह स्थिति भी समाज के लिए हितकर नहीं होती। हमें अपने जीवन को सत्त्व गुण युक्त करने का हर सम्भव प्रयत्न करना चाहिए जिससे समाज और प्राणियों का स्वास्थ्य एवं कल्याण बना रहे। हमारे सत्त्व गुण किन बातों से नष्ट होते हैं और किस प्रकार इन बातों को समाप्त करना सम्भव है यह आगे बताया जाएगा।

चरक ने सत्त्वगुण युक्त प्राणियों का वर्णन इन शब्दों में किया है :

"सत्त्वगुण प्रधान लोगों की स्मरणशक्ति प्रखर होती है वे निष्ठावान्, आभार माननेवाले, विद्वान्, मन के शुद्ध, साहसी, चतुर, दृढ़ निश्चयी, संग्रामों में डटे रहनेवाले, चिन्ता से मुक्त, सुनिर्दिष्ट एवं गम्भीर बुद्धिवाले तथा कर्मठ होते हैं और नाना प्रकार के कार्यों में जुटे रहते हैं।[1]

सत्त्व विरोधी बीज : असन्तोष

आधुनिक युग में सन्तोष की वृत्ति का प्रायः अभाव ही दिखलाई पड़ता है। सन्तोष की मानसिक वृत्ति लोगों के जीवन में खो गई है। सर्वत्र असन्तोष ही व्याप्त है जिसके कारण लोगों में लोभवृत्ति बढ़ती है। लोभ का अर्थ इतना ही नहीं है कि जो अपने पास नहीं है तथा औरों के पास है, उसकी प्राप्ति हो, वरन् लोभी में आवश्यकता पूर्ति के बाद उस चीज की अधिकाधिक प्राप्ति की कामना होना ही लोभ है। सन्तुष्टि की अवस्था सतत् प्रयास से प्राप्त करनी चाहिए। हमारे मन को जबर्दस्त शक्ति एवं गुणवत्ता प्राप्त है। नई चीजों का सम्पूर्ण सम्भावनाओं के साथ प्रयोग मन करता है। मन की सम्भावनाओं का प्रयोग बुद्धि के माध्यम से सम्भव होता है। हमारी व्यक्ति-सत्ता में बुद्धि

1. चरक संहिता, विमानस्थानम् VIII, 110

ही सत्त्व है। रेखाकृति के रूप में देखें तो बुद्धि का स्थान मन और आत्मा के बीच में होता है। जब मन स्थिर होता है तो वह आत्मावत् हो जाता है। यह स्थिति ध्यान-साधना काल में आती है। लेकिन मन की आत्मा की ओर यात्रा करने में योग-साधक को बहुत

अधिक प्रयास और समय का प्रयोग करना होता है। पतंजलि योगसूत्र के चारों भागों में इसी विषय की चर्चा है। मन की आत्मा की ओर जाने की यात्रा में बीच का क्षेत्र बुद्धि का होता है। जब साधना द्वारा हमारा मन अस्थायी रूप से स्थिर हो जाता है और किसी विशिष्ट या निर्दिष्ट वस्तु पर केन्द्रित होने लगता है, तो हम उस मार्ग पर अग्रसर होते हैं, जब मन इन्द्रियों के उलझाव में नहीं पड़ता और आत्मा के प्रभाव से जागरूक हो जाता है। यही बुद्धि की भूमिका है। व्यक्ति आत्मा की ओर पहुँचने में कितने फासले पर है अथवा वह आत्मा के कितने समीप है, इस विषय में बुद्धि के स्तर अनेक प्रकार के होते हैं। योग साधक को आत्मा को परमात्मा में एकाकार करने के लिए बुद्धि के इन सभी स्तरों को पार करके जाना होता है। (भाग 4, सूत्र 26)। किन्तु आयुर्वेदिक योग के सन्दर्भ में, अपनी सांसारिक अस्तित्व सत्ता के कल्याणार्थ हमें अपने मन पर नियन्त्रण रखने के लिए बुद्धि का प्रयोग सीखना चाहिए। उपनिषदों में ऋषियों ने शरीर की रथ से उपमा दी है, जिसमें आत्मा रूपी मालिक बैठा है, बुद्धि सारथी है, मन अश्वों की लगाम है और इन्द्रियाँ अश्व हैं। यह रथ संसार के राजमार्ग पर चल रहा है। वर्तमान सन्दर्भ में यह कहा जा सकता है कि सारथी (बुद्धि) की सूक्ष्मता तथा कुशलता से हम रथ की लगाम इस प्रकार नियन्त्रित करें, जिससे रथ राजमार्ग पर रहे और रथ के पहिए कीचड़ में न फँसने पाए। इस प्रकार रथ और सारथी दोनों सुरक्षित रहेंगे और हम जगत का आनन्द उठा सकेंगे। पतंजलि के योगी का लक्ष्य मालिक को गन्तव्य स्थान तक पहुँचाना है।

इतनी विस्तृत चर्चा का सार यही है कि हमें इन्द्रियों और मन के स्तर से ऊपर उठकर जीवन का संचालन करना चाहिए और बुद्धि को सन्तोष की प्राप्ति में प्रयोग करना चाहिए। बुद्धि के स्तर पर जीवनयापन करने के लिए हमें आन्तरिक सुस्थिरता की आवश्यकता है और इसे पाने के उपायों की चर्चा इस अध्याय में की जाएगी। इस यात्रा के आरम्भिक चरण की चर्चा गत अध्याय में की जा चुकी है। अपने मन की गतिविधियों को समझने और नियन्त्रित करने के लिए आपको योगासन, प्राणायाम तथा योग क्रियाएँ सीखनी चाहिए जिनकी चर्चा आगामी अध्याय में की जाएगी।

असन्तोष अन्य बुराइयों का बीज है जिससे हमें नाना प्रकार के क्लेश झेलने पड़ते हैं। इससे हमारे मन की शान्ति और आन्तरिक स्थिरता नष्ट हो जाती है। इनके कारण हम बुद्धि के स्तर पर नहीं पहुँच पाते। असन्तोष के कारण लाभ बढ़ते हैं और लाभ किस प्रकार से हमारे मानसिक एवं शारीरिक क्लेशों का कारण बनता है, इसका कुछ विस्तारपूर्वक आगे वर्णन किया जाएगा।

सबसे पहले अपने जीवन की रक्षा के मूलतत्त्व एवं सामान्य पक्ष अर्थात् भोजन की चर्चा करते हैं। भोजन से प्राण रक्षा सम्भव होती है और ऐन्द्रिक सन्तुष्टि प्राप्त होती

है। आयुर्वेदिक पोषक तत्त्वों की चर्चा मैंने अपनी आयुर्वेदिक पुस्तकों में की है। तमाम सद्‌गुणों के बावजूद लोभ के कारण हमारा भोजन आनन्द की बजाय क्लेश कारक बन जाता है। लोग शुरू में अपनी मनोवैज्ञानिक वृद्धि के लिए भोजन करते हैं (आयुर्वेद के अनुसार दो तिहाई पेट भरना ही आनन्दकारी है)। किन्तु लोभ के कारण लोग पेट को ठूँस-ठूँसकर भरते हैं। यदि हम यही क्रम नित्य जारी रखते हैं तो शरीर में त्रिदोषों का सन्तुलन गड़बड़ा जाता है। जिससे नाना प्रकार के शरीर-कष्टों का जन्म होता है। बहुत से लोगों की तोंद बढ़ जाती है और विचित्र बात है कि लोग मोटापा घटाने के विविध उपाय एवं इलाज कराते हैं। खाने पर नियन्त्रण नहीं रखते।

लोभ के कारण लोग भौतिक लाभ कमाने, तरह-तरह के सुख-सुविधा साधन, नाम कमाने आदि के चक्कर में पड़ जाते हैं। लोगों के पास जितना भी हो, उससे वे कभी सन्तुष्ट नहीं होते। इस प्रक्रिया में वे अत्यधिक परिश्रम करते हैं; नाड़ीतन्त्र तनावग्रस्त हो जाता है, नींद ठीक से नहीं आती और सैकड़ों अन्य परेशानियाँ पैदा हो जाती हैं। लोगों को यह शिकायत रहती है कि हमारे पास काम के अलावा मरने तक की फुर्सत नहीं होती। लेकिन वे अपने तथा अपने प्रियजनों तक के लिए समय निकालने की खातिर लाभप्रद कार्य करना नहीं रोकते। लोभी लोग अपनी रोटी खाना भी चाहते हैं और उसे बचाकर भी रखना चाहते हैं। वे 'इस' को और 'उसको' दोनों को ही एक साथ पाना चाहते हैं। लेकिन जीवन में समय, साधनों और शक्ति की सीमाएँ होती हैं। ऐसे लोगों का जीवन सदैव असन्तोष से भरा रहता है।

असन्तोष से ईर्ष्या, द्वेष, प्रतियोगिता, क्रोध और उलझनों से जीवन भर उठता है। इन सबके कारण जीवन अप्रसन्नता एवं दुखों से भर जाता है जिनके कारण नाना प्रकार की गड़बड़ियाँ, रोग तथा क्लेशों का जन्म होता है। हम तरह-तरह के दुश्चक्रों में फँस जाते हैं और जीवन के सारे सुखों से वंचित हो जाते हैं। यदि जीवन में सन्तोष की भावना जगा तथा जमा पाते हैं तो वह ज्ञान प्राप्त हो जाता है, जिससे इन तमाम दुर्भावनाओं पर नियन्त्रण रख सकें। कुछ लोगों का मानना है कि सन्तोष भावना के कारण लोग आलस्यग्रस्त तथा प्रगतिहीनता के पथ पर चल पड़ते हैं। तब हमें यह समझना होगा कि हम 'प्रगति' किसे कहते हैं। यदि हम अपने 'स्वास्थ्य', और मानसिक शान्ति को दाँव पर लगाकर प्रगति करते हैं तो हमें यह सोचना होगा कि ऐसी प्रगति क्या काम्य है ? इसके अलावा, बुद्धिमत्ता, विज्ञान, टेक्नालॉजी की दृष्टि से सन्तोष, प्रगति-विरोधी नहीं होता। प्रगति विरोधी तो हमारा वह दृष्टिकोण है, जिससे हम काम के प्रति सांसारिकता के कारण अत्यधिक फँस जाते हैं, स्वजनों के हित साधन में व्यस्त हो जाते हैं, सांसारिक सुख-भोगों तथा आत्मकेन्द्रित कर्मों को ही प्राथमिकता देने लग जाते हैं। इन सबके कारण असन्तोष का जन्म होता है। वास्तव में चरक ने बारम्बार बौद्धिक त्रुटि की चर्चा की है। यदि किसी आविष्कार, खोज अथवा निर्णय से अपावन और अलाभकर परिणाम होते हैं तो वह बौद्धिक त्रुटि बुद्धि-दोष ही है।

असन्तोष का एक अन्य स्तर है मानव सम्बन्धों के क्षेत्र में विशेषतः स्त्री-पुरुषों

के सम्बन्धों में। लोग औरों से अधिक से अधिक हासिल करना चाहते हैं; मालकियत करना चाहते हैं, दूसरों से अत्यधिक निकटता बनाना चाहते हैं और दूसरे व्यक्ति के लिए पागल तक हो जाते हैं। दूसरे लोग कितना समय और शक्ति आपकी खातिर खर्च कर सकते हैं, उससे वे सन्तुष्ट नहीं होते। इस असन्तोष के कारण झगड़े होते हैं और निराशा जन्म लेती है। पत्नी-पति सम्बन्धों में बहुत से लोग अधिक से अधिक सुख हासिल करना चाहते हैं। सम्बन्धों को और प्रगाढ़ करने तथा मधुरता बढ़ाने की अपेक्षा वे अपने साथी स्त्री-पुरुष को ही बदल देते है। आमतौर पर होता यह है कि अच्छा जीवन-साथी मिल जाने पर वे उसके लिए आभार नहीं मानते। वास्तव में लोग अपने साथी को पावनता एवं मनोवैज्ञानिक दृष्टि से नहीं देखते जो असन्तोष की आधार-भूमि बनती है। इसमें उनकी दृष्टि एक उपभोक्ता की दृष्टि होती है। यह स्थिति उस अवस्था में प्रायः देखी जाती है जब पति-पत्नी का वैवाहिक जीवन लम्बा हो और सुख शान्ति से जीवन चला हो। जब उनमें से एक साथी (पति या पत्नी) की मृत्यु हो जाती है तो दूसरा साथी अकेला होते ही दूसरा साथी खोज लेता है। यह स्थिति पश्चिमी देशों में प्रायः देखने में आती है कि तीस, चालीस या पचास साल के वैवाहिक जीवन के बाद, दूसरा साथी फौरन अन्य साथी को तलाश लेता है। इस तरह के दृष्टिकोण से निराशा और हताशा हाथ लगती है। आपको इस बात के लिए आभारी होना चाहिए कि एक व्यक्ति-विशेष के साथ इतने समय तक अच्छा तथा मिल-जुलकर जीवन-निर्वाह हुआ है और कितने लोगों को ऐसा अच्छा अवसर मिलता है। जीवित जीवनसाथी को कष्टकर समय ठीक से बिताने और भविष्य में सही निर्णय करने में यह दृष्टिकोण सहायक होता है।

असन्तुष्ट मानसिक स्थिति का एक अन्य परिणाम होता है भय और असुरक्षा की भावना। बुनियादी तौर पर, हमें जो कुछ प्राप्त हुआ है, उसे हम खोना नहीं चाहते, इसलिए भय की भावना हमारे मनों में भरी रहती है। यदि हममें सन्तोष-भाव हो तो हममें यह सोच पाने की स्थिरचिता होगी कि प्रत्येक क्षण परिवर्तन होता रहता है। इसी को पतंजलि ने 'काल' की संज्ञा दी है। एक क्षण से दूसरे क्षण के बीच के बदलाव को पतंजलि ने समय कहा है (देखिए भाग IV, सूत्र 33)। कुछ भी सदा सर्वदा एक जैसा नहीं रहता। समय (काल) के कारण ही बीज से वृक्ष बनता है और नन्हा-सा शिशु सुघड़ पुरुष और सुन्दरी युवती बनती है। जीवन में परिवर्तन सामान्य नियम है और व्यक्ति को परिवर्तनों के बाद भी सन्तुष्ट रहना चाहिए। यह सम्भव नहीं है कि जो कुछ आपके लिए लाभप्रद है, वही परिवर्तन के फलस्वरूप सामने आए। हमें जीवन का यह बुनियादी सत्य स्वीकार करके चलना चाहिए। यह हो ही नहीं सकता कि पतझड़ न आए, मृत्यु न हो, बाल झड़ें नहीं अथवा सलौने चेहरे पर झुर्रियाँ न पड़ें। यदि ऐसा होता है तो समय थम जाएगा और उस अवस्था में न तो बच्चे होंगे, नए पत्ते नहीं आएँगे और न फूल खिलेंगे। इसलिए अस्तित्व सत्ता के लिए, काल का आधारभूत सत्य स्वीकार करना चाहिए, प्रसन्नवदन तथा खुश अनुभव करिए; न कि भयग्रस्त और अप्रसन्नता भाव भरे। प्रतिदिन इतने सारे बच्चे जन्म लेते और इतने लोग मरते हैं। जब हमारा कोई प्रियजन

चल बसता है तो हमारे आसपास की दुनिया डोल जाती है लेकिन यह अनुभव हर एक का अलग-अलग होता है। हम स्वयं देखते हैं कि दुनियादारी का चक्र रोजमर्रा की तरह चलता रहता है और हमारे जीवन में भी गतिविधियाँ जारी रहती हैं। हम अवसाद की अवस्था में किसी न किसी प्रकार मन को समझा लेते हैं और सन्तुष्टि प्राप्त कर लेते हैं जिससे जीवन की गाड़ी का पहिया ढुलकने लगे। इस तमाम चर्चा का उद्देश्य यही है कि आप बुनियादी समझदारी को अपना सकें और स्वयं को भय या असुरक्षा सरीखे नकारात्मक भावों से बचा सकें जिनके कारण अनेक प्रकार की गड़बड़ियाँ देखने में आती हैं।

वह सभी कुछ, जो विकास में बाधक हो, तामसिक है। इसीलिए क्रोध, ईर्ष्या-द्वेष प्रतिस्पर्द्धा, भय, असुरक्षा आदि भावनाएँ तामसिक हैं। ये विचार किसी न किसी रूप में सृजनात्मकता और विकास का मार्ग अवरुद्ध करते हैं। आधुनिक जीवन में रजस भाव की प्रधानता है और सात्त्विक भावों के लिए तो समय ही नहीं होता। जब हम सन्तोष की मानसिक वृत्ति अपना लेते हैं तो हम असन्तोष के उपोत्पादों से जो तामसिक होते हैं, मुक्ति पा लेते हैं। हम आत्म-तुष्ट होते हैं और रजस कार्यों को भी सहनशील वृत्ति; धैर्य, साहस और उदारता के साथ सन्तुलित मन, सौख्यपूर्वक तथा बुद्धिमत्ता के साथ करते हैं। अपने अनुभव से ही हम जान पाते हैं कि उस अवस्था में हमारी कार्य कुशलता बढ़ गई है जिससे हम आन्तरिक शान्ति एवं सुस्थिरता के साथ कार्य करने को प्रेरित होते है। सात्त्विक अवस्था में किए गए निर्णय विक्षुब्ध अवस्था में किए गए निर्णयों की तुलना में अधिक समझदारी भरे होते हैं। इसका कारण यही होता है कि सात्त्विक अवस्था में हमारा चित्त आत्मा के प्रकाश से जगमग होता और हमारी बुद्धि प्रखर होती है। उस समय हमारा मस्तिष्क बढ़िया काम कर रहा होता है। उस समय सत्त्व भाव की प्रमुखता होती है और हमारा अन्तः ज्ञान सही मार्ग दिखाता है। पतंजलि के योग-सूत्रों में यही प्रतिपादित किया गया है कि चित्त की सुस्थिरता से आध्यात्मिक प्रगति की राह पर व्यक्ति बढ़ता है और अन्ततः अपने अतीत, वर्तमान, गुह्य तथा दूरस्थ बातों का ज्ञान आदि होना सम्भव होता है। इस विचार को आगे की रेखाकृति में प्रस्तुत किया गया है।

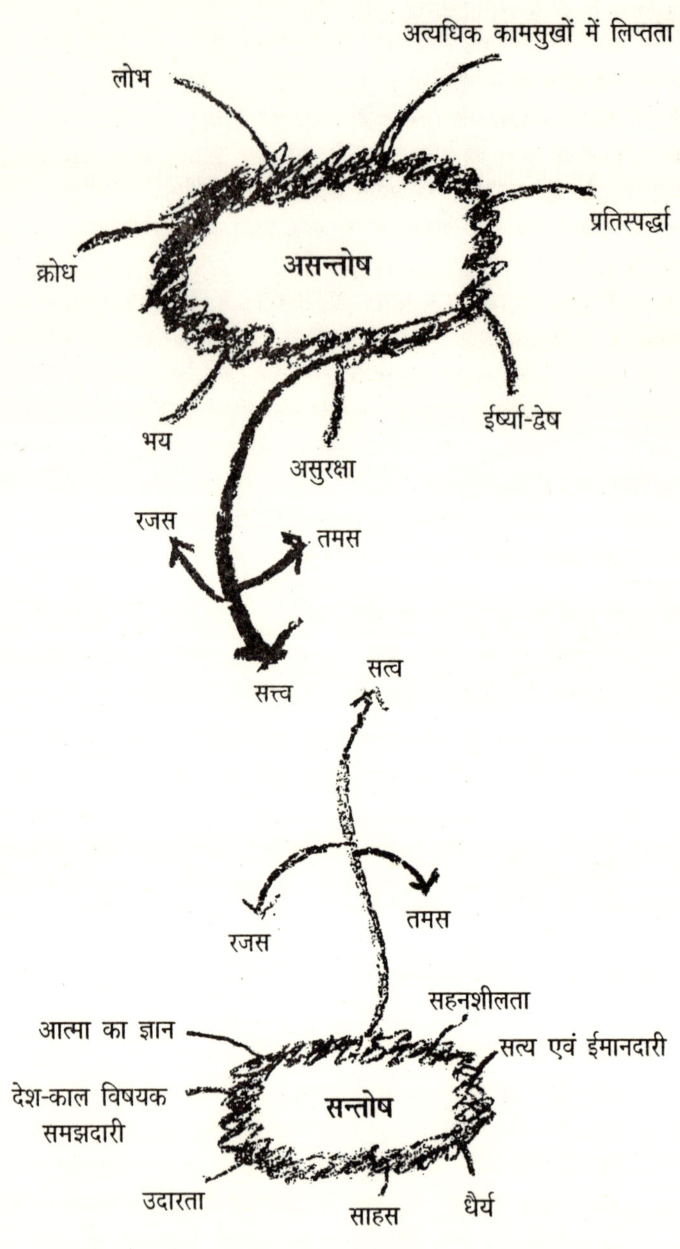

आकृति-29 : सत्त्व के दमन और बुद्धि से जन्मे असन्तोष तथा सन्तोष की स्थिति

दैनिक जीवन में सात्त्विकता का प्रयोग

मन के शुद्धिकरण की चर्चा करते समय कार्यक्रम सं. 1 में एक अभ्यास की चर्चा की गई है। नीचे के कार्यक्रम में रोजमर्रा के जीवन में सात्त्विक भाव को जागृत रखने के लिए कुछ सुझाव प्रस्तुत किए जा रहे हैं। इन विचारों को क्रियान्वित करें और अपने जीवन का अंग बना लें। एक सप्ताह में गुरु के पास कुछ घंटों के लिए ध्यान साधना करना ही पर्याप्त नहीं है। आपको सतत् प्रयास करके साधना का मार्ग अपनाना चाहिए और इस अटूट क्रम के साथ स्वयं को सुदृढ़ एवं स्थिर व्यक्ति बना लेना चाहिए जिससे आप अपने उत्तम गुणों का विकास कर सकें। योग साधना की दृष्टि से गुरु का कार्य साधना का महत्त्व समझाकर उसकी विधियाँ बताना तथा मार्ग की बाधाओं को हटाना है। इस मार्ग पर सफलता प्राप्त करने से आप अध्यात्म के क्षेत्र में अपने वांछित लक्ष्य तक पहुँच सकेंगे। आगे के कार्यक्रम में कुछ सरल उपयोगी बातें बताई है, जिनके लिए अलग से समय देने की भी कोई आवश्यकता नहीं है और उन्हें आप अपने रोजमर्रा के कार्यक्रम में समेट सकते हैं।

कार्यक्रम संख्या 3

नीचे लिखी बातों को अपने दिनचर्या कार्यक्रम में इस तरह जोड़ लीजिए कि वे अन्ततः आपकी जीवनचर्या ही बन जाएँ। शुरू में एक सुझाव अपनाकर उसके अनुसार एक सप्ताह तक काम करें और उसके बाद अगली बात को अपनाएँ।

सत्त्व-वृत्ति अपनाने के लिए आठ सूत्री कार्यक्रम

1. प्रातः जागने पर पूर्व दिशा की ओर मुँह करके सूर्य को धन्यवाद दें कि उन्होंने जीवन का एक नया दिन दिया। उनका आशीर्वाद माँगें कि आपके जीवनपर्यन्त सभी इन्द्रियाँ सुचारु रूप से कार्य करें आप लम्बी, सुख-सन्तोषपूर्ण आय प्राप्त करें।
2. पूर्ण सतर्कता के साथ अपने नित्य कर्म निबटाएँ; नित्य अपने मल को ध्यान से देखें ताकि उसके माध्यम से आप अपने स्वास्थ्य का अनुमान लगा सकें।
3. स्नान करते समय शरीर को ध्यान से देखें और यह भावना करें कि बाहरी मलिनता के साथ-साथ आन्तरिक मलिनता भी दूर हो जाए जिससे आपका चित्त शुद्ध हो और आपको आन्तरिक शान्ति और सौख्य प्राप्त हो। यदि शरीर में कहीं दर्द हो अथवा कोई गड़बड़ी हो तो शरीर पर स्नानार्थ जल पड़ते समय भावना करो कि बहते जल के साथ वह शरीर की परेशानी भी बहा ले जाए। शरीर की अन्य मलिनता के समान, यह शरीर-कष्ट भी नाली में बह जाए।

4. भोजन करते समय गहरी श्वास लो और परमात्मा के प्रति आभार व्यक्त करो कि उसने आपको भोजन सुलभ कराया।
5. दिन का कर्म आरम्भ करते समय, या कार चलाते समय सदैव कुछ गहरी साँसें लीजिए और किसी पवित्र वस्तु अथवा शुद्ध चाँदी का पात्र या क्रिस्टल स्पर्श करें। गाड़ी चलाते समय अपना ध्यान सदा एकाग्र रखें और दीर्घ निश्वास लेते रहें। इस प्रकार अपनी प्राणऊर्जा को अपने मस्तिष्क तक पहुँचाएँ।
6. दिन में काम से थकने की स्थिति में दीर्घ निश्वास लेने का क्रम कई बार करें और अपनी प्राण ऊर्जा को उस अंग तक भेजें, जो थकान अनुभव कर रहा हो। एक या दो घंटों के अन्दर गहरी श्वास लेने की क्रिया करते रहें, जिसके लिए अलग से समय निकालने की जरूरत नहीं है।
7. जब आपमें कोई भावनात्मक विस्फोट हो तो आत्म-सत्ता से सम्पर्क न छूटने दें। आप उसमें न उलझें और जब क्रोध आए, द्वेष भाव या आत्म-दया की भावना उभरे आप अपने आपको देखने की अवस्था में रहें इससे आपका अपने पर नियन्त्रण बना रहेगा।
8. सोने से पूर्व स्वयं को रात्रि-ऊर्जा से प्रभावित होने दें और रजस एवं तमस रहित निद्रा की कामना करें। सोते समय जब आन्तरिक शान्ति बनी रहे अथवा जो निद्रा प्राणायाम एवं जप के उपरान्त आए, उसे 'योग निद्रा' कहते हैं। योग निद्रा आने पर व्यक्ति अल्प निद्रा काल में ही अधिक से अधिक विश्राम कर लेता है।

जीवन में सात्त्विकता बढ़ाने के लिए यह मेरा सरल-सा कार्यक्रम है। इसके कुछ पक्षों पर हम आगे के अध्यायों में कुछ विस्तारपूर्वक चर्चा करेंगे।

3

आसन और प्राणायाम

पतंजलि योगदर्शन के साधनापाद (भाग II) के सूत्र 46 एवं 47 में पतंजलि ने आसन का वर्णन इस प्रकार किया है :

स्थिर सुखमासनम् ॥
प्रयत्नशैथिल्यानन्तसमापत्तिभ्याम् ॥

अर्थात् निश्चल और सुखावह (उपवेशन) ही आसन है। प्रयत्नो परम से आसन सिद्धि होती है जिससे अंग कम्पन रूप समाधि विघ्न न हो। आसन-सिद्धि प्रयत्न शैथिल्य और अनन्त समापत्ति द्वारा होती है। स्थिर होकर आसन करते-करते बोध होगा कि मानो शरीर भूमि के साथ जमकर एक हो गया है। और अधिक स्थैर्य लाभ होने से शरीर का अस्तित्व ही नहीं जान पड़ेगा और साधक कहेगा, 'मेरा शरीर शून्यवत् होकर अनन्त आकाश में मिल गया है।'

सरल भाषा में शरीर की उस मुद्रा में बैठना है जो प्रयासहीन हो जिसमें स्थिर होकर कुछ समय तक बैठा जा सके और उसके साथ मन का निर्णयपूर्वक ध्यान भी लगातार लग सके। इसके लिए आसन के साथ, प्राणायाम को भी समन्वित करना होता है।

पतंजलि के अनुसार योगासन की सिद्धि के उपरान्त श्वास-प्रश्वास का गति विच्छेद ही प्राणायाम है। (साधन पाद भाग II) सूत्र 49। हठ योग आदि में रेचक, पूरक और कुम्भक प्राणायाम के समान योग में प्राणायाम नहीं होता। श्वास लेकर फिर प्रश्वास न करने से जो गति विच्छेद होता है, वह एक प्रकार का प्राणायाम होता है। उसी प्रकार प्रश्वास (वायु-रेचन) कर श्वास-प्रश्वास का गति-विच्छेद एक अन्य प्रकार का प्राणायाम होता है। पूरकान्त अथवा रेचकान्त गति-विच्छेद एक प्रकार का प्राणायाम नहीं है। इसके साथ यदि शरीर की स्पन्दनहीनता और मन की एक विषयता रक्षित न हो तो समाधि का अंगभूत प्राणायाम नहीं होता।

आसन-सिद्धि और प्राणायाम से शरीर और मन सबल बनते हैं। उस अवस्था में आप अपनी व्यक्ति-सत्ता के अनुकूल होंगे और आप ब्रह्मांडीय ऊर्जा के साथ सामंजस्य बैठा सकेंगे। सतत् प्रयत्न और अभ्यास के द्वारा आप आत्म-नियन्त्रण प्राप्त करने, मन की विचार शृंखला तोड़ने और विचार-शून्य मानसिक अवस्था प्राप्त करने में सक्षम होंगे।

अब हम यह विचार करेंगे कि किसी विशिष्ट उद्देश्य की प्राप्ति के लिए इन सब विधियों का प्रयोग कैसे किया जाता है।

इस पुस्तक में जिन आसनों का विवरण दिया गया है, उसके लिए शरीर का लचीलापन होना जरूरी है। इसके लिए आसन की मूलभूत बातें तथा सरल आसनों का प्रशिक्षण लिया जाना चाहिए। इसके लिए आप मेरी 'दि योगा फॉर इटैग्रल हैल्थ' नामक पुस्तक का अनुशीलन कर सकते हैं। फिर भी आपको योगासन आदि सीखने के लिए एक गुरु की आवश्यकता होगी जो योगाभ्यास करते समय त्रुटियों का मार्जन करे और इनकी सही विधियों एवं प्रक्रियाओं की शिक्षा दे सके जिससे आपको इनके अभ्यास से सफलता हासिल हो सके। पुस्तकों की मदद से अपने आप ही योगासन तथा योगाभ्यास करना खतरनाक हो सकता है। हम अपने हिमालयन सैंटर में आयुर्वेदिक कोर्सों के दौरान आयुर्वेदिक योग का गहन प्रशिक्षण देते हैं। लेकिन स्वास्थ्य-वर्द्धन के लिए हम केवल योग पर ही निर्भर नहीं रहते क्योंकि आयुर्वेद और योग दोनों एक-दूसरे पर निर्भर हैं और इन्हें जीवनचर्या के रूप में अपनाना चाहिए। पतंजलि के अष्टांग योग से स्पष्ट है कि शुद्धिकरण प्रक्रिया, संयम और आत्म अनुशासन—योगासन सीखने तथा प्राणायाम करने से पूर्व, प्रशिक्षु व्यक्ति को आने चाहिए। यदि योगासन करने से व्यक्ति को दर्द आदि हो तो इस बाधा को दूर करने के लिए हमें आयुर्वेद की सहायता लेने की आवश्यकता होती है। मेरे कहने का तात्पर्य यह नहीं है कि अधिक भोजन करने से जो वजन बढ़ता है, उसे कम करने के लिए योगाभ्यास कराइए। अधिक वजनवाले व्यक्ति को तो योगासन करने से पूर्व, शरीर की आवश्यकता से अधिक भोजन करने की ऐन्द्रिक भावना पर नियन्त्रण करना चाहिए। अधिक खाना रोकने के बाद ही उसे वजन घटाने के योगासन करने चाहिए।

योगाभ्यास करने की एक पूर्व शर्त है; शरीर की शुद्धि; जिस पर विगत अध्याय में चर्चा की गई है। आयुर्वेद के समान योग में भी अनेक शुद्धि-प्रक्रियाएँ होती हैं। वास्तव में मैंने आयुर्वेद विषयक अपनी पुस्तक में आयुर्वेदिक पंचकर्मों के साथ-साथ योग की शुद्धि प्रक्रियाओं को भी जोड़ा है। आँतों में मल जमा होने, जीभ गन्दी होने और नासिका का साँस लेने का मार्ग अवरुद्ध होने पर आसनों और प्राणायाम में सफलता प्राप्त करना सम्भव नहीं होता।

यहाँ मेरा उद्देश्य आपको योगासनों और प्राणायाम का सारभूत ज्ञान कराना है, जिससे आप पतंजलि की योग-साधना की आत्मा का अवगाहन कर सकें। इस प्रकार आप योगाभ्यास करने की क्षमता अर्जित कर सकते हैं। जिससे शरीर एवं मन सबल हो सके, जीवन की गुणवत्ता बढ़ सके, दीर्घायु प्राप्त हो सके और रोगों का होना रोक सकें और यदि रोग हो जाए तो उससे मुक्ति हासिल कर सकें।

योगासन की वैज्ञानिक भूमि

योगासन करना सीखने से पहले आपको आसन की वैज्ञानिक आधार-भूमि समझना समीचीन होगा। योगासन का तब तक पूरा लाभ आप ग्रहण नहीं कर सकते, जब तक कि वैज्ञानिकता को नहीं समझते। इसके बिना आसन करना यान्त्रिक क्रिया बन जाएगा और वह मात्र व्यायाम रह जाएगा। ऐसी हालत में आसन करने का उद्देश्य ही व्यर्थ चला जाता है।

अपने रोजमर्रा के जीवन में हमारा मस्तिष्क ही शरीर का नियन्त्रण करता है। इस खंड के पहले अध्याय में टाँगों के आसनों का वर्णन किया गया है। हम देखते हैं कि इन आसनों में टाँगें एकदम सीधी रखकर धीरे-धीरे एक गति पर चलाई जाती हैं। इन अभ्यासों को बार-बार करने से हम अपने विचारों की गति को भी धीमा कर पाते हैं। धीरे-धीरे मस्तिष्क अन्य क्षेत्रों पर भी नियन्त्रण कर पाने की क्षमता अर्जित करता जाता है। सतत् अभ्यास से मस्तिष्क इन्द्रियों पर भी नियन्त्रण करने की हालत में आ जाता है। आसन में स्थिरता और सुखपूर्ण स्थिति आने से हमारी मानसिक शक्ति शारीरिक अंगों को मिलने लगती है। दूसरी ओर हम अपने शारीरिक अवयवों से अपने मन को भी प्रशिक्षित करते जाते हैं। जब हम हर बार अपनी टाँगों को थोड़ा और ऊँचा उठाने का प्रयास करते हैं तो इसके लिए मानसिक शक्ति भी लगती है और शारीरिक बल भी। इससे इन योगासनों से शरीर के साथ मस्तिष्क भी प्रशिक्षित होता रहता है। वैज्ञानिक दृष्टि से हमारा केन्द्रीय नाड़ीतन्त्र, माध्यमिक नाड़ीतन्त्र को निर्देश देता है लेकिन माध्यमिक नाड़ी संस्थान में भी केन्द्रीय नाड़ी तन्त्र को निर्देशित करने की क्षमता रहती है। इस प्रकार शरीर और मस्तिष्क के बीच संचार-क्रिया होने लगती है। शरीर द्वारा मस्तिष्क को निर्देशित कर पाना बीमारियों की रोकथाम की दृष्टि से बहुत लाभप्रद होता है। जब हम यान्त्रिक रूप से व्यवहार करते है तो हमारे समस्त क्रियाकलापों का नियन्त्रण हमारा मस्तिष्क और संस्कारजन्य आदतें करती हैं। हमारी पूर्व-निर्धारित तर्क-सम्मतता इस मान्यता पर आधारित होती है कि हम किसे परम सत्य समझते हैं। इस सिद्धान्त के अनुसार भौतिक सत्य (वास्तविकता) ही अन्तिम सत्य है। जब आध्यात्मिक स्तर पर पहुँचा जाता है तो हम वास्तविकता के अनेक आयाम खोज निकालते हैं और उनकी अनुभूति करते हैं। इसी प्रकार प्राचीन ऋषियों ने मानवीय ऊर्जा के विभिन्न आयामों को खोजा और उनका लोक कल्याणार्थ उपयोग किया। इस प्रकार, योगासनों द्वारा हम अपने शरीर को अपने मन से वार्तालाप कराते हैं जिससे शरीर अपनी स्थिति मस्तिष्क को बता सके। मन और शरीर स्वयं को एक-दूसरे पर आरोपित नहीं करते। वे एक-दूसरे का ख्याल करते हुए आपस में समन्वयपूर्वक कार्य करते हैं। विभिन्न आसनों के द्वारा हम अपने शरीर को अन्तःक्षेत्र का अनुभव कराते हैं जिससे वह तुरन्त जान सकें कि कहीं कोई गड़बड़ी या उपद्रव तो नहीं है। अतः प्रत्येक आसन के लिए मन की अनन्त समापत्ति भी होनी चाहिए। यदि योगासन के समय मन चंचल होता है

तो वह शरीर के सतत् प्रयास से धीरे-धीरे शान्ति लाभ करता है और शरीर-मन में समन्वय शुरू हो जाता है।

योगासन में एकाग्रता लाने के लिए मन इन्द्रियों की ओर से विमुख होना पड़ेगा। सच्चाई तो यह है कि किसी भी बात पर ध्यान केन्द्रित करने के लिए, बाह्य ऐन्द्रिक जगत की ओर से चित्त को विमुख कर एक ही विषय या कार्य पर एकाग्रता केन्द्रित करनी होगी। लेकिन जब हम योगासन करते हैं तो हम शरीर की गतिविधि को नियन्त्रित करते हैं। मैंने योग की कक्षाओं के लिए कुछ सरल अभ्यास कराने आरम्भ किए हैं जिससे प्रशिक्षु लोग अपने शरीर पर मन लगा सकें। हाथों को मेज पर अथवा घुटनों पर टिका लें और एक, दो, तीन, चार की संख्या में तालियाँ बजाएँ। चार के बाद एक से गिनती फिर आरम्भ करें। इसी प्रकार का व्यायाम टाँगों से भी किया जा सकता है। इस व्यायाम की लयबद्धता बनाए रखने के लिए मन की एकाग्रता जरूरी होती है। जैसे एकाग्रता टूटती है वैसे ही व्यायाम की लय भी टूट जाती है। इस प्रकार शरीर की गतिविधि से मन की एकाग्रता रखनी होती है।

यहाँ हम कुछ आसन लेंगे और क्रमानुसार बताएँगे कि आसन किस प्रकार करना है। इसका उद्देश्य यह बताना है कि आसन होता क्या है। मैंने आयुर्वेद तथा योग सम्बन्धी अपनी सभी पुस्तकों में योगासनों की चर्चा की है यहाँ उनका वर्णन करने का उद्देश्य है कि उस आसन को पूर्णता के साथ सीख लिया जाए। मैं कुछ नए आसनों की भी चर्चा करूँगी जिससे विशिष्ट रोगों का उपचार किया जा सके।

कार्यक्रम संख्या चार

आसन लगाने की शिक्षा : इस कार्यक्रम में हम टाँगों के **उत्तानपाद आसनों** का ही उदाहरण लेंगे (जो दूसरे कार्यक्रम में था)। मैं आपको दिखाऊँगी कि आसन के विभिन्न चरणों में क्या करना है। इन आसनों को लगाने में सफल होने के लिए दृढ़ इच्छा-शक्ति और सतत् अभ्यास की आवश्यकता होगी। हम इन सभी चरणों को विश्लेषणपूर्वक समझेंगे जिससे आप उस आसन को लगाने में सफल हो सकें जो आपको प्रिय लगे।

पहला चरण : जब आप टाँगें ऊपर उठाना आरम्भ करें, आपका **मन भी** इस प्रयास में सम्मिलित हो और आप यह भी देखें कि आप घुटनों से टाँगों को बिना मोड़े, ऊपर उठाने के लिए उपयुक्त स्थान पर ही जोर लगाएँ।

दूसरा चरण : आपमें कुछ लोगों को कठिनाई होगी और आप टाँगों को अधिक ऊँचाई तक नहीं उठा पाएँगे। अन्य लोगों को लगेगा कि टाँगें उठाने के इस आसन को आपके पेट की मांसपेशियाँ और कूल्हे की नसें खिंच रही हैं। कुछ लोग एक टाँग को दूसरी टाँग की अपेक्षा अधिक आसानी से उठा पाएँगे। इससे उनके शरीर का असन्तुलन प्रकट होता है। यह भी सम्भव है कि आपमें से कुछ लोगों की श्वसन-क्रिया का शारीरिक गतिविधि से समन्वय न हो पाए।

तीसरा चरण : आपको जो भी परेशानी हो रही हो, उसके बाद भी, आपको उन

परेशानियों से उबरने के लिए प्रतिदिन प्रयास करना होगा। पतंजलि की योग-साधना में अपने शरीर के साथ अत्याचार न करते हुए लगातार अभ्यास करके सफलता प्राप्त करने का विधान है। मेरा भी विश्वास है कि अपने साथ जोर-जबर्दस्ती करके कुछ नाजुक बदन लोग स्वयं को ही नुकसान पहुँचाकर मांसपेशी में खिंचाव या दर्द पैदा कर ले सकते हैं।

चौथा चरण : अब हम कल्पना करते हैं कि आपके साथ वह अवस्था आ गई कि आप अंग-संचालन बिना किसी परेशानी के कर सकते हैं और आपकी श्वसन क्रिया एवं शारीरिक अंग-संचालन में तालमेल भी बैठा हुआ है। आपको टाँगें ऊपर करते समय किसी अंग पर जोर नहीं पड़ता। इस अवस्था में आप आसन लगाने के लिए पूरी तरह तैयार हैं। आसन लगाने पर सफलता तभी प्राप्त होगी जब टाँगें ऊपर उठाने की स्थिति में शरीर कष्ट अनुभव न करे और आपको साँस रोकनी न पड़े। आसन लगाते समय अपने आप छोटी और मन्द श्वसन क्रिया होनी चाहिए। इस अवस्था में आप निरायास कुछ समय रुक सकें और आपका शरीर तनावमुक्त अवस्था में होना चाहिए। आसन करने के बाद जब टाँगें नीचे लाएँ तो पुनः आसन लगाने के पूर्व पाँच, दस श्वासों का अन्तराल देना चाहिए।

आसन लगाने के लाभ : मुझे आशा है कि इस विवरण से आप समझ गए होंगे कि आसन क्या होता है। आसन लगाकर शरीर की एक स्थिति-विशेष में लचीलापन और सुविधापरक स्थिति लाना जिसमें आपको न तो तनाव हो और न साँस उखड़े तथा आप इस आसन के दौरान अपनी मानसिक एकाग्रता भी बनाए रख सकें। विभिन्न आसनों के लाभ भिन्न-भिन्न हैं लेकिन मैं सामान्य रूप से यह बताऊँगी कि विभिन्न स्तरों पर किसी आसन के क्या लाभ हुआ करते हैं।

1. विभिन्न आसन शरीर में रक्त-संचार व्यवस्था को सुचारु बनाते हैं और यदि कहीं कोई रुकावट होती है तो उसे समाप्त करते हैं। जब आप अपनी एक या दोनों टाँगें ऊपर को उठाते हैं तथा कुछ समय तक उठाए ही रहते हैं तो आपका रक्त संचार आपके शरीर के ऊपरी भाग में बढ़ जाता है। उस समय आपकी बाँहों एवं सिर के भाग में गर्माहट बढ़ जाती है। विभिन्न आसनों के करने से रक्त का संचार शरीर के विभिन्न भागों में बढ़ता है। इसके अलावा शरीर के आन्तरिक अवयवों का उपयुक्त खिंचाव एवं तनाव भी हो जाता है। अगर किसी अंग में किसी प्रकार की कोई समस्या होती है तो वह फौरन वहीं पकड़ में आ जाती है। पैरों के योगासनों के द्वारा, टाँग का छोटा अथवा कमजोर होना या कमर के जोड़ों या नाड़ियों की समस्या फौरन समझ में आ जाती है और इस प्रकार उसका उपचार सम्भव होता है। आसन लगाते समय आपका मन भी क्रियाशील रहता है, अतः वह शरीर के अन्दर की अवस्था का पता लगाने में सक्षम होता है। इस प्रकार योगासनों का शरीर को पुनः शक्ति देने और सबल बनाने में योगदान रहता है।

2. मन और शरीर की समीपता बढ़ती है और व्यक्ति अपनी मानसिक शक्ति को

शरीर के अन्य भागों तक पहुँचाने में सक्षम होता है। मानसिक और शारीरिक उपचार के लिए यह प्रशिक्षण बहुत आवश्यक होता है। इस विषय पर इस पुस्तक में आगे भी चर्चा की जाएगी।

3. ब्रह्मांड का सृजन करनेवाले पंच महाभूत शरीर-रचना में भी कार्य करते हैं और ये महाभूत शरीर में सांकेतिक रूप से बने रहते हैं। पृथ्वी तत्त्व पैरों तथा घुटनों के बीच में, जल तत्त्व घुटनों तथा गुदा के मध्य भाग में, अग्नि तत्त्व गुदा एवं नाभिमंडल के बीच, वायु तत्त्व नाभि एवं भौंहों के बीच में होता है और आकाश तत्त्व भौंहों तथा सिर के ऊपरी भाग के बीच होता है। ये तत्त्व अपने भार के अनुसार शरीर में वितरित होते हैं। अनेक आसनों के द्वारा हम अपने शरीर के विभिन्न अंगों में सभी पाँचों महाभूतों का वितरण करते हैं; जैसे अपनी टाँगों को ऊपर उठाकर हम पृथ्वी और जल तत्त्व की ऊर्जा शरीर के शेष भागों को भेजते हैं। पृथ्वी हमारी जड़ों और हमारी स्थिरता की वाचक होती है। जब हम अन्य योगासन द्वारा खड़े होकर हाथों से पैरों का स्पर्श करते हैं तो हम कम भारवाले महाभूतों की ऊर्जा पृथ्वी तत्त्व की ओर लाते हैं। अनेक योगासनों द्वारा शरीर में त्रिदोषों के मध्य पुनः सन्तुलन स्थापित करते हैं क्योंकि उन त्रिदोषों का उद्‌गम पंच महाभूतों से ही होता है। विविध प्रकार के आसनों और नाना प्रकार के रोगों के उपचार के सन्दर्भ में इस विषय पर पुनः चर्चा की जाएगी।

इन सभी पक्षों का विस्तारपूर्वक विवरण देकर मैं यह बताना चाह रही हूँ कि यदि आप योगासनों तथा योगक्रियाओं को उपयुक्त ढंग से नहीं समझेंगे तो इनका लाभ सीमित ही होगा। आयुर्वेद योग के सिद्धान्त का प्रतिपादन करने और इस पुस्तक का यह भाग लिखने में मेरा प्रमुख उद्‌देश्य रहा है। इस व्यापक विषय को आपकी समझ में आने योग्य बनाया जाए जिससे उसे जीवन में रोगों को न होने देने तथा रोग हो जाने की अवस्था में उपचार करने के लिए हम सभी इस ज्ञान का प्रयोग कर सकें।

अब हम अगले आसन की चर्चा करेंगे।

कार्यक्रम संख्या पाँच

उत्तान पृष्ठवंश आसन : जठराग्नि उद्‌दीप्त करने तथा रीढ़ की हड्‌डी सबल बनाने हेतु

1. उत्तानपाद आसन कुशलतापूर्वक लगा सकने के बाद ही यह आसन लगाने की दिशा में अग्रसर होना चाहिए क्योंकि इन आसनों में भी शरीर के ऊपरी भाग के साथ टाँगों को भी उठाना पड़ता है। (चित्र 30) इस आसन में आपके शरीर का सारा भार पीठ के निचले अर्ध भाग पर तथा बाँहों के अगले हिस्सों पर पड़ेगा। यह आसन करने के लिए पीठ के बल लेट जाओ जिसमें हाथ फैले हुए हों और पैर एक-दूसरे से सटे हुए हों। इसके बाद अपने सिर और जुड़े हुए दोनों पाँवों को साथ-साथ ऊपर की ओर उठाइए। इसके लिए आप अपनी दोनों कोहनियों का सहारा ले सकते हैं।

2. पीठ के बल लेट जाइए। अपनी बाँहों को तथा पाँवों को परस्पर जोड़े हुए ही

ऊपर की तरफ उठाइए। इस प्रक्रिया में आपका सिर तथा पीठ भी थोड़ी-सी अपने आप उठ जाएगी। (देखे चित्र 31)

3. पीठ के बल लेट जाइए जिसमें आपके दोनों हाथ गर्दन के नीचे हों और हाथों की उँगलियाँ एक-दूसरे में फँसी हों। आपकी टाँगें जुड़ी हुई सीधी हों। रीढ़ की हड्डी के सहारे ऊपर उठते हुए अपनी कमर और पीठ को ऊपर उठाइए (चित्र 32)। इस अवस्था में आपके शरीर का भार कमर के नीचे के भाग पर होगा।

इन तीनों आसनों को लगाने का तब तक अभ्यास करो, जब तक इन्हें कुशलतापूर्वक न लगाने लगो। इन आसनों से, पाचन क्रिया गड़बड़ होने पर, उसमें सुधार होता है और जठराग्नि उद्दीप्त होती है। साथ ही इनसे ही आपकी पीठ के विभिन्न भागों पर लाभप्रद प्रभाव पड़ता है।

नोट : यदि आपकी पीठ या गर्दन में दर्द हो अथवा रीढ़ की हड्डी से सम्बन्धित कोई परेशानी हो तो ये आसन नहीं लगाने चाहिए और पहले इन अंगों में कष्टों का उपचार करना चाहिए।

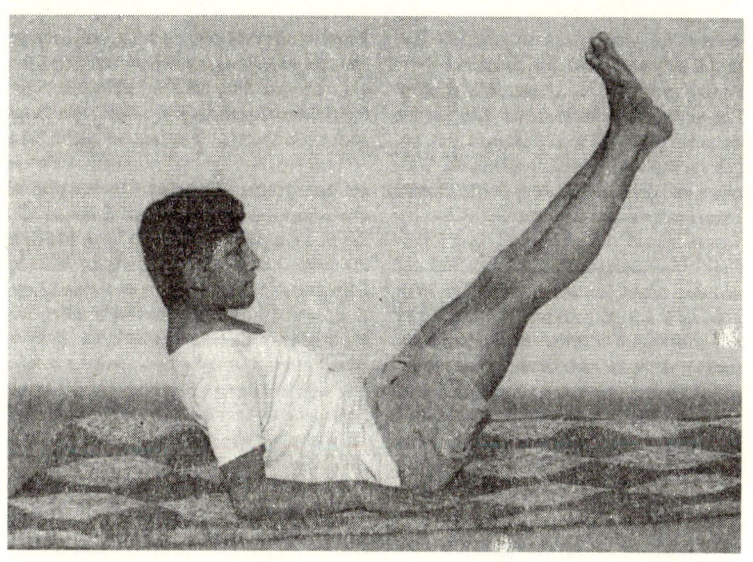

आकृति-30 : उत्तान पृष्ठवंश आसन–I

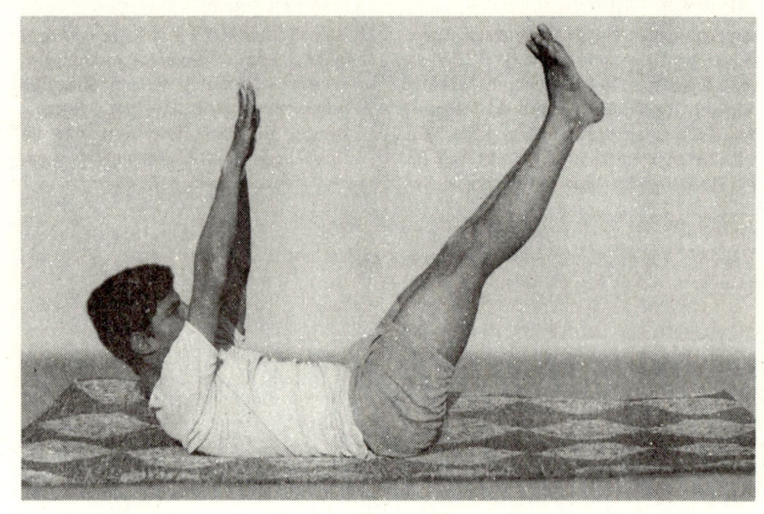

आकृति-31 : उत्तान पृष्ठवंश आसन–II

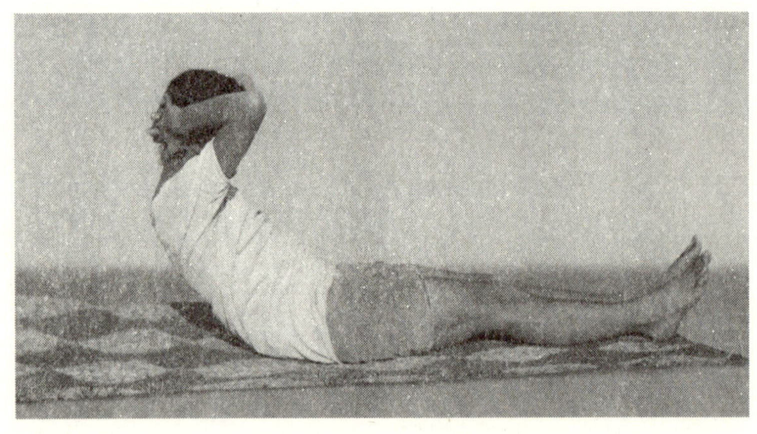

आकृति-32 : उत्तान पृष्ठवंश आसन–III

कार्यक्रम संख्या छह

जठराग्नि उद्दीप्त करने के योगासन : उपरोक्त आसनों के समान शक्ति बढ़ाने, पाचक रसों का स्राव बढ़ाने और भोजन से रस ग्रहण करने आदि के आसन।

इस श्रेणी के आसनों में पहला योगासन–भुजंग आसन–बहुत आसान है और बहुत लोकप्रिय है। इसमें पेट के बल लेटकर अपने सिर और पेट को ऊपर उठाया जाता है। अपने हाथों को छाती की सीध में जमीन पर रखें और ठोड़ी को जमीन छूने दें। श्वास भीतर खींचते हुए अपने सिर और छाती को ऊपर उठाएँ। शुरू में आपकी बाँहें मुड़ी होंगी और धीरे-धीरे बाँहें सीधी करते हुए सिर को जितना सम्भव हो उतना पीछे की ओर झुकाएँ (आकृति-33)। इस आसन में श्वास मन्द होगी और आसन लगाने के दौरान अपने आप श्वसन क्रिया होगी। यहाँ मैं श्वसन क्रिया की चर्चा करके आसन लगाने को उलझन में डालना नहीं चाहती क्योंकि शरीर की मुद्रा के अनुसार श्वास-प्रश्वास स्वचलित होगा। स्थिति के अनुसार अपने आप श्वास (पूरक) स्वतः खिंचेगी और प्रश्वास (रेचक) निकलेगी। फिर भी, आपको अपनी शरीर शक्ति की सीमाएँ समझते हुए आसन लगाना है–किसी प्रकार की जोर जबर्दस्ती नहीं करनी है। आसन की सफलता धीरे-धीरे आयास करने से धीरे-धीरे प्राप्त होती जाएगी। जब आप श्वास छोड़ें तो अपने सिर तथा छाती को नीचे की ओर करते जाइए। जब आप यह आसन लगाएँगे तो कुछ प्राणवायु आपके फेफड़ों में रुकी रह जाएगी।

1. **भुजंगासन :** पहले आसन की भाँति पेट के बल लेटिए। अब अपने सिर और पेट के साथ-साथ एक टाँग को भी ऊपर उठाइए। इसमें आपकी बाँहें, पूर्व आसन में

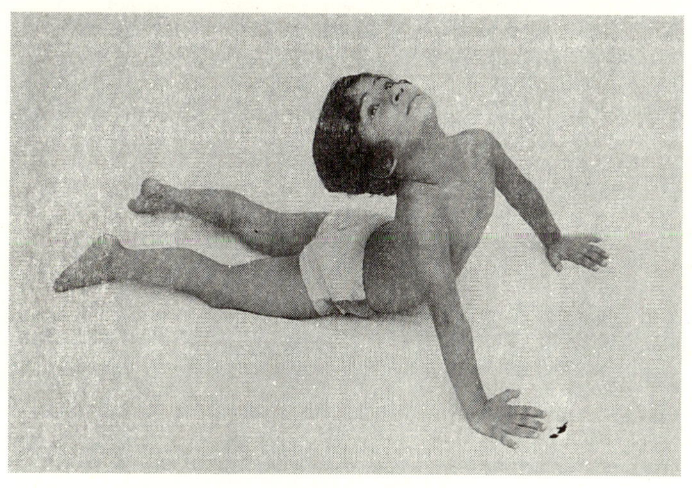

आकृति-33 : भुजंगासन

समान सीधी नहीं होंगी। (आकृति-35) कुछ श्वास-प्रश्वास के बाद दूसरी टाँग उठाकर इस आसन को दोहराइए। लगातार अभ्यास करके इस आसन की अवधि बढ़ाते जाइए।

यह आसन आपके कन्धों, बाँहों और टाँगों का बल बढ़ाता जाता है।

2. धनुरासन : इस आसन में शरीर धनुष की तरह हो जाता है। इसे लगाने के लिए पेट के बल लेट जाइए। अपनी बाँहें पीछे करके टाँगों के नीचे टखनों को कसकर पकड़ लीजिए और पेट का सहारा देकर आगे-पीछे से शरीर को ऊपर की ओर खींचिए (आकृति 34) ऊपर वर्णित आसनों की भाँति इस आसन में श्वसन क्रिया अपने-आप होगी। जब आप इस आसन को कुछ देर तक लगाएँगे तो श्वास धीरे-धीरे आएगी। शरीर की स्थिति के अनुसार श्वास भीतर जाएगी। इस आसन को शरीर की शक्ति के अनुरूप ही लगाएँ। इसे लगाने के लिए शरीर से जोर जबर्दस्ती न करें। धीरे-धीरे अभ्यास से इसमें सफलता प्राप्त होती जाएगी।

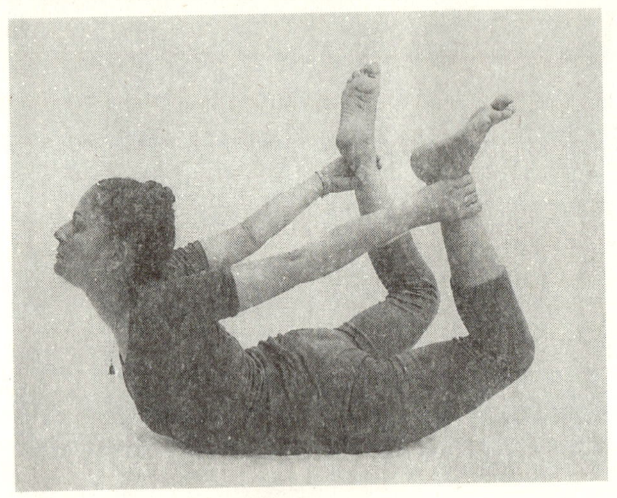

आकृति-34 : धनुरासन

इस आसन में आप आगे-पीछे झोंके ले सकते है। इसे खगासन (पक्षी-मुद्रा-आसन) भी कहते हैं।

इन आसनों में शरीर के सभी अवयवों (शरीर, मांसपेशियों और जोड़ों) का बल-वर्द्धन होता है।

कार्यक्रम संख्या सात

सम्पूर्ण शरीर के लाभार्थ आगे चार आसन दिए जाते हैं जिनमें सभी अंगों का उपयोग होता है इन आसनों में बैठते हुए अधिक से अधिक समय लगाना चाहिए और मन को ध्यान में लगाना चाहिए। आसन लगाते समय शरीर की स्थिति पर ही

चित्त लगा रहे। विचारों की शृंखला नहीं चलनी चाहिए।

1. इस आसन को हलासन कहते हैं, क्योंकि इसमें शरीर की आकृति 'हल' के समान हो जाती है। इसे लगाने के लिए पीठ के बल लेटिए, दोनों पैर जुड़े रहें और बाँहें शरीर से कुछ दूर रहें। इस अवस्था में शरीर पूरी तरह ढीला छोड़ें और दोनों पैरों को धीरे-धीरे ऊपर उठाते जाएँ। टाँगें उठाते जाएँ और सिर के ऊपर से जमीन तक ले जाएँ (चित्र 35) इस आसन को लगाते समय अपनी बाँहों तथा हाथों को तनावपूर्ण न बनाएँ। इस अवस्था में पूर्णता प्राप्त करने तक अभ्यास करते रहें। आसन कष्टकर नहीं लगना चाहिए।

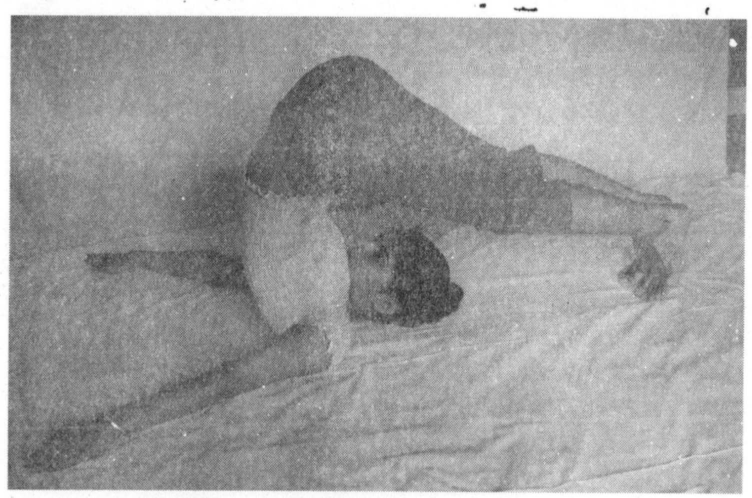

आकृति-35 : हलासन

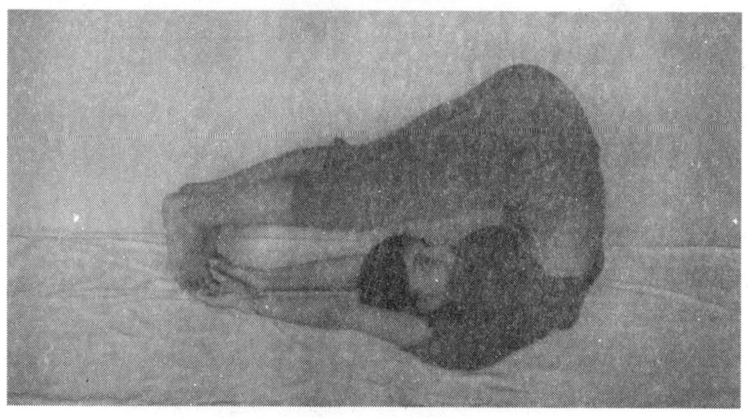

आकृति-36 : हलासन

2. यह योगासन हलासन का दूसरा रूप है। इसमें लेटकर बाँहें ऊपर उठाइए और पैर ऊपर उठाकर हाथों से लगाएँ। (आकृति-36)।

3. इस आसन को सर्वांग आसन कहते हैं। कुछ लोग इस आसन की तुलना दीप-शिखा से करते हैं। इस आसन को लगाने के लिए पीठ के बल (हलासन की भाँति) लेटकर टाँगें ऊपर उठाना आरम्भ कीजिए। जब अपनी टाँगें शरीर से समकोण (90°) पर हों तो कुछ देर रुकिए और फिर टाँगों को सिर की ओर झुकाइए। इस प्रक्रिया में आपकी कमर जमीन से कुछ ऊँची उठ जाएगी। कमर को बाँहों का सहारा देकर शरीर को ऊपर की तरफ तानिए। इस प्रकार आपका शरीर सीधी रेखा के समान हो जाएगा और शरीर का भार गर्दन और कन्धों पर पड़ेगा। (आकृति 37)। इस स्थिति में आपकी ठोड़ी छाती के साथ लगेगी। इस आसन की समाप्ति पर पहले टाँगों को सिर की ओर मोड़िए, कमर पर से हाथों का सहारा हटाइए और कमर को जमीन से छूने दीजिए। इस प्रकार इस आसन को सुविधापूर्वक लगाने में पूर्ण सफलता प्राप्त कीजिए।

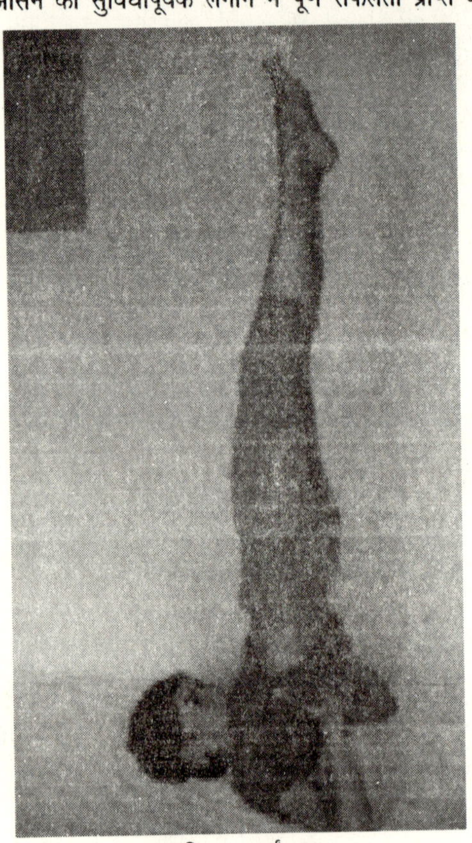

आकृति-37 : सर्वांगासन

4. इस आसन को उष्ट्रासन (ऊँट की मुद्रा) (आकृति-38) कहते हैं। इसमें आपका शरीर चक्र के आकार का बन जाएगा। घुटने के बल खड़े हों। अपनी बाँहों को पीछे की ओर करके शरीर को भी पीछे की तरफ झुकाइए और अपने हाथों से पाँवों को छुएं जैसा कि आकृति सं. 38 में दिखाया गया है।

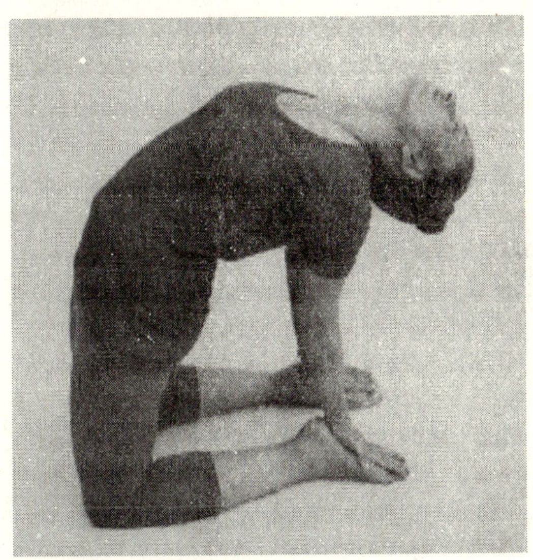

आकृति-38 : उष्ट्रासन

नोट : *इनमें से प्रत्येक आसन के बाद अपने शरीर को ढीला छोड़कर शवासन मुद्रा में लेट जाइए। पीठ के बल लेटकर, इस आसन में ऐसे शान्त पड़े रहना है, जैसे मुर्दा निश्चल पड़ा रहता है। शवासन शरीर को ताजगी देने का उत्तम आसन है। इससे आपका शरीर अगला आसन करने को तैयार होता है। इस आसन का वर्णन मेरी पुस्तक 'योगा फॉर इंटीग्रल हैल्थ' में पढ़ा-समझा जा सकता है।*

कार्यक्रम संख्या आठ

खड़े होकर करनेवाले दो आसन : मैं इन आसनों का वर्णन उन लोगों के लिए कर रही हूँ जिनके पास आसन करने के लिए स्थान न हो। इन आसनों के द्वारा शरीर को चुस्त-दुरुस्त किया जा सकता है। यात्रा करते समय अथवा अधिक व्यस्तता के कारण योगासन करना सम्भव न हो तो आप शरीर को घुमाकर, मोड़कर, चुस्ती-फुर्ती ला सकते हैं।

1. खड़ी अवस्था में करने के आसन में पहले सीधे खड़े होइए जिसमें आपके पैर दूर-दूर हों। आपकी दोनों हथेलियाँ पुट्ठों पर रखी हों। इसके बाद हाथों-पैरों का सहारा

लेकर पीछे की ओर जितना सम्भव हो, उतना झुकिए (आकृति-39) और धीरे-धीरे पुनः खड़े होने की अवस्था में आइए।

2. दूसरे आसन में आपको आगे की ओर मुड़ना है। खड़े होते हुए अपनी दोनों बाँहें समानान्तर स्थिति में ऊपर उठाएँ। इसके बाद आगे की ओर झुककर अपने हाथों से पैरों को छुएं। इस आसन में आपके घुटने मुड़ने नहीं चाहिए। यदि आपका शरीर लचीला है तो आप पैर छूते हुए सिर को घुटनों से भी लगा सकते है। देखिए (आकृति-40)।

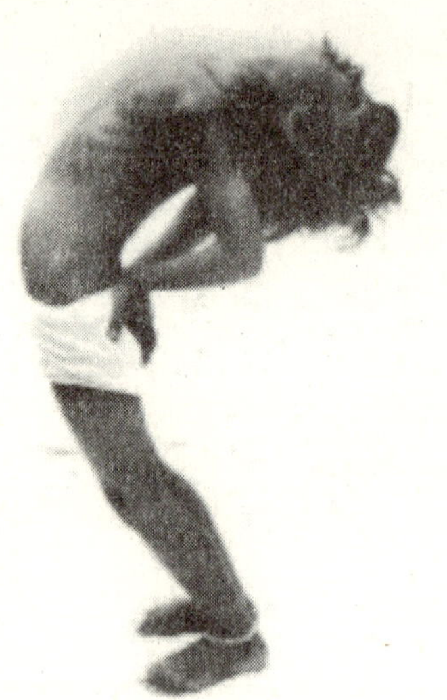

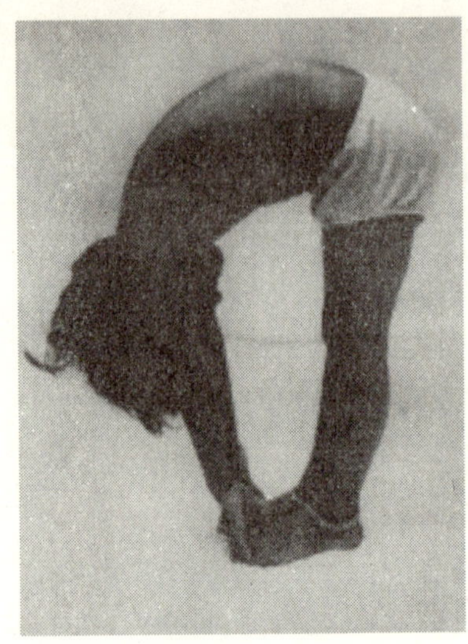

आकृति 39-40 : खड़े होकर करनेवाले आसन

प्राणायाम क्या है ?

प्राणायाम का शाब्दिक अर्थ है अपने 'प्राण' पर नियन्त्रण करना। 'प्राण' का अर्थ है जीवन अथवा चेतना। शरीर में चेतनता का कारण आत्मा होती है। लेकिन शरीर और आत्मा में सम्बन्ध बनाए रखनेवाला और संज्ञावान अवयवों का कारक तत्त्व 'प्राण' होता है। प्राण-शक्ति की समाप्ति पर शरीर और आत्मा का सम्बन्ध टूट जाता है और प्राणी की मृत्यु हो जाती है। प्राण अथवा सतत् ब्रह्मांडीय ऊर्जा व्यक्ति की श्वसन-प्रक्रिया से प्राप्त होती है। इस प्रकार श्वसन क्रिया यान्त्रिक प्रक्रिया नहीं है, जिसके द्वारा शरीर-यन्त्र चालू रखने के लिए आक्सीजन का ईंधन प्राप्त होता है। ऐसा विचार उन लोगों का होता है जो जीवित शरीर को एक यन्त्र मात्र समझते हैं। हमारी श्वसन क्रिया ही ब्रह्मांड से हमारा जुड़ाव है और इसके द्वारा हम ब्रह्मांडीय ऊर्जा को ही अपनी काया में खींचते

हैं (न कि सिर्फ आवश्यक आक्सीजन को)। पंच आधारभूत तत्त्व तथा पाँच सूक्ष्म तत्त्वों से, पाँच कर्मेन्द्रियों द्वारा पाँच प्रकार के कर्म (सांख्य दर्शन पच्चीस तत्त्व) किए जाते हैं। इस प्रकार जब हम प्राण-ऊर्जा का नियन्त्रण करना सीखते हैं तो हम इस क्षमता का विकास कर लेते हैं जिसके द्वारा उस ऊर्जा को उपयोगी कार्यों में लगाने हेतु, विभिन्न दिशाओं में मोड़ सकें। योग-साधना में ऐसी जटिल प्रक्रियाएँ हैं, जिनके द्वारा इस ऊर्जा का लाभप्रद प्रयोग किया जा सके। इस ऊर्जा का महत्त्व संसार की अन्य संस्कृतियों को भी विदित था। शरीर के बहुत से प्राकृतिक कार्य सहज रूप से होते रहते हैं और उसकी विविध गतिविधियों यथा मल-विसर्जन, काम-सम्भोग, क्रोध या अन्य भावनाओं की अभिव्यक्ति के समय हमारी श्वसन क्रिया का स्वरूप बदलता रहता है। हम सभी जानते हैं कि काम-सम्भोग के दौरान हमारी श्वास-प्रश्वास की गति तेज हो जाती है। इस प्रकार काम-क्रिया श्वसन-प्रक्रिया की गति तेज हो जाती है। इस प्रकार काम-क्रिया के दौरान श्वसन-प्रक्रिया से सम्बन्धित होती है। इस विषय पर मैंने विस्तृत विवेचन अपनी पुस्तक 'कामसूत्र फॉर वीमैन' नामक पुस्तक में किया है।

यहाँ मैं विशेष रूप से यह स्पष्ट करना उचित समझती हूँ कि जब मैं यह कहती हूँ कि हम जो वायु शरीर में खींचते हैं, वह ब्रह्मांडीय ऊर्जा होती है। हमें उस सम्पूर्ण ऊर्जा की आवश्यकता होती है, न कि आधुनिक शरीर-शास्त्र और चिकित्सा-शास्त्र की मान्यता के अनुसार केवल आक्सीजन की। इस दृष्टि से जीवित होने की परिभाषा में भी आधुनिक चिन्तन तथा प्राचीन-चिन्तन के अनुसार अन्तर है। आध्यात्मिक दृष्टि से जीवित होने का अर्थ है कि प्राणी सचेत (जागरूक) हो और उसमें सद्-असद् के निर्णय की विवेक बुद्धि हो। जब कोई व्यक्ति बेहोशी की हालत में हो और उसे मशीनों की सहायता से जीवित रखा गया हो तो वह जैविक दृष्टि से ही जीवित होता है। अस्तु।

अब हम **प्राण** के सिद्धान्त पर पुनः लौटते हैं। यहाँ यह समझ लेना आवश्यक है कि हम जब पूरक श्वास लेते हैं तो हम मात्र आक्सीजन ही अपनी काया में नहीं ले जाते। हम जो श्वास लेते हैं, वह आकाश तत्त्व से जुड़ी होती हैं। वास्तव में किसी के अस्तित्व के लिए आकाश का विद्यमान होना आवश्यक है। इस प्रकार हम वायु के साथ आकाश को भी श्वास के साथ भीतर ले जाते हैं। तीसरा तत्त्व अग्नि है। श्वास के साथ काया में वायु के साथ वातावरणीय ऊष्मा के रूप में अग्नि तत्त्व भी जाता है, कल्पना कीजिए—आप ऐसी हवा में श्वास ले रहे हैं जिसका तापमान हमेशा शून्य डिग्री सेंटीग्रेड से नीचे अथवा 70 डिग्री सेंटीग्रेड से ऊपर रखा जाता है। ऐसा विचार मात्र कष्टप्रद है। इस प्रकार प्राण वायु में अग्नि तत्त्व का सन्तुलन परमावश्यक है। तभी उसका सन्तुलन बन सकता है। चौथा तत्त्व है जल। हम सभी जानते हैं कि जल तत्त्व से रहित वायु को श्वास के साथ भीतर खींचने पर नासिका में रक्त का बहना शुरू हो जाएगा। इतना ही नहीं, उसके अन्य कुपरिणाम भी सम्भव हैं। इस प्रकार वायु में जल तत्त्व होना आवश्यक है और वह सदैव वायु में विद्यमान रहता है।

वायु का अधिकांश भाग नाइट्रोजन से निर्मित होता है और हमारे शरीरों में प्रोटीनों

के रूप में इसका खासा अंश रहता है। वायु में पृथ्वी के अन्य अनेक तत्त्व रहते हैं; जैसे कार्बन, सिलिकौन, कैल्शियम, फास्फोरस आदि। इस प्रकार जिस वातावरण से श्वास के माध्यम से हम वायु ग्रहण करते हैं उसमें सभी महाभूत विद्यमान होते हैं। इनके साथ ही सम्बन्धित सूक्ष्म तत्त्व भी साँस के द्वारा स्पष्ट रूप से अन्दर जाते हैं। वायु की जीवनदायिनी गुणवत्ता प्रभात, मध्याह्न, अपराह्न, रात्रि बेला तथा ऋतु एवं मौसम के अनुसार बदल जाती है। हमें स्मरण रखना चाहिए कि वायु हमारे जीवन को प्रत्यक्षतः आजीवन प्रभावित करती है—एक अर्थ में यह वायु ही जीवन है; इसीलिए प्राचीन ऋषियों ने वायु को प्राण कहा है।

वायु में पाए जानेवाले तत्त्वों की ऊपर जो चर्चा की गई है, उसके अलावा वातावरण में सभी प्रकार की गैसें, अनेक प्रकार की लहरियाँ जैसे चुम्बकीय, इलैक्ट्रोनिक आदि; अन्य पौधों के पराग, गन्ध, बैक्टीरिया, वायरस सरीखे अगणित तत्त्व भी मिले होते हैं। इस दृष्टि से अपनी श्वसन-क्रिया का नियन्त्रण करके और हमारी काया-सत्ता में उसकी यात्रा का नियन्त्रण करके हम अपनी शारीरिक एवं मानसिक क्रियाओं पर ब्रह्मांडीय प्रतिक्रिया का भी नियन्त्रण करने में सक्षम होते हैं। हम इस ब्रह्मांडीय ऊर्जा का प्रयोग उपद्रवों का उपचार करने और मानसिक शक्ति को नियन्त्रित करने में कर सकते हैं।

पतंजलि योग के साधन पाद सूत्र 49-50 के अनुसार आसन-सिद्धि के पश्चात् श्वास या बाह्य वायु का आचमन (अन्तः ग्रहण) तथा प्रश्वास या कोष्ठस्थ वायु का निस्सारण, इन दोनों की गतियों का विच्छेद (अर्थात् दोनों का प्रभाव) एक प्राणायाम है। पूरकान्त अथवा रेचकान्त जो भी प्रकार हो, गति-विच्छेद करना ही एक प्रकार का प्राणायाम है। बाद के ऋषियों ने इन तीनों को पूरक, रेचक और कुम्भक प्राणायाम कहा है। ये लोकप्रिय नाम आज भी प्रचलित हैं। कुम्भक प्राणायाम में श्वास खींचकर रोकना और श्वास निकालकर रोकना कुम्भक के दो प्रकार हैं जिन्हें अन्तः कुम्भक और बाह्य कुम्भक कहते हैं। पतंजलि के अनुसार इन तीन प्रकार के प्राणायामों के गहन अभ्यास के बाद, प्राणायाम का चतुर्थ चरण सम्भव होता है। इसमें आसन के साथ एकाग्रता का अभ्यास करना आवश्यक होता है। ईश्वर-भाव, देह-मन का शून्य भाव, आध्यात्मिक मर्मस्थान में ज्योतिर्मय आदि भावों में से किसी एक भाव में एकाग्रता का अभ्यास करना आवश्यक होता है। प्रत्येक श्वास-प्रश्वास में यह एकाग्रभाव उदित रहे। श्वास-प्रश्वास ही मानो उस एकाग्र भाव को उदित करने के कारण हों। इस प्रकार श्वास-प्रश्वास के साथ स्थैर्य-संयोजन का अभ्यास करना चाहिए। गतिविच्छेद काल में भी उस एकाग्र भाव को उदित करने के कारण हों। इस प्रकार श्वास-प्रश्वास के साथ स्थैर्य-संयोजन का अभ्यास करना चाहिए। गति-विच्छेद काल में भी उस एकाग्र भाव को अचल रखना पड़ता है। श्वास-प्रश्वास का ग्रहण एवं रेचन इस सीमा तक कम हो जाते हैं कि श्वास-विच्छेद स्वतः सम्भव होता है। यह अवस्था आ जाने पर प्रकाश-स्रोत अर्थात् आत्मा पर से अन्धकार का आवरण हट जाता है। इस अन्धकार-आवरण का अर्थ है—उस शाश्वत ऊर्जा को स्वीकार न करना जो हमारी वास्तविक सत्ता स्वरूप हमारी

चेतना है और प्रकाश के स्थान पर अपने उस स्वरूप को धारण कर लेना, जो नश्वर है, शाश्वत जीवन नहीं है।

आयुर्वेद योग के वर्तमान सन्दर्भ में हमारा उद्देश्य पतंजलि योग साधक के उद्देश्य से नहीं मिलता जो इस संसार के आवागमन चक्र से सदा-सदा के लिए मुक्त होना चाहता है। आयुर्वेद योग और पतंजलि योग दोनों का आरम्भिक मार्ग साथ ही है। दोनों ही अच्छा स्वास्थ्य, सौख्य एवं सौमनस्य प्राप्त करना चाहते हैं। आयुर्वेदिक आध्यात्मिक उपचार का आधार तत्त्व प्राणायाम है। इसके अनुसार रोग के निदान तथा रोगोपचार में इसका प्रयोग होता है। इस विचार पर इस पुस्तक में आगे विमर्श किया जाएगा।

प्राण-ऊर्जा—उसका अन्तः अवगाहन

श्वसन-क्रिया मात्र मनोवैज्ञानिक प्रक्रिया नहीं है वरन एक ऐसी जीवन्त शक्ति है जो शरीर और आत्मा दोनों को धारण करती है और हमें जीवित रखती है। जीवन में कभी न कभी हमें अनुभूति होती है कि प्राण का यह संयोजन कार्य कितना मूल्यवान तथा कितना नाजुक होता है। यदि भोजन या पानी में गले में अटक जाने पर आपके लिए श्वास लेना कठिन हो जाता है तो पता चलता है कि जीवन की डोर कितनी नाजुक है। इससे यह अनुभव हो जाता है कि मृत्यु का स्वरूप कैसा होगा। पुरानी खाँसी या दमा रोगवाले व्यक्ति को इस स्थिति का अनुभव जब-तब हो सकता है। जीवन में ऐसे अवसर भी आ सकते हैं जब व्यक्ति को अनुभव होता है कि शरीर से जुड़ी प्राण की डोर कितनी पतली है।

प्राणायाम की क्रियाएँ सीखने से पहले आपको अपनी हर क्रिया-प्रक्रिया में प्राण-शक्ति को अवधारण करना सीखना होगा। इसके लिए अपनी श्वसन-क्रिया का सावधानी से अवलोकन करें। इससे आपको यह ज्ञात होगा कि विभिन्न भावनात्मक अवस्थाओं तथा अलग-अलग स्थितियों में श्वास-प्रश्वास में कितना अन्तर आता है। उदाहरण के तौर पर यदि आप चित्रपट, टी.वी. या रंगमंच पर कोई भयावह दृश्य देखते हैं या किसी ऐसी स्थिति में जिसमें आपके भावों का साधारणीकरण दृश्य के साथ हो जाता है तो आपकी श्वास की गति मन्द हो जाती है और किसी एक क्षण में तो साँस रुक ही जाती है। मनोदशा की इन परिवर्तित स्थितियों का पर्यवेक्षण शुरू के कुछ दिनों तक करें और फिर अपने विचारों के साथ श्वसन क्रिया की गति की ओर ध्यान दें।

यह आदत डालने का प्रयत्न कीजिए जिसमें श्वास नियमित रूप से तथा गहराई से लें। जब किसी भावुक स्थिति में आकंठ डूब गए हों तो अपने विचारों की शृंखला को भंग कीजिए जिससे आप गहराई तक लय-बद्ध गति से साँस ले सकें। इस प्रकार आप कुछ ब्रह्मांडीय ऊर्जा को आत्मसात् कर सकेंगे। इस कथन को आप ठीक से हृदयंगम कर सकें, इसके लिए भोजन का एक उदाहरण दिया जाता है। आयुर्वेद के अनुसार भोजन अच्छा हो और पर्याप्त परिमाण में लिया जाए; इसके अलावा यह भी

विचारणीय है कि भोजन ग्रहण किस प्रकार किया गया है। अगर आपने खड़े-खड़े या चलते हुए जल्दी-जल्दी भोजन ग्रहण किया है, अत्यन्त दबाव में खाया है तो उस भोजन का आपके शरीर को लाभ नहीं होगा। वह भोजन, खानेवाले के अंग को नहीं लगेगा। अगर भोजन करने का यह क्रम वर्षों तक चलता रहे तो आपका पाचन-तन्त्र गड़बड़ हो जाएगा। इसके विपरीत यदि भोजन अच्छे वातावरण में आराम से बैठकर शान्त चित्त से ग्रहण किया जाए तो उसे शरीर अच्छी तरह आत्मसात् करेगा अर्थात् वह भोजन काया को लगेगा जिससे आपको ऊर्जा मिलेगी और तेजस बढ़ेगा। इसी प्रकार यदि आप प्रचुर मात्रा में सुलभ ब्रह्मांडीय ऊर्जा से उपयुक्त श्वास-प्रश्वास विरामों के साथ लयपूर्वक ऊर्जा को ग्रहण नहीं करोगे तो आपका मुखमंडल पीतवर्णी ही रहेगा; आपको गले या श्वास नली के रोग हो सकते हैं और आप जल्दी-जल्दी थकान अनुभव करेंगे। इसलिए अपनी श्वास-प्रश्वास योग विधि से लेने का अभ्यास कीजिए और श्वसन-क्रिया का निरीक्षण समय-समय पर करते रहिए।

प्राण ऊर्जा में आते परिवर्तन

आयुर्वेद के अनुसार विविध-भौगोलिक स्थानों, जलवायु की बदली स्थितियों उम्र का और दिन के बदलते प्रहरों का त्रिदोषों पर अलग-अलग प्रभाव पड़ता है। इसलिए हमें प्रकृति के साथ रहते हुए देश-काल के प्रभावों के अनुरूप भी जीवनयापन करना चाहिए। इन स्थितियों के फलस्वरूप त्रिदोषों पर ही प्रभाव नहीं पड़ता, बल्कि प्राण-ऊर्जा भी न्यूनाधिक होती रहती है। हर व्यक्ति की श्वसन-क्रिया जागृत तथा सुप्तावस्था में वायुमंडल की नमी, स्थान की ऊँचाई आदि बातों के कारण घटती-बढ़ती रहती है। इसलिए आयुर्वेदिक चिकित्सक उपचार तथा आरोग्य के लिए जलवायु और स्थान-परिवर्तन का भी ख्याल करता है। इन पक्षों से त्रिदोषों पर तो प्रभाव पड़ता ही है, अपितु प्राण-ऊर्जा भी प्रभावित होती है। सीधी भाषा में कहें तो हम अपनी प्राण ऊर्जा के साथ मौसम और जलवायु का भी अन्तः-अवगाहन करते हैं। जब हम इन सभी तत्त्वों का स्वास्थ्य एवं मन पर पड़नेवाले प्रभावों की चर्चा करते हैं तो वह दो स्तरों पर होती है—मनोवैज्ञानिक और सूक्ष्म। वस्तुतः ये दोनों परस्पर सम्बन्धित और एक-दूसरे पर आश्रित भी हैं। यहाँ प्रदूषित तथा प्रदूषणहीन वातावरणों की नहीं, वरन प्रदूषण रहित नैसर्गिक वातावरण की बात की जा रही है जिसमें सहज स्वाभाविक बदलाव आते रहते हैं। प्रदूषित वातावरण में प्राण-ऊर्जा घटती-बढ़ती है जिसकी चर्चा बाद में की जाएगी।

प्राण-ऊर्जा के बदलाव और हम पर पड़ते प्रभावों को समझने के लिए कुछ उदाहरण उचित रहेंगे। यूरोप में गर्मियों तथा भारत में वर्षा ऋतु के दौरान, कुछ दिनों की गर्मी के बाद आकाश में बादल छा जाते हैं लेकिन वे बरसते नहीं। बादल दो-एक दिन तक छाए रहते हैं। ऐसे दिनों में हवा का दबाव अनुभव करने की बात है। बादल छाए होने और वर्षा न होने पर वातावरण में उमस होती है जिससे वातावरण में तनाव-सा अनुभव

होता है। लोगों के शरीर एवं मन में भी तनाव की अनुभूति होती है। आपके पेट में अपच रहेगा जिसका कारण आपकी वात, पित्त या कफ प्रकृति पर निर्भर करेगा। महिलाओं के मासिक धर्म में विलम्ब हो सकता है। आप स्वयं को तनावग्रस्त अनुभव करेंगे जो अन्य लोगों के साथ आपके व्यवहार में प्रकट होगा। मन की मुक्तता, विचारों की अभिव्यक्ति, भावनाओं, क्रियाओं तथा जैविकी प्रक्रिया आरम्भ होने में देर हो सकती है। लेकिन वर्षा हो जाने पर आपको हर तरह से राहत का अनुभव होगा। अनिवार्यतः यह सब इसलिए हो रहा था कि प्राण ऊर्जा पर वातावरण का प्रभाव पड़ रहा था। स्पष्टतः हम प्राण-ऊर्जा के द्वारा ब्रह्मांड से जुड़े रहते हैं, उसी का यह परिणाम था कि हम वातावरण से प्रभावित हो रहे थे। संसार की वस्तुस्थिति का प्राण-ऊर्जा पर और हमारी प्राण-ऊर्जा का प्रभाव वनस्पति-जगत, जल तथा अन्य उपभोग्य वस्तुओं पर होता है। इस प्रकार हमारी प्राण-ऊर्जा सभी कुछ को प्रभावित करती है और हमारे सम्पूर्ण अस्तित्व को सभी प्रकार से प्रभावित करती है।

सामान्यतः महिलाओं को मासिक धर्म के स्राव से पूर्व किसी न किसी रूप में तनाव होती है। उनका आन्तरिक वातावरण उनके शरीर एवं मन को प्रभावित करता है। मासिक धर्म के पूर्व बाहरी वातावरण उनको प्रभावित करता है। इसी प्रकार समस्त ब्रह्मांड में होनेवाले परिवर्तन हमें प्राण-ऊर्जा के माध्यम से प्रभावित करते हैं। विभिन्न मौसमों, ग्रह-नक्षत्रों, चन्द्र तिथियों आदि सभी का प्रभाव पड़ता है। रात्रिकालीन प्राण ऊर्जा शान्त, क्रियाहीन और तामसिक होता है। ऊषःकालीन वातावरण सात्त्विक होता है क्योंकि सवेरे ध्वनियाँ, शोर, शारीरिक गतिविधियाँ तथा मानसिक बेचैनी आदि की शुरुआत नहीं होती है। पहाड़ों या अरण्यों की प्राण-ऊर्जा बड़े-बड़े नगरों के अन्दर तथा उनके आसपास के वातावरण की प्राण ऊर्जा से भिन्न होती है क्योंकि नगरों का वातावरण प्रदूषित होता है।

1991 में हिमालय पर्वत पर उत्तरकाशी में जहाँ हमारा हिमालय केन्द्र है और मैं इस पुस्तक के इस भाग का लेखन कर रही हूँ, रात के दो बजे भीषण भूकम्प आया था। आश्चर्य की बात है कि भूकम्प से पहले ही अनेक लोग जग गए थे। मैंने इस स्थिति का गम्भीरता से अनुसन्धान किया था और पता चला कि बहुत-सी जगह बच्चों ने या तो पानी माँगा या उन्हें टट्टी-पेशाब करनी थी अथवा कहीं कोई और कष्ट हुआ था। मेरी मान्यता है कि उस समय भूकम्प से पहले का तनाव वातावरण में भरा हुआ था और लोगों ने अपनी प्राण ऊर्जा के माध्यम से उस तनाव की अनुभूति की थी।

प्राण-विकृति

वातावरण का प्राण हममें प्रतिपल अन्तरित होता रहता है और हमें ढेरों ऊर्जा प्रदान करता रहता है। लेकिन हम लोग ही अपने आसपास के आकाश में असन्तुलन पैदा कर देते हैं। हम प्रदूषण फैलानेवाली बहुत-सी वस्तुओं, शोर, धुएँ तथा अन्य गन्दी वस्तुओं

के कारण ब्रह्मांडीय ऊर्जा के सन्तुलन में गड़बड़ी पैदा कर देते हैं। सूर्य और चन्द्रमा में ताँबई रंग दिखने लगता है और ब्रह्मांडीय कारणों की ऊर्जा हम तक पूरी तरह नहीं पहुँचने पाती है। यह वातावरण की प्राण-विकृति है। दूसरे शब्दों में हम कह सकते हें कि संसार के अधिकांश महानगरों में वातावरण की प्राण-विकृति के कारण नाना प्रकार के रोग फैलते हैं। इनसे बड़ी गड़बड़ियाँ होती हैं और लोगों की मृत्यु होती हैं। इन स्थानों में ब्रह्मांडीय ऊर्जा पर्याप्त रूप में तथा पर्याप्त मात्रा में नहीं पहुँचती जिससे वहाँ उपयुक्त हरियाली नहीं पनप पाती। इन स्थितियों में उगे खाद्य पदार्थों को जब हम खाते हैं तो उनसे हमें आवश्यक प्राण ऊर्जा प्राप्त नहीं होती। इसके परिणामस्वरूप इन पदार्थों के पोषक तत्त्वों की उचित मात्रा लेने पर भी लोग थके रहते हैं। उनके चेहरों पर कोई चमक न होकर पीलापन छाया रहता है। जीवन-ऊर्जा की कमी के कारण लोगों का आचार-व्यवहार बदलता है जिससे उनका स्वास्थ्य ढीला हो जाता है और वे मन्द बुद्धि हो जाते हैं।

प्राण-ऊर्जा हरे वृक्षों के माध्यम से कार्य करती है। इससे वृक्षों के पत्तों का मर्मर रव, तितलियों की फड़फड़ाहट, चिड़ियों की चहचहाहट, वर्षा, नदियों, सरोवरों एवं झरनों की नाना प्रकार की ध्वनियाँ आदि सुनाई पड़ती है। जब हम वातानुकूलित नगरों या अन्य बन्द स्थानों में या शोर भरे स्थानों में रहते हैं तो हम जिस प्राण ऊर्जा को श्वास के माध्यम से ग्रहण करते हैं, वह मशीनों, मोटरों के शोर आदि से प्राप्त होती हैं और निश्चित रूप से इन सबका हम पर प्रभाव पड़ता है। हमें स्मरण रखना चाहिए कि हम शोर को कानों से सुनते ही नहीं हैं वरन् श्वास के माध्यम से उन्हें सूँघते और अपने शरीर में घुसाते भी हैं। इसी प्रकार जब हम अपने आसपास केवल, सीमेंट की इमारतें, चलते हुए इंसान ही बड़ी संख्या में देखते हैं, जिनमें हरियाली-पक्षीगण आदि नहीं होते तो इन दृश्यों को आँखों के माध्यम से तो पीते ही हैं, हम इस कठोरता को अपनी श्वास के साथ अपने अन्दर भी भरते हैं।

इसलिए, अच्छे स्वास्थ्य के लिए त्रिदोषों का सन्तुलन सत्त्व, रजस, तमस आदि वृत्तियों के अलावा वातावरण में भी एक सन्तुलन का होना आवश्यक है, जिससे हम हर समय प्राण ऊर्जा ग्रहण करते हैं। प्राण ऊर्जा में विकृति न होने पाए, इसके लिए विश्व स्तर पर हम सभी का सम्मिलित प्रयास करना आवश्यक होगा। हम पृथ्वी के वातावरण के एक भाग को शेष से अलग करके सुधार या बिगाड़ नहीं सकते क्योंकि तेज हवाएँ, जल धाराएँ, समुद्र की लहरें आदि सभी तो सर्वत्र अपना-अपना कार्य करते रहते हैं। खादें तथा कीटनाशक पदार्थ तो एक प्रकार के मन्द प्रभाववाले जहर हैं जो उस देश या स्थान तक ही नहीं रहते, जहाँ बनते हैं, बल्कि सर्वत्र जाते हैं। इसी प्रकार खाद्य पदार्थों के संरक्षण में प्रयोग होनेवाले रासायनिक पदार्थ, साबुन, टूथपेस्ट, शैम्पू इत्यादि भी हानिकर हैं। इसलिए आवश्यकता इस बात की है कि ऐसी अन्तर्राष्ट्रीय संस्थाएँ बनाई जाएँ जो प्राण ऊर्जा को हानि पहुँचानेवाले पदार्थों से वातावरण को मुक्त करने के लिए शक्तिशाली प्रयास कर सकें और प्रयासों में कारगर सफलता भी हासिल कर सकें।

काया में प्राण कहाँ कैसे

पतंजलि के योगसूत्र में भाग III (विभूति पाद) के सूत्र 39 में हमारी काया में प्राण के पाँच रूपों (क्रिया) का वर्णन किया गया है। **प्राण** वायु की गति मुख और नासिका में है तथा हृदय तक उसकी वृत्ति है। वायु का समनयन करने के कारण प्राण **समान** कहलाता है और हृदय से नाभि तक गति करता है। वही अपनयन करने के कारण **अपान** कहलाता है। यह प्राण को नाभि से लेकर पैर के तलवों तक में स्थित होता है। उन्नयन करने के कारण प्राण को **उदान** कहते हैं, उसकी सिर तक स्थिति है। सर्व शरीर में व्याप्त होने के कारण यह **व्यान** कहलाता है।

प्राण ऊर्जा को अपने शरीर के विभिन्न अवयवों तक पहुँचाने की प्रक्रिया आप सीखें। इसके लिए आपको शरीर में प्राण ऊर्जा नियमित, नियन्त्रित तथा निर्देशित करने की विधियाँ सीखनी आवश्यक हैं। यही प्राणायाम का कार्य है जिसकी चर्चा इस अध्याय के आरम्भ में की गई थी। यह समझाया ही जा चुका है कि आप अपनी श्वसन-कार्यक्रम में आप सीखेंगे कि श्वसन क्रिया के निर्देशन में आप श्वसन क्रिया किस प्रकार बीच में विरामित करें। मैं अपनी अन्य पुस्तकों में वर्णित विषय को संक्षेप में दोबारा प्रस्तुत कर रही हूँ।

कार्यक्रम संख्या नौ : प्राणायाम में दीक्षा

प्रथम चरण : इसमें प्राणायाम के चार कदम सीखने भर हैं। इनकी चर्चा पतंजलि ने योगसूत्र के भाग दो-सूत्र 49 में की है। सर्वप्रथम चौकड़ी मारकर अथवा पद्मासन लगाकर बैठ जाइए। इस मुद्रा में आपकी रीढ़ की हड्डी सीधी रहे और शरीर अकड़ा हुआ न हो। इसके बाद पूरक श्वास को नियमित रूप से धीरे-धीरे भीतर खींचना आरम्भ करें और पूर्ण क्षमता में श्वास भरें। इस समय प्राणवायु की अवस्था पर पूरा ध्यान रखें। उसकी लय-ताल जाने और उसकी अन्तः यात्रा पर दृष्टि रखें। इस समय स्वयं को श्वास लेने के प्रयास से दूर कर लीजिए और जब प्राणवायु काया में ही हो, तो स्थिर भाव हो जाइए। जितनी देर प्राण-वायु अन्दर रख सकें, रखें। उसके उपरान्त उसी गति लय से प्राण वायु का रेचन करें जिस प्रकार वह भीतर खींची थी। इस समय भी श्वास पर से आपका ध्यान हटना नहीं चाहिए। जब सारी प्राण वायु का पूर्णतः रेचन हो जाए तो वक्ष को कुछ देर खाली रखें और अन्तः आकाश पर ध्यान लगाएँ। यह पूरी प्रक्रिया अनेक बार करके दोहराएँ और धीरे-धीरे, श्वास खींचने, श्वास रोकने और श्वास निकालने का समय बढ़ाएँ। श्वास भीतर खींचने और उसे बाहर निकालने का समय बराबर हो तथा साँस रोकने का उससे आधा। इसका यह अर्थ नहीं कि आप इसके लिए घड़ी लेकर बैठें। यह तो प्राणायाम-विधि की शुद्धता की दृष्टि से बताया गया है।

दूसरा चरण : पहले चरण के पश्चात् अपने शरीर के दाहिने और बाएँ पार्श्वों को

ऊर्जावान बनाइए। ये दोनों भाग तमस एवं रजस के वाचक हैं। इन्हें चन्द्र (वाम्) और सूर्य (दक्षिण) भाग भी कहते हें। इसके लिए एक नासा-रन्ध्र को बन्द रखकर प्राणायाम के चारों चरणों में दूसरे नासा-छिद्र से श्वास खींचनी और निकालनी होती है। आप अपने दाएँ हाथ से दाईं तरफ का नथुना बन्द करके बाएँ नथुने से श्वास खींचिए (आकृति-41)। इसके बाद अनामिका उँगली को उठाकर बाएँ नथुने से श्वास बाहर निकालिए। इसके बाद पुनः नथुना दबाकर बिना श्वास लिये वक्ष खाली रखिए। इस प्रक्रिया को छः से दस बार दोहराइए। इसमें बाएँ नथुने से ही साँस खींचिए और रोकिए। लेकिन दाहिना नथुना भी दबा रहना चाहिए। इसके बाद यही प्रक्रिया दाहिने नथुने से करो और उस अवस्था में बायाँ नथुना बन्द रहना चाहिए।

तीसरा चरण : इस चरण में पहले दाहिने नासापुट से श्वास लें तथा बायाँ नथुना अँगूठे से बन्द रहे और दाएँ नथुने को अनामिका उँगली से बन्द करके श्वास फेफड़ों में रोकें। इसके बाद बाएँ नथुने से श्वास निकालें और आपका अँगूठा दाएँ नथुने को बन्द रखें। अब बाएँ नथुने को भी बन्द कर लें और श्वास फेफड़ों में रोकें। उसके बाद बाएँ नथुने से श्वास लें और निकालें। इसके बाद इसे कई बार दोहराएँ। दूसरे शब्दों में श्वास एक नथुने से खींचें और दूसरे से निकालें। अगली बार जिस नथुने से श्वास निकली है, उससे श्वास खींचें और दूसरे नथुने से निकालें। यह श्वसन क्रिया छः से दस बार तक दोहराएँ।

चतुर्थ चरण : इस चरण में दोनों नथुनों से श्वास भीतर खींचें। श्वास खींचने के बाद जब श्वास रोकें तथा श्वास निकालें तो दोनों नथुने अँगूठे और अनामिका उँगली से बन्द करें। इस चरण की सहायता से आप प्राणायाम के चारों चरणों की अवधि बढ़ा सकते हैं।

कार्यक्रम संख्या दस : प्राणायाम का अभ्यास

पहला चरण : प्राणायाम की दीक्षा के दौरान आप प्राणायाम की तकनीकी बारीकियों पर ध्यान दे रहे थे। बारम्बार अभ्यास करके आप चारों चरणों का समय बढ़ाने में सफल हो जाते हैं और ध्यान भी लगा पाते हैं। इस कार्यक्रम में आप दूसरा और चौथा चरण करने का अभ्यास नथुने बन्द किए बिना ही करेंगे। अभ्यास कर लेने पर आप एक नथुने को बन्द किए बिना ही दूसरे से साँस खींच सकते हैं और नथुने बन्द किए बिना ही फेफड़ों को श्वासरहित रख सकते हैं। प्राणायाम की यह अवस्था लगातार अभ्यास, दृढ़ इच्छाशक्ति और धैर्य से जुटे रहने पर सम्भव होती है।

इसके लिए जब आप एक नथुने से, दूसरे को बिना बन्द किए, श्वास खींच और निकाल रहे होते हैं तो श्वास लेते समय, उसकी प्रक्रिया में स्वयं को पूरी तरह डुबो देने की आवश्यकता होती है।

दूसरा चरण : इस चरण में आपको अपनी प्राण-ऊर्जा को अपने शरीर के किसी भाग तक भेजना सीखना होगा। यह क्रिया धीमे-धीमे सहज रूप से करनी होगी।

अंग-विशेष तक प्राण ऊर्जा भेजनी होगी। इसके हेतु प्राण ऊर्जा को हृदय-देश तक ले जाना होगा। बाद में, प्राण शक्ति को, नियमित अभ्यास द्वारा अपने शरीर के भिन्न-भिन्न अंगों तक भेजना होगा। जब ऐसा करेंगे तो उस अंग विशेष में कुछ गर्मी अथवा आन्तरिक क्रियाशीलता का अनुभव होगा। इस कार्य में आपको तुरन्त सफलता नहीं मिलेगी; इसलिए शरीर के अंगों—बाँहों, हाथों, उँगलियों और पैरों आदि तक प्राण ऊर्जा प्रसारित करने का प्रयास करना होगा। इस प्रक्रिया द्वारा आपको शरीर के विभिन्न भागों तक प्राण-ऊर्जा भेजने में सफलता मिलेगी और जब किसी अंग को प्राण ऊर्जा की

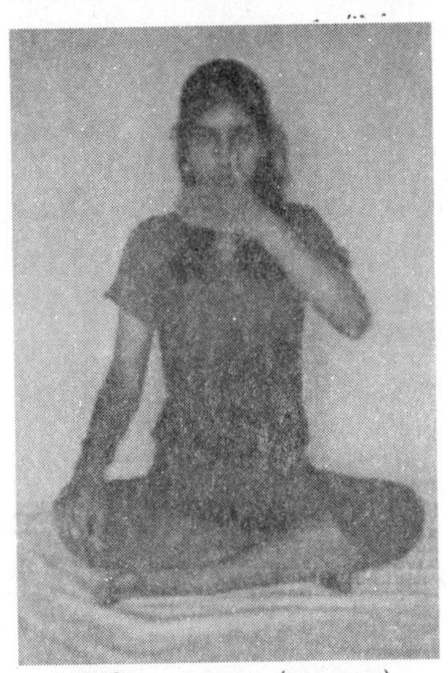
आकृति-41 : प्राणायाम (पहला चरण)

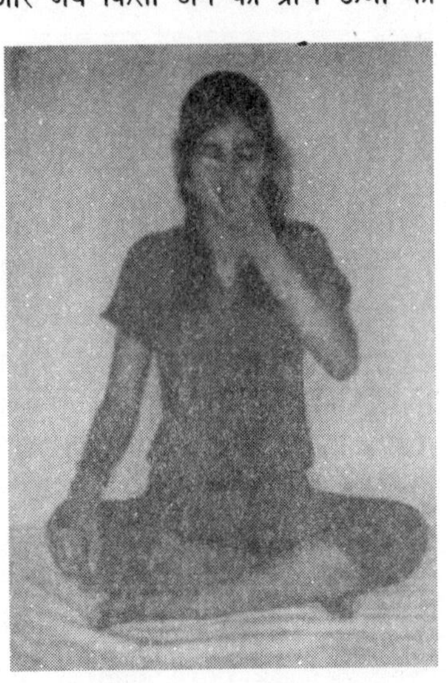
आकृति-42 : प्राणायाम (दूसरा चरण)

आवश्यकता होगी तो आप वहाँ तक ऊर्जा भेजने को नियन्त्रित कर सकेंगे ऊर्जा की यह आवश्यकता दो विभिन्न स्तरों पर होगी—एक तो किसी अंग को सबल बनाने हेतु जैसे सर्दियों में ठंडे हाथ-पैरों में गर्मी लाने के लिए; अथवा, रोग निदान की दृष्टि से। अपने शरीर में रक्षा-कवच बनाने या किसी रोग से मुक्ति पाने के लिए प्राण ऊर्जा को जागृत करना होगा। प्राण-ऊर्जा से शरीर रक्षा कवच बनाने के विषय में आगे सविस्तार लिखा जाएगा।

कार्यक्रम सख्या ग्यारह

विशेषज्ञतापूर्ण प्राणायाम : इस कार्यक्रम को तभी सीखा जा सकता है जब आपने प्राणायाम के पूर्ववर्ती चरणों के विषय में निपुणता प्राप्त कर ली हो। वर्तमान कार्यक्रम में आप प्राणों को शरीर के आन्तरिक स्तर पर तथा सूक्ष्म-ऊर्जा के स्तर पर गतिशील कर सकें।

1. सीधे खड़े हों जिसमें आपके पैर एक-दूसरे से कुछ दूरी पर हों। हाथों को घुटनों पर रख लें। बलपूर्वक नासिका द्वार से श्वास निकालें और ऐसा करते समय अपने पेट के निचले भाग को भीतर खींचे (आकृति 43) इस मुद्रा में, जितनी देर तक सम्भव हो, रहें। आरम्भ में इस क्रिया को कुछ बार करें। बाद में इसे अधिक बार अधिक देर तक करने लगें।

2. इस अभ्यास करने का अनुभव हो जाने पर इसी मुद्रा में रहकर पेट के ऊपरी भाग को बाहर निकालें। फिर क्रम से पेट एक बार पिचकाएँ और एक बार फुलाएँ। यह प्रक्रिया बार-बार कई बार करें।

ये दोनों क्रियाएँ पेट के लिए बहुत लाभदायक हैं किन्तु इन्हें सीखने में दिक्कत होती है। इसे सीखने के लिए किसी गुरु की मदद ले सकते हैं।

3. उसी मुद्रा में खड़े होकर श्वास नासिका-द्वार से खींचें और मुँह से जोर के साथ निकालें और श्वास निकालते समय ओठों को चंचु आकार का बनाएँ (आकृति 44)।

यह प्रक्रिया रोगोपचार के लिए बहुत उपयोगी है। इसके माध्यम से रोग को बाहर निकाल फेंकने का प्रयास किया जाता है। पहले रोगग्रस्त अंग पर ध्यान केन्द्रित करें; फिर रोग को ऊपर की ओर श्वास के साथ खींचें और पूरे जोर से मुख द्वार से बाहर निकाल फेंकें। कुछ स्थितियों में तो आपको लगेगा कि आप प्रतिक्रियापूर्वक ऐसा कर रहे हैं। उदाहरण के लिए यदि आपके मुँह में कोई मच्छर या कीड़ा घुस जाता है तो आप उसे और जोर लगाकर बाहर निकाल फेंकेंगे। इसके लिए वायु निष्कासन के लिए जोर तो लगाना होगा, मुखाकृति भी गोल बनानी होगी। इसी प्रकार आप शरीर से उस तत्त्व को भी बलपूर्वक निकाल फेकेंगे जो बाहरी तत्त्व है अथवा शरीर को हानि पहुँचा रहा है। इसके लिए प्राण ऊर्जा के साथ चित्त की एकाग्रता और शक्ति-प्रयोग की आवश्यकता होगी। प्राण शक्ति रोग को शरीर से बाहर फेंके, इसकी क्रिया अनेक बार दोहराने की आवश्यकता है।

विशेषज्ञतापूर्ण प्राणायाम का अभ्यास

प्राण ऊर्जा शरीर में पाँच प्रकार से गति करती है, इसकी चर्चा पहले की जा चुकी है। आइए, इसका व्यावहारिक पक्ष देखें। आप प्राण शक्ति को हृदय-प्रदेश में ले जाना सीख रहे थे। इसके बाद आपने प्राण शक्ति को समान वायु के माध्यम से पेट तक ले जाना सीखा। अब पाँचों प्रकार की वायु का व्यावहारिक पक्ष प्रस्तुत किया जाएगा। उच्चतर स्तर का अर्थ है कि अब तक जो आरम्भिक प्रविधियाँ बताई जाती थीं, उन तक पहुँचने के लिए आपको कम से कम प्राण ऊर्जा खर्च करनी होगी। कम ऊर्जा से ही विशिष्ट अंग पर ऊर्जा केन्द्रित कर सकेंगे। स्थिर चित्तता की अवस्था में व्यक्ति अपने को ब्रह्मांडीय ऊर्जा के साथ मिला लेता है और व्यक्ति को श्वास-प्रश्वास लेने की बहुत कम आवश्यकता होती है।

(क) प्राण वायु की अवस्था में ऊर्जा को हृदय स्थल पर केन्द्रित करें और दोनों नथुनों से प्राणायाम का अभ्यास करें। जब आप बारम्बार अभ्यास करेंगे तो स्थिर चित्तता की अवस्था आएगी। यदि आप अपने अन्दर पूर्णरूपेण डूब जाते हैं और मन में विचारों की शृंखला टूट जाती है तो आपकी श्वसन-क्रिया अपने आप शिथिल हो जाएगी।

(ख) समान वायु के लिए आपको प्राण वायु को नाभिकेन्द्र में स्थिर करना है। जब आप श्वास-प्रश्वास खींचते-छोड़ते हैं तो आपका ध्यान नाभिकेन्द्र पर स्थिर होना चाहिए। आरम्भ में चार चरणों का अभ्यास करेंगे तो प्राण-वायु बढ़ती रहेगी। इससे श्वसन क्रिया मन्द हो जाएगी क्योंकि आप स्वयं में डूबे होंगे। उस समय आप स्थिर चित्त और ब्रह्मांड ऊर्जा से जुड़े होंगे तथा आपकी प्राण ऊर्जा नाभिकेन्द्र में स्थित होगी।

(ग) अपान वायु नाभि क्षेत्र से पैरों की ओर अग्रसर होती है और आपका ध्यान आपके शरीर के निचले भाग पर केन्द्रित होता है। नाभिकेन्द्र से आप प्राण ऊर्जा को दोनों टाँगों की ओर और वहाँ से पैरों की ओर ले जाइए। इसको करने की विधि वैसी ही होगी, जैसी ऊपर बताई गई है।

(घ) उदान अवस्था में प्राण वायु को सिर की ओर ऊपर ले जाना होगा। आरम्भ में जब आप श्वास भीतर खींचें तो प्राण ऊर्जा को पूरे सिर में संक्रमित होने दीजिए। इसके बाद सम्पूर्ण शिर पर ध्यान जमाइए और श्वसन-क्रिया को धीरे-धीरे मन्द होने दीजिए।

(ङ) व्यान में, श्वास भीतर खींचकर समूचे शरीर में उसे व्याप्त होने दीजिए। यह क्रिया व्यवस्थित ढंग से करें। पहले प्राण वायु को हृदय की ओर ले जाएँ और फिर सिर तथा बाँहों की ओर। इसके बाद हृदय से नाभि केन्द्र से नीचे के भागों में और दोनों टाँगों एवं पैरों की ओर ले जाएँ। इस क्रिया का वर्णन करें तो इसमें बहुत समय लगता

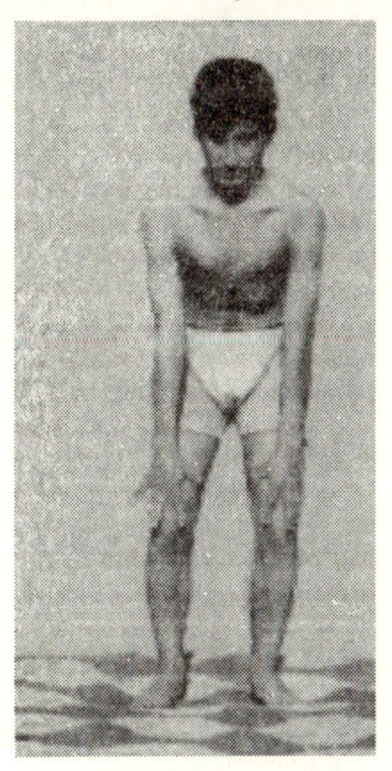

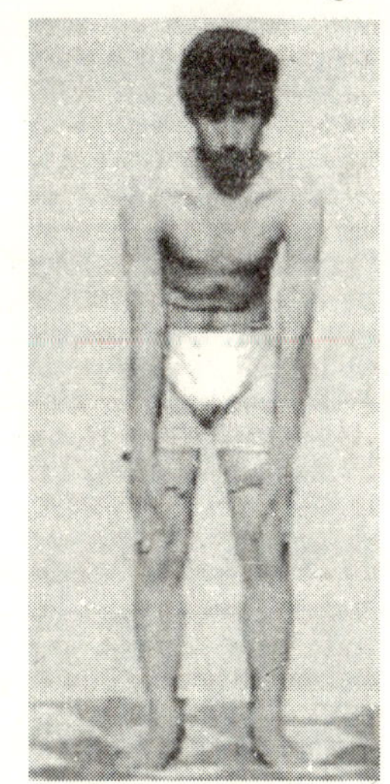

आकृति-43-44 : विशेषज्ञतापूर्ण प्रायायाम का अभ्यास

है किन्तु वास्तविक अवस्था में सूक्ष्म स्तर पर प्राण ऊर्जा यह यात्रा बहुत शीघ्र करती है।

अपने सम्पूर्ण शरीर में प्राण ऊर्जा को संचरित करने के इन पाँच तरीकों का बारम्बार अभ्यास करें जिससे आवश्यकता पड़ने पर आप प्रभावित अंग का रोगोपचार कर सकें।

कार्यक्रम संख्या बारह : प्राणायाम के कुछ व्यावहारिक पक्ष

इस कार्यक्रम के अन्तर्गत प्राणायाम की कुछ ऐसी विधियों का वर्णन किया जाएगा, जिन्हें विशिष्ट स्थितियों में तात्कालिक लाभ के लिए काम में लाया जा सके। लेकिन इन विधियों का प्रयोग तब तक नहीं करना चाहिए, जब तक आपको पूर्ण वर्णित विधियों का उपयोग करने में सिद्धहस्तता प्राप्त न हो जाए। यदि आप इन पद्धतियों से लाभ उठाने के लालच में सावधानी त्यागकर प्रयोग करेंगे तो इनसे लाभ के स्थान पर हानि भी हो सकती है। यदि आप प्राणायाम प्रक्रिया में अनुभवी व्यक्ति हैं तो इन अभ्यासों को सुगमता से कर सकेंगे और इनका भरपूर लाभ भी प्राप्त कर सकते हैं जिससे आप अपना बखूबी भला कर सकें।

1. तनाव से मुक्ति तथा खिन्न एवं निराश बनानेवाली स्थितियों से निकलने के लिए निम्न अभ्यास कीजिए। सुखासन पर (यदि हो सके तो) चौकड़ी लगाकर बैठ जाइए। धीरे-धीरे श्वास भीतर कीजिए और वक्ष में उसे पूरी तरह भर जाने दीजिए। इस प्रकार भरी वायु को सात सैकेंडों तक फेफड़ों में भरा रखें। इसके बाद भीतर की वायु को सीटी-सी बजाते हुए होंठ मोड़कर तीन बार में बाहर निकालें। इसका अर्थ यह हुआ कि आप सारी वायु भीतर से एकदम बाहर न निकालें, बल्कि बीच में दो बार विराम दें। सात सैकेंड तक श्वास भीतर रहने के बाद एकदम बाहर निकलने का प्रयास करेगी। उसे तीन बार में तभी निकाला जा सकता है, जब आप प्राणायाम प्रक्रिया में पूर्ण पारंगत होंगे। इस विधि का तभी उपयोग करें, जब आप श्वास का नियन्त्रण करने का अभ्यास बखूबी कर चुके हों। यदि आप इसे, अपने साथ जोर-जबर्दस्ती करके करेंगे तो आपके सिर में दर्द होने लगेगा।

2. अपने शरीर में ऊष्मा लाना : यदि आपको ठंड लग रही हो और हाथ-पैर ठंडे हों तो अधोलिखित प्राणायाम क्रिया करें। यह प्रक्रिया सातवें कार्यक्रम के तीसरे चरण जैसी ही है—बस इसमें श्वास को भीतर खींचकर उसे भीतर ही रोकना होता है। एक नथुना बन्द करके दूसरे नथुने से भरपूर श्वास खींच लें। अब दूसरा नथुना भी बन्द कर लें और श्वास को तब तक भीतर ही रखें, जब तक आपका शरीर गरम न हो जाए। इसका अर्थ यह हुआ कि अपनी क्षमता से अधिक समय तक श्वास को भीतर खींचे रहें। इसके बाद दूसरे नथुने से श्वास धीरे-धीरे निकालें। यह अभ्यास खासा मुश्किल है क्योंकि भीतर देर तक सभी श्वास तेजी से बाहर निकलेगी। इस अभ्यास में सिद्ध-हस्तता प्राप्त करने के लिए यह प्रक्रिया बार-बार करनी होगी।

3. भूख-प्यास से उबरना : मुँह बन्द रखकर ही स्वर निकालिए। इस प्रक्रिया में आपके मुँह में ही श्वास पैदा होगी। इस वायु को भीतर इस तरह ले जाइए जैसे पानी पी रहे हों। वायु को थोड़ी-थोड़ी मात्रा में गले के नीचे निगलें। यदि इस विधि को अनेक बार करोगे तो आपके पेट में गुड़गुड़ होगी। इसलिए आरम्भ में यह क्रिया थोड़ी बार करनी होगी। यदि आपको लगे कि पेट अधिक भर गया है तो सर्वांग आसन (आकृति 37) करना चाहिए।

4

रोगों की रोकथाम तथा उपचार

आपमें से कुछ लोगों को यह अध्याय अधिक आकर्षक लग सकता है और आप शेष पुस्तक की अपेक्षा इसे पहले पढ़ना चाहें। लेकिन इन विधियों का लाभ उठाना आपके लिए सम्भव नहीं होगा, जब तक पहले बताई विधियों का अभ्यास नहीं करेंगे। दुर्भाग्य से, संसार में परमसत्ता द्वारा प्रदत्त वस्तुओं के सिवा मुफ्त में कुछ नहीं मिलता। और सब चीजों का किसी न किसी रूप में मूल्य चुकाना ही होता है। जीवन में सब कुछ पाने के लिए हमें कर्म करने होते हैं। हमें जो कुछ मुफ्त में मिलता है, तभी वह प्राप्त होता है, जब किसी और ने उसके लिए प्रयास (कर्म) किया होता है। वर्तमान सन्दर्भ में, आपके गुरु की सहायता से आपका कार्य सुगम हो जाएगा। लेकिन कुछ बीमारियों से मुक्ति पाने के लिए आपको पहले बताई कुछ विधियों का प्रयोग करना होगा। कुछ रोगों की रोकथाम के लिए तथा उनके उपचार में कुछ उदाहरण प्रस्तुत किए जाएँगे। यदि आपको उनमें विशिष्ट समस्याओं के उपचार की विधि न मिले तो लेखिका की कुछ पुस्तकें पढ़ें। यदि उससे भी समस्या का समाधान न हो तो प्राचीन चिकित्सा पद्धति के चिकित्सक का परामर्श लें जो आपको बताएगा कि कौन-सी समस्या का पहले तथा किस प्रकार समाधान करें।

रोगों की रोकथाम तथा उपचार की इन विधियों पर विचार करने से पहले हमें प्राचीन मान्यताएँ स्वीकार करनी होंगी तथा यह आधुनिक चिन्तन भूल जाना होगा कि हमारा शरीर मशीन की भाँति कार्य करता है और रोग निदान की दृष्टि से शरीर के अंगों को अलग-अलग टुकड़े मानकर सोचा जा सकता है। आधुनिक जीवन पद्धति के कारण हमें टुकड़ों-टुकड़ों में जीने की आदत पड़ गई है। हमें यह समझने के लिए अपने मन को प्रशिक्षित करना पड़ेगा कि चेतना के स्तर पर हम व्यक्तिशः उसी ब्रह्मांडीय ऊर्जा के अंश हैं जो समूचे जगत की सूत्रधार है। वर्तमान सन्दर्भ में आपको यह स्मरणीय है कि शरीर की एक-एक कोशिका स्वयम् में सम्पूर्ण ब्रह्मांड होता है। यह सप्राण है, जिसकी अपनी संरचना व्यवस्था है, यह किसी से मिल सकती है, औरों का विनाश कर सकती है, अन्य कोशिकाओं के साथ संचार साध सकती है और अन्य अनगिनत कार्यों का निष्पादन कर सकती है।

उस कोशिका में पंच महाभूत वात-पित्त-कफ आदि त्रिदोष, आत्मा का ओज तथा

प्राण ऊर्जा सभी कुछ है। निस्सन्देह, हमारे शरीर के विभिन्न जीवाष्म कई कोशिकाओं से मिलकर बने होने के कारण विभिन्न कार्यों का निष्पादन करते हैं किन्तु वे यान्त्रिक रूप से कार्य नहीं करते जैसाकि विज्ञान या चिकित्सा की कक्षाओं में पढ़ाया जाता है। हमारे शरीर के सभी अंग रक्त नाड़ियों, नसों तथा ग्रन्थियों के माध्यम से एक-दूसरे से जुड़े होते हैं। इनमें बहुत कुछ विनिमय होता है तथा परस्पर भाव-विनिमय भी होता है जिसे प्रयोगशाला में देखा समझा नहीं जा सकता। स्मरण शक्ति केवल मस्तिष्क में ही नहीं होती अपितु शरीर के सभी अंगों में सूक्ष्म अथवा प्रारम्भिक अवस्था में विद्यमान होती है। केन्द्रीय स्नायु-तन्त्र के साथ शरीर का बहिर् पक्षीय स्नायु तन्त्र संवाद किया करता है जिसका हमारे व्यक्तित्व और हमारी विचार-प्रक्रिया पर प्रभाव पड़ता है। इसका अर्थ हुआ कि हमारे जीवाणुओं तथा इनकी कोशिकाओं में हुई गड़बड़ी की खबर न्यूरीनों तथा केन्द्रीय स्नायु प्रणाली को होती है जिसकी सूचना पूरे शरीर को मिल जाती है। शरीर की इस आन्तरिक संचार प्रणाली का विधायक उपयोग करके शारीरिक प्रयासों से मन में तथा मानसिक चेष्टाओं से शरीर को सौख्य-समरसता का सन्देश भेज सकते हैं। इस प्रमुख साधन की विद्यमानता से अवगत कराने की भूमिका अब तक बनाई गई थी। इसके आधारभूत साधन हैं—आसनों के माध्यम पर शरीर का प्रत्यभिज्ञान और मन को आत्म अनुशासन, संयम, प्रत्याहार तथा प्राणायाम के द्वारा नियन्त्रण में रखना।

तनाव, दबाव और चिन्ताएँ : ये तीनों ही स्वयं में रोग भी हैं और अनेक रोगों की जड़ भी। इसीलिए इनकी चर्चा सबसे पहले की जा रही है। शुरू में तनाव से आपको कुछ मामूली-सी गड़बड़ियाँ ही महसूस होती हैं जो आकर चले जानेवाली होती हैं। यदि ये कुछ समय तक रुक गईं या आपने रुक जाने दिया तो यह किसी बड़े रोग का कारक बन सकती हैं या फिर लाइलाज परेशानी की शुरुआत हो सकती है।

तनाव और दबाव शरीर तथा मन पर अलग-अलग या दोनों ही एक साथ मिलकर परेशानी खड़ी कर सकते हैं जबकि चिन्ता केवल मस्तिष्क को प्रभावित करती है लेकिन यह मन तक ही सीमित नहीं रहती, वरन् समूचे शरीर को प्रभावित करती है जिससे वात सम्बन्धी अनेक उपद्रव—यथा अनिद्रा, कब्ज, गला सूखना तथा भूख न लगने सरीखी परेशानियाँ पैदा होती हैं। तनाव की शुरुआत मस्तिष्क से हो सकती है तथा बाद में गर्दन तथा कन्धों में अकड़न आ सकती है। हम स्वयं भी अपने शरीर में तनाव पैदा कर सकते हैं। हम एक ही मुद्रा में लम्बे समय तक अधिक दिनों तक बैठकर शरीर को तनावग्रस्त बना सकते हैं। यह प्रायः काम के स्थान की उपज होती है। जब लोग मेज पर बैठकर लम्बे समय तक कार्य करते हैं तो लोगों को प्रायः पेट की खराबी या बदहजमी की समस्या पैदा होती है। शारीरिक थकान के कारण रोग सिर उठाने लगते हैं क्योंकि उस अवस्था में आकाश तत्त्व का संकोचन होता है और पाँच में से एक तत्त्व की कमी हो जाती है। अगर आप पर काम का बोझ अधिक है और थकने पर वहीं खड़े होकर दाएँ-बाएँ झुकने के आसन नहीं कर सकते तो बैठे-बैठे ही झुकने का प्रयास करना चाहिए।

मैंने तनाव की समस्या पर खोज की है और पाया है कि कुछ लोग तनाव को अंग-विशेष में इकट्ठा करते हैं। मैंने जिन लोगों का अध्ययन किया है, उनका यहाँ विवरण देना इसलिए समीचीन होगा क्योंकि उसके प्रकाश में आप स्वयं अपना निरीक्षण कर सकेंगे और आत्म-उपचार की दिशा में आगे बढ़ सकेंगे।

इस विषय की आगे विस्तारपूर्वक चर्चा करने के पूर्व मैं यह तथ्य भी बता दूँ कि हम शरीर में, या शरीर के अंग-विशेष में जो तनाव इकट्ठा करते हैं, वह हमारी विचार-प्रक्रिया से सम्बन्धित नहीं होता। जब लोग कोई बुरी खबर सुनते हैं तो, या कुछ ऐसा घटित होता है जिसका भविष्य में अच्छा परिणाम नहीं होनेवाला है तो उन्हें मल-मूत्र त्याग की आवश्यकता होती है। ऐसा नहीं है कि मानसिक तनाव के कारण शरीर की वैसी प्रतिक्रिया होती है। वास्तव में उसका प्रभाव शरीर तथा मन पर एक साथ होता है। सच तो यह है कि मल-मूत्र का त्याग उस तनाव को निकालने का एक द्वार खोलने जैसा होता है, जिससे तनाव बाहर किया जा सके।

तनाव की पहचान हेतु जागरूकता कार्यक्रम

मैं कुछ सम्भावित घटनाओं की चर्चा करूँगी जिससे शरीर के भिन्न-भिन्न अंगों में तनाव पैदा होता है। यदि यह स्थिति अक्सर आती है तो यह एक आदत बन जाता है। उन स्थितियों की यहाँ चर्चा करने का उद्देश्य आपको अपनी स्थितियों तथा शरीर के प्रति जागरूक बनाना है कि आपका शरीर भी उस अवस्था में वैसी ही प्रतिक्रिया करेगा। जब उन स्थितियों को जान-समझ लें तो आप ध्यान लगाकर उन स्थितियों को अपने विचार जगत में जीने का प्रयास करें। ध्यान लगाने की इस प्रक्रिया में आपको पता चलेगा कि उस स्थिति विशेष में आपका कौन-सा अंग तनावग्रस्त होता है।

स्थिति सं. एक : आपको एक घंटे के अन्दर एक मीटिंग में भाग लेना है, और उससे पहले आपको कुछ काम पूरे कर डालने हैं। आप ठीक-ठाक तरीके से कार्य कर रहे हैं किन्तु आपको विफल होने का डर है। उस समय आप देखिए कि आपके शरीर का कौन-सा अंग तनावग्रस्त होता है। सम्भव है कि तब आपकी टाँगें, गर्दन, कन्धे अथवा कलाइयाँ तनावग्रस्त हों। काम समाप्त होते ही आपको निकलना है, इसलिए काम के दौरान आपकी टाँगों में अप्रत्यक्ष रूप से तनाव हो।

स्थिति सं. दो : आप सोने जा रहे हैं और अगले दिन आपको जल्दी उठना है। इसलिए रात्रि छोटी हो जाएगी। आप इसके लिए तुरंत सो जाना चाहते हैं ताकि रात्रि में पर्याप्त विश्राम सम्भव हो। सोने की इस जल्दबाजी से आपको तनाव होगा। यह तनाव सिर में विशेषतः भौहों के आसपास होगा।

स्थिति सं. तीन : बहुत से लोगों में आमतौर पर आदत होती है कि जब वे दूसरों से बात करते हैं तो उनके माथे, मुख तथा कन्धे की मांसपेशियों में तनाव हो जाता है। कुछ लोग भयभीत होते हैं, कुछ के मस्तक पर तथा कुछ के होंठों के नीचे लकीरें बन

जाती हैं। यह तनाव, तनाव-ग्रस्त अवयव के आसपास भी फैल जाता है। अतः आप अपना निरीक्षण करते रहिए और आवश्यक हो तो इन अंगों को अकड़न से मुक्त करने के लिए हाथ से हल्का मसल लीजिए।

स्थिति सं. चार : यदि आपको टेलीफोन पर बहुत सी बातों को सुलझाना हो और अप्रिय बातें सुन-सुनकर आपको तनाव हो रहा है तो इसकी प्रतिक्रिया आपके कानों पर होगी। उस अवस्था में कानों में सन्न-सन्न की आवाज, कुछ झनझनाहट अथवा खुजली सी होगी। यह समस्या मुख्यतया दाहिने कान की होती है क्योंकि अधिकतर लोग दाहिने हाथ से रिसीवर उठाकर दाहिने कान पर लगाते हैं। फोन की घंटी बजते ही आपका दाहिना कान तनावग्रस्त हो जाएगा।

इस प्रकार की सैकड़ों स्थितियाँ हो सकती हैं जिनकी चर्चा करना विस्तार-भय से उपयुक्त नहीं है। इसका एक ही सन्देश है कि आप शरीर के प्रति जागरूक रहिए और आपके हाथ या पैर के अँगूठों तक में अकड़न का आभास होते ही समझ लीजिए कि आपका शरीर तनावग्रस्तता की ओर अग्रसर हो रहा है।

हताशा से जन्मा तनाव : इस श्रेणी का तनाव, ऊपर वर्णित स्थितियों के तनाव की अपेक्षा अधिक खतरनाक होता है। पारिवारिक जीवन या व्यावसायिक जीवन में ऐसी अनेक स्थितियाँ आती हैं जिनमें हताशा आपके जीवन पर हावी हो जाती है और वह शरीर के उस अंग पर आक्रमण करती है, जो प्राकृतिक रूप से दुर्बल हो अथवा उस कर्म से सम्बन्धित अंग में एकत्र हो जाती है। किसी सहकर्मी के कार्यों से अपनी हताशा गुप्तांग वक्ष अथवा पुंसत्वग्रन्थि के रोगों का आधार बनती हैं। व्यावसायिक हताशा से कुछ मानसिक व्याधियाँ हो सकती हैं और कार्य के स्थान पर उत्पन्न हताशा से फालिज भी मार सकता है। आयुर्वेद योग की प्रक्रियाओं से उस अवस्था में लाभ होने की सम्भावना नहीं होती, जब गम्भीर रोग शरीर पर आक्रमण कर ही चुका हो। इसलिए यह आवश्यक है कि तनाव के इन सम्भावित खतरों के प्रति जागरूक रहा जाए और इनसे लगातार संघर्ष किया जाए। सदैव यह याद रखिए कि यौवनावस्था—21 से 45 वर्ष की आयु—तक आपका शरीर नकारात्मक स्थितियों को झेलने की क्षमता तो रखता है, किन्तु शरीर उनके प्रभावों से सर्वथा अछूता भी नहीं रहता। जैसे-जैसे आयु बढ़ती जाती है; आपकी प्रतिरोध-शक्ति भी घटती जाती है; और तनाव तथा स्वास्थ्य-विरोधी कार्यों का प्रभाव आप पर पड़ता ही रहता है। इसलिए व्यक्ति को नकारात्मक स्थितियों को अपनी सात्त्विक प्रवृत्तियों के द्वारा समाप्त करते रहना चाहिए।

तनाव के दुष्परिणामों से कैसे लड़ें : प्राणायाम और योगासन के नियमित अभ्यास से आपमें इतना अन्तः ज्ञान जागृत हो सकेगा कि आप अपने शरीर में जन्मे तनाव के स्रोत-स्थान और आप पर पड़नेवाले उसके खराब परिणामों का ज्ञान प्राप्त कर सकें। सतत् जागरूकता और चुस्ती बरतने तथा आयुर्वेद योग के द्वारा, आप आरम्भ में ही तनाव को समूल समाप्त कर सकते हैं। इसे ठोस उदाहरण से यों समझिए। मान लीजिए कि आपके दाहिने कन्धे में दर्द है जिसे आप तनाव के कारण मानते हैं और अनुभव

करते हैं कि काम के बाद आपको लगता है कि आपकी बाँह 'कार्यक्षम' अवस्था में नहीं होती। इसका अर्थ यह हुआ कि दाहिने हाथ में बैग लटकाकर लाने पर आपकी बाँह की मुद्रा यही रहती है जैसे अब भी बैग पकड़े हो। अगर आपको बहुत भागदौड़ के दौरान बैग हाथ में पकड़े दिन-भर रहना पड़ा हो और रात को भी तनाव के कारण ऐसा लगता है कि आप बैग का भार ढो रहे हैं। ऐसी अवस्था से बचने के लिए आपको पूरे समय एक ही हाथ का प्रयोग न करके, उसे कुछ राहत देना उचित होगा। हाथ को आराम देने के लिए उसे ढीला रखो और पिछले अध्याय में बताई गई विधि से उस अंग तक प्राण-ऊर्जा प्रेषित करो। इसके लिए योग मुद्रा में लेटकर दोनों बाँहें और कन्धे फैलाने से भी तनाव से मुक्ति मिलेगी। बाँह की मालिश कर लें तो और भी अच्छा रहेगा। लेकिन याद रखिए कि इन उपायों के करने से आपकी समस्या समाप्त नहीं होगी, वरन् वह दर्द पुराना पड़ता जाएगा। इसका सही उपचार यही होगा कि तनाव से ही छुटकारा प्राप्त करें। इसके लिए आपको लगातार प्रयास करने होंगे और अपने कन्धों तथा बाँह को प्राण ऊर्जा भेजनी होगी। यह विधि सोने से पूर्व और जागने के उपरान्त अवश्य करनी चाहिए। इस प्रकार की पीड़ाएँ सोने के बाद और बढ़ जाती हैं क्योंकि निद्रावस्था में तनाव तो बना ही हुआ है। इसलिए सोते समय अंग-विशेष तक प्राण-ऊर्जा प्रेषित करने से ही तनाव से मुक्ति मिल सकेगी।

यदि आपको व्यावसायिक तनाव हो तो स्थिति में बदलाव लाइए अथवा अपने चारों ओर शरीर कवच बनाइए। इसकी विधि अगले अध्याय में बताई गई है। अप्रिय स्थिति में रहने की अपेक्षा, उस स्थिति से विरक्ति का भाव जगाना चाहिए जिससे अप्रिय स्थिति आप पर असर न डाल पाए। विरक्ति-भाव लाने की चर्चा इस पुस्तक में की ही जा चुकी है।

दबाव क्या है?

इस दबाव शब्द को भिन्न-भिन्न अर्थों में प्रयोग किया जाता है। कुछ लोगों के मतानुसार यह ऐसा दबाव होता है, जिसमें व्यक्ति को एक कार्य निर्धारित समय सीमा में समाप्त करना होता है अथवा कुछ कर दिखाना होता है या फिर एक स्तर तक कार्य-कुशलता प्राप्त करनी होती है। मैं इस मत से कतई सहमत नहीं हूँ। मेरा विश्वास है कि यह ऐसी बेचारगी की स्थिति होती है जिसमें एक रास्ते के अलावा कोई और रास्ता न दिखता हो। यदि उस रास्ते से सफलता प्राप्त नहीं होती तो भीषण मुसीबत में फँसने की अथवा शर्मिन्दगी की ऐसी अवस्था ही सूझ पड़ती है जिसकी आपने कभी कल्पना भी न की हो। निस्सन्देह, दबाव की कुछ स्थितियों में आप में से कुछ को अपने लक्ष्य की प्राप्ति हो जाए लेकिन दबाव की उस अवस्था से गुजरने से आपकी पाचन-क्रिया गड़बड़ा सकती है, रक्त चाप घट-बढ़ सकता है; हृदय-नाड़ियाँ, मस्तिष्क और आपके शरीर के सभी अंगों पर दुष्प्रभाव पड़ सकता है। इसलिए मेरे विचार से दबाव को बचाना चाहिए और सत्त्व भाव के द्वारा अपनी कार्य-कुशलता बढ़ाकर दबाव से मुक्ति पाई जा सकती है। इसके विषय में मैंने अपनी पुस्तक 'सिक्सटीन मिनट्स टू ए बैटर

9 टु 5' (Sixteen Minutes to a Better 9 to 5) में अनेक उपायों की चर्चा की है। शान्त-चित्तता और आन्तरिक सुस्थिरता अपनाकर दबाव की अपेक्षा अधिक कौशलपूर्वक कार्य सम्पन्न किए जा सकते हैं। दबाव की अवस्था होने से व्यक्ति की सृजनशक्ति घट जाती है और काम भी बढ़िया ढंग से नहीं हो पाता है। इसलिए शान्ति के साथ जिओ और कार्य करो।

बुनियादी तौर पर दबाव का सम्बन्ध समय सीमित होने या कार्य क्षमता कम होने से जुड़ा होता है। कभी इन दोनों की कमी से भी दबाव भोगना पड़ता है। कुछ लोगों को तो पूरा जीवन ही दबावों में बिताना होता है। ये वे लोग होते हैं, जो यह कहा करते हैं कि हमें तो समय-सीमाओं के अन्दर कार्य पूरे करने होते हैं। अन्य लोग ऐसे भी होते हैं जो कभी-कभार दबाव की स्थिति में काम करने को बाध्य होते हैं जिसका कारण अपना काम आपा-धापी में करना या ऐसी संस्था में कार्य करना होता है जहाँ कार्य व्यवस्थित रूप से कुशलतापूर्वक नहीं होता। कभी-कभी विशेष स्थितियों में भी दबाव की स्थिति बन जाती है। कभी-कभी दबाव के अन्य कारण होते हैं जैसे बीमारी, जीवन में अन्य अनपेक्षित परेशानियाँ आ जाना, प्राकृतिक आपदाएँ आदि। बच्चों को बहुत दबाव झेलना पड़ता है क्योंकि बड़े लोग उन पर अपने विचार तथा अपनी कार्य-शैली थोपते हैं जबकि बच्चे अपनी प्राकृतिक मानसिकता के अनुसार स्वेच्छा से कार्य करना चाहते हैं। बच्चों दबाव की अवस्था बालपन से झेलनी पड़ती है क्योंकि उनकी मूक भाषा को समझा नहीं जाता और उनके खान-पान एवं लालन-पालन में बड़ों की ही चलती है। यही बात उनकी शिक्षा पर भी लागू होती है। यह विषय बहुत विशद है, जिस पर आगामी पुस्तक में चर्चा की जाएगी।

दबाव से कैसे निपटे ?

दबाव से जूझने की सात बुनियादी विधियाँ : 1. बुनियादी तौर पर दबाव से दबाव विरोधी समझ से ही निपटना चाहिए क्योंकि दबाव आधारभूत रूप से मानसिक अवस्था है। दबाव की स्थिति में चित्तवृत्ति पर भय और अनिश्चय की अस्पष्ट छाया का दबाव होता है। (योगसूत्र, भाग I, सूत्र दो)। अपनी चित्तवृत्ति को बदलने की क्षमता का विकास करना ही योग का गुण-धर्म है। इस पुस्तक में मैंने अनेक विधियों के द्वारा बताया है कि विचारों की श्रृंखला को कैसे तोड़ा जाए। विचार-श्रृंखला टूटने पर भय तथा विचारों पर छाई धुन्ध छँट जाती है और चिन्तन में स्पष्टता आ जाती है। दबाव की स्थिति में आन्तरिक शान्ति पाने का शीघ्रतम उपाय यह है कि अपनी प्राण-ऊर्जा को शिरोभाग की ओर प्रेषित कीजिए, वहाँ उसे रोकिए और दबाव से मुक्त होने पर धीरे-धीरे केन्द्रस्थ भय, क्रोध और अनिश्चय एवं अनिर्णय की अवस्था में तुरन्त प्राणायाम की शरण ग्रहण कीजिए।0

2. विगत अध्याय में तटस्थ भाव अपनाने की समझ को अपने ऊपर लागू करने का प्रयास करो। सदैव स्मरण रखो कि आप अन्य लोगों के भाग्य-निर्माता नहीं हैं। अपने

भाग्य को सुधारने के लिए सर्वोत्तम विधि है कि शान्त भाव से रहें।

3. कभी-कभी अकस्मात् व्यक्ति के जीवन में बहुत-सी बातें उसकी सोच के खिलाफ घटित होने लगती हैं जिससे उसमें असहायता, पीड़न और दबाव की भावना घर कर जाती है। याद रखिए, ऐसा होना जीवन का ही एक अंग होता है। यह नहीं कि आपको ही बुरे वक्त का मुँह देखना पड़ रहा है। जीवन में हम सभी अच्छे-बुरे समय से गुजरते हैं। जब कुछ अच्छा-भला घटित हो रहा होता है, उसे अपना हक मान लेते हैं और कभी उसके लिए आभार-भाव व्यक्त नहीं करते। दुखद घटनाओं को हम विशेष अत्याचार जैसा समझते हैं। लेकिन हम तो अपने कर्मों का फल ही भोग रहे होते हैं। जब आप कष्टपूर्ण स्थिति से गुजर रहे हों तो उस समय भी हमें औरों के कल्याण के ही कार्य करने चाहिए। इस सिलसिले में पतंजलि के भाग दो के 15वें सूत्र को स्मरण रखिए जिसमें कहा गया है कि बुद्धिमान लोगों के लिए प्रसन्नता भी कष्टदायक होती है क्योंकि यह सदा बनी नहीं रहती। और प्रसन्नता का विदा होना कष्टदायक होता है। अतः दबाव से जूझने का असली साधन यही है कि व्यक्ति स्वयं को लगातार प्रशिक्षित करता रहे कि वह भले और बुरे दोनों समयों में चित्त को स्थिर रखेगा। भगवद्गीता तथा वेदों में भी यही बुनियादी शिक्षा दी गई है कि व्यक्ति सुख-दुःख दोनों में समभाव रहे।

4. महानगरों का अलग प्रकार का दबाव होता है जिसे हम सभी भोगते हैं। वाहनों की भीड़, रास्तों में यातायात का अवरुद्ध होना, प्रदूषण के साधन और भीड़-भाड़ हमारा ढेरों समय बरबाद करते हैं। इस प्रकार के दबावों के कारण हमारी विवेक-बुद्धि मन्द पड़ जाती है। व्यक्तिशः हम उस सबसे अकेले ही बच नहीं सकते। महानगरों में यदि हमारा निवास है या दफ्तर-दुकान आदि हैं तो उसे झेलना ही होगा। लेकिन महानगरों के कुछ दबावों को अब भी सँभाल सकते हैं। इसके लिए हमें भीड़ से स्वयं को अलग रखना होगा तथा अपने सभी विचार अपनी आत्म-सत्ता पर केन्द्रित करने होंगे और प्राण-ऊर्जा की सुरक्षा करनी होगी। आत्म केन्द्रस्थ होना होगा।

5. इसके लिए आपको अतीत एवं भविष्य की अपेक्षा वर्तमान के क्षणों में जीना सीखना होगा। दबाव एक मानसिक अवस्था है जो व्यक्ति को, भविष्य की भय-भावना के कारण ग्रस्त करती है। यदि आप भय-भावना से प्राण-ऊर्जा को बचाकर रख पाते हैं तो आप उस ऊर्जा का सकारात्मक प्रयोग कर सकते हैं और जो कुछ करेंगे, उसे अच्छे ढंग से सफलतापूर्वक कर सकेंगे। कुछ भी बेहद गम्भीरता से (सबकुछ भूलकर) न लें। अपने जीवन और स्वास्थ्य को दबाव नामक विष से बचाएँ। कल्पना कीजिए कि आप विमान चालक हैं और विमान में तीन सौ यात्रियों को लेकर सुदूर यात्रा पर उड़ान भरने जा रहे हैं। आप रास्ते में भीषण यातायात जाम में फँस गए हैं और विमान को ले जाने में देर हो जाने की पूरी सम्भावना है। यह खासी गम्भीर स्थिति है, जिसका आपके मन पर बहुत दबाव पड़ सकता है। लेकिन आप उस स्थिति में सर्वथा असहाय हैं और स्थिति सुधारने में आप कुछ भी नहीं कर सकते। उस समय स्वयं को सान्त्वना दीजिए कि यह

परेशानी दुर्घटना सरीखी भीषण परेशानी से कम ही है। इस विधि को अन्य विविध स्थितियों में भी काम में ला सकते हैं। जब आप सोचते हैं कि जिस स्थिति में मैं फँसा हूँ, उससे अधिक भीषण स्थिति भी आ सकती है, तो मौजूदा स्थिति सहन करने लायक हो जाती है।

6. यह उपाय कर्मकांडपूर्ण है। अगर आप किसी स्थिति-विशेष में बहुत परेशान हों यह क्रिया कीजिए। सीधे खड़े हो जाएँ, अपनी आँखें बन्द कर लें और समूचे शरीर की मन में भावना करें। अपने दोनों हाथ ऊपर करें तथा चेहरे से कुछ दूर पर रखें और हाथों को आगे से सिर के ऊपर तथा पीछे की ओर ले जाएँ। यह क्रिया तीन बार दोहराएँ। ऐसा ही तीन बार सामने और तीन बार पीछे की ओर करें। अब अपने बाएँ हाथ को दाहिने हाथ के कन्धे और बाँह पर फिराएँ। इसी तरह दाएँ हाथ को बाएँ हाथ पर फिराएँ। थोड़ा-सा आगे को झुककर दोनों हाथ दाहिनी टाँग और पैर पर तथा और फिर बाईं टाँग और पाँव पर फिराएँ। इसके बाद फिर सीधे खड़े हो जाएँ और सूर्य की ऊर्जा की कल्पना करें। सूर्य को अपनी दोनों भौंहों के मध्य में स्थित मानें और मन्द श्वसन-क्रिया द्वारा प्राणायाम का अभ्यास करें और सूर्य ऊर्जा को मस्तक के मध्य में अनुभव करें। सूर्य के प्रकाश से आपका अन्तः जगत प्रकाशित हो जाएगा। आप अपनी वह समस्या हल कर सकेंगे जो आपके दबाव का कारण थी !

7. परम्परागत भारतीय परिवारों में हमें योग-साधना तथा जप आदि करना आरम्भ में सिखाया जाता है। यह हिन्दुओं की धार्मिक तथा उत्सव परम्परा के रूप में होता है। मन्त्रों का हमारे जीवन में बहुत महत्त्व होता है और उससे हमें शक्ति प्राप्त होती है। जीवन की विविध स्थितियों के लिए हमें मन्त्र सिखाए जाते हैं। मेरा सुझाव है कि आप दबाव-मुक्ति का भी मन्त्र सीखें। मैंने अपनी पिछली पुस्तक में सरल से कुछ मन्त्र दिए हैं जिनमें से स्थिति के अनुसार आप मन्त्र चुन सकते हैं; अन्यथा आप किसी विशाल वृक्ष अथवा पर्वत के नाम का जाप कर सकते हैं, जिससे आप जीवन की विषम परिस्थिति में आपको शक्ति प्राप्त हो सके। शक्ति प्राप्त करने के लिए अपने आसपास के इलाके की कोई बड़ी वस्तु—जैसे झील, नदी या प्राचीन वृक्ष को पुकार सकते हैं। आप इनमें से किसी को भी आवश्यकता के समय आमन्त्रित कर सकते हैं।

बड़ी रोचक बात है कि आज हर कोई आधुनिक टैक्नालॉजी के कारण बने दबावों जैसे जीवन की रफ्तार तेज हो जाना, बहुत अधिक यातायात बढ़ जाना आदि की चर्चा करने से नहीं चूकता। लेकिन हमें यह भी याद रखना चाहिए कि टैक्नालॉजी हमारा दबाव घटाने में भी मदद करती है। संचार के क्षेत्र में हुई प्रगति, सैलूलर फोन, फैक्स, इंटरनेट आदि के कारण हमारा जीवन सुगम हो गया है। प्राचीन काल में भी लोग यूरोप तथा भारत के बीच यात्रा करते थे और महीनों की यात्रा करके गन्तव्य स्थान तक पहुँचते थे। उन यात्रियों के परिवारजनों को उनसे बातचीत करने के कोई साधन सुलभ न थे। हमारे जमाने में दिल्ली से फ्रैंकफर्ट तक की यात्रा आठ घंटों से भी कम समय में पूरी करना सम्भव हो गया है।

चिन्ताएँ : बहुत से लोग अत्यधिक चिन्ता करके अपने लिए स्वास्थ्य विषयक ढेर सारी समस्याएँ खड़ी कर लेते हैं। चिन्ता से कुछ भी सकारात्मक हासिल नहीं होता। इससे न तो चिन्ता का विषय–समस्या का कोई समाधान निकलता है और न उस व्यक्ति का कोई भला होता है, जिसके विषय में चिन्ता की जा रही होती है। चिन्ता करने से नकारात्मक विचारों की शृंखला ही चित्त में बनती है तथा दिमाग ठप हो जाता है। चिन्ता के कारण आपको अनेक रोग हो सकते हैं जैसे हृदय, लीवर या किसी अन्य अंग सम्बन्धी रोग। आपकी रोग प्रतिरोधक शक्ति और त्रिदोष सन्तुलन गड़बड़ हो सकता है। आपको डायबिटीज, आँतों का फोड़ा तथा ढेर सारी अन्य बीमारियाँ हो सकती हैं। हिन्दी में तो इसीलिए कहा भी जाता है–'चिन्ता चिता समान।'

यदि आपने योगाभ्यास से विचारों की शृंखला भंग करने की क्षमता अर्जित कर ली है तो आप चिन्ता रूपी राक्षसी के प्रभावों से बचे रह सकेंगे। असली समस्या तो यह है कि कुछ लोग यह नहीं समझते कि चिन्ता करना विनाशक है और वे अपने को रोगग्रस्त करने की जमीन तैयार करते हैं। एक तरह से वे इस बात से स्वयं को महत्त्वपूर्ण व्यक्ति समझते हैं कि उन्हें इतनी चिन्ताएँ करनी होती हैं। जब लोग उम्रदराज हो जाते हैं और उनके बच्चे बड़े हो जाते हैं, तो उनकी चिन्ता अपने अकेलेपन को दूर करने का साधन होती है। वयस्क बच्चों की चिन्ता करके इन बुजुर्गों को लगता है कि वे अब भी उनके साथ रह रहे हैं। मेरा सुझाव है कि लोगों को चिन्ता की बजाय कोई और काम तलाश लेना चाहिए।

आमतौर पर लोगों को इस बात की चिन्ता रहती है कि उनका भविष्य उनकी अपेक्षाओं के अनुसार न हो। यदि वे चिन्ता करते रहेंगे तो उनका भविष्य निश्चय ही उनकी अपेक्षा के अनुसार नहीं होगा क्योंकि वे चिन्ता से बीमार पड़ जाएँगे। अपने विषय में, अपने प्रियजनों तथा भविष्य में हो सकनेवाले रोगों, दुर्घटनाओं या प्राकृतिक आपदाओं आदि से सम्बन्धित भयों के विषय में चिन्ता करने की अपेक्षा अपने सात्त्विक विचारों को जगाएँ जिससे वे घटनाएँ घटित ही न हों।

चिन्ताएँ दूर करने के कुछ उपाय : यदि आप इस बात से आश्वस्त हो गए हैं कि चिन्ता करने से हालात में कोई सुधार नहीं हो सकता, तो मुझे पूर्ण विश्वास है कि आप चिन्ता करना रोक सकते हैं। नीचे कुछ रचनात्मक सुझाव दिए जाते हैं, जिनसे आप चिन्ताओं के स्थान पर मन में सात्त्विक विचार ला सकें। इससे आपका चिन्तन विनाशक होने के स्थान पर सकारात्मक हो सकेगा।

1. कुछ लोगों को चिन्ता होती है कि उन्हें कोई गम्भीर लाइलाज बीमारी जैसे कैंसर, एड्स आदि न हो जाए। मेरा सुझाव है कि यह चिन्ता करने के स्थान पर वे नित्य प्रातः उठकर सूर्यदेव से प्रार्थना करें कि प्रभु हमारी रोगों से रक्षा करें और दीर्घायु प्रदान करो। सोने के पूर्व नित्य कुछ समय ध्यान भी लगाओ जिससे आपको योग-निद्रा–सात्त्विक निद्रा आए। आपकी नींद राजसिक और तामसिक नहीं जिसमें नाना क्रियाएँ और

चिन्ताएँ गुँथी हुई हों। अच्छे स्वास्थ्य और सौख्यपूर्वक पावन जीवनचर्या भी इसके साथ अपनानी चाहिए।

2. जब आप स्वयं यात्रा करें या आपके प्रियजन यात्रा पर जाएँ तो उस समय किसी दुर्घटना होने की चिन्ता मत कीजिए वरन् यात्रा काल में तथा यात्रा के पन्द्रह दिन पूर्व आकाश, वायु और सूर्य से निर्विघ्न यात्रा होने की प्रार्थना करें। जब यात्रा सकुशल सम्पन्न हो जाए तो इन तीनों महाभूतों का आभार व्यक्त करने के लिए प्रार्थनाएँ करें। आकाश और वायु गतिशील देव हैं और सूर्य प्रकाश के द्वारा आपको मार्ग दिखाता है।

3. जब आपकी चिन्ता यह हो कि आप परियोजना को निश्चित समय-सीमा में पूरा नहीं कर पाएँगे तो आपको अपनी सफलता के लिए 'काल' (समय) से प्रार्थना करनी चाहिए। ऐसी स्थितियों में हिन्दू 'काली देवी' की आराधना करते हैं क्योंकि वही काल का साक्षात् रूप होती हैं।

4. यदि आप अपने प्रियजनों के कष्टों के कारण चिन्ताग्रस्त हैं तो उनके कल्याण के लिए मन्त्र जाप और ध्यान साधना करनी चाहिए। आप यदा-कदा उनको मन्त्र कवच से रक्षित करें और उनके कल्याणार्थ मानसिक सद्भावना प्रेषित करें। इसके लिए आप प्रज्ञा-ऊर्जा को श्वास द्वारा खींचकर वक्ष तक ले जाएँ तथा समूचे शरीर को उस ऊर्जा से आवृत्त कर लें और वक्ष से ही उसे प्रश्वास द्वारा बाहर निकाल दें। वक्ष-प्रदेश में ही आत्मा का निवास होता है और यह हमारे शरीर का बहुत महत्त्वपूर्ण भाग होता है।

5. पतंजलि का अध्ययन करके जब आप विचार शृंखला तोड़ते हैं और विचार प्रक्रिया को रोक देने पर मन आत्मा के साथ तद्रूप हो जाता है। आत्मा ऊर्जा का अनन्त स्रोत होती है और देश-काल के प्रभाव से परे होती है। उस अवस्था में किसी प्रकार की चिन्ता नहीं रहती वरन् केवल 'आनन्द ही आनन्द' होता है। इसलिए, इस पुस्तक में वर्णित ध्यान साधना करें और चिन्ता करनेवाले मन को आनन्द के जगत में ले जाएँ।

यदि आप अपनी चिन्ता करने की आदत के स्थान पर सात्त्विक विचारों से व्यक्तित्व को भरेंगे तो आप स्वयं को बदला हुआ व्यक्ति पाएँगे और अपनी अस्तित्त्व सत्ता के प्रति आपका शान्तपूर्ण सम्बन्ध होगा।

स्मरण शक्ति बढ़ाने के उपाय

समाधि पाद (भाग I) के सूत्र ग्यारह में पतंजलि ने स्मृति की परिभाषा इन शब्दों में की है 'अनुभूतविषयासम्प्रमोषः स्मृतिः।' अर्थात् अनुभूत विषय का असम्प्रमणि अर्थात् तदनुरूप आकार से युक्त वृत्ति स्मृति है। स्मृतिकाल में पूर्वानुभूत विषयों का ही पुनः अनुभव होता है। स्मृति सुखानुशयी भी होती है और दुखानुशयी भी। कुछ लोग अतीत काल की ही बातें सोचते रहते हैं और इस बात से दुखी रहते हैं कि अच्छे दिन तो व्यतीत हो गए और आत्मदया करते हुए कहते हैं कि सारा जीवन भीषण कष्टों से गुजरा है।

कुछ लोग अपने बचपन की परेशानियों से उबर नहीं पाते और अपने जीवन की सारी परेशानियों का कारण अपने माता-पिता को समझते हैं। ये सब तो दुःखाशयी स्मृति के उदाहरण हैं। मैं आपको स्मृति बढ़ाने के जो उपाय बताना चाहती हूँ, उनका उद्देश्य रचनात्मक कार्यों के लिए स्मृति बढ़ाना है। स्मृति बढ़ाकर आप अपने व्यवसाय में सफल ही नहीं हो सकते हैं, वरन् सदा याद रखें कि आपको प्रातः एवं सायं योग-अभ्यास करना है, विचार सात्त्विक रखने हैं, चिन्ता नहीं करनी है और दबाव से मुक्ति प्राप्त करनी है।

ऐसे बहुत से लोग मिलते हैं जो अपनी स्मृति विषयक समस्याओं की चर्चा करते हैं और भुलक्कड़पन की शिकायत करते हैं। गहराई से पूछने पर पता चलता है कि समस्या उनकी स्मृति की नहीं है, वरन् वे बातें ध्यानपूर्वक सुनते ही नहीं हैं। यह सहज रूप से जाना जा सकता है कि वे अपनी पसन्द की घटना का अथवा किसी सनसनीपूर्ण बात का सविस्तार वर्णन करते हैं और उनमें जैविकीय अथवा डॉक्टरी दृष्टि से कोई स्मृति दोष नहीं होता।

आज के जमाने में हम दूरदर्शन आदि पर अशान्तियुक्त दृश्य देखते हैं और उनके चित्र सैकेंड के भी अंश-मात्र समय में आँखों के आगे से गुजर जाते हैं। इस अवस्था में लोग जागरूक होकर बात सुनने और उसे याद रखने की क्षमता ही खो देते हैं। इसी कारण सत्य की तोड़-मरोड़ होती है। योग के साधनों को मनोयोग, ध्यान लगाने और स्मृति बढ़ाने के लिए प्रयोग किया जा सकता है। नीचे कुछ सरल सुझाव तथा विधियाँ बताई जाती हैं जिससे आप अपनी स्मृति बढ़ा सकते हैं। जो लोग सृजनात्मक कार्य करते हैं उनके लिए योगाभ्यास की ध्यान-साधना बहुत लाभकर रहेगी।

1. सदैव याद रखिए कि राजसिक एवं तामसिक विचारों से भुलक्कड़पन बढ़ता है और याददाश्त खराब होती है। मस्तिष्क में जो भी ज्ञान संचित होता है, उस पर अँधेरे का पर्दा पड़ जाने पर उनकी यथावत् पुनः प्रस्तुति नहीं हो पाती। इससे बचने के लिए सवेरे शाम को योगासन तथा प्राणायाम कीजिए। इससे चित्त में स्थिरता आएगी अधिक समय तक चीजों पर ध्यान दे सकेंगे और उन्हें याद रख सकेंगे।

2. बहुत अधिक बातें करने और शोर के वातावरण में रहने से भी याददाश्त घटती है अतः कोशिश करके बातें कम करें और कुछ समय शान्त भाव से स्वयं अपने बनकर रहें सोते जाते समय तथा सुबह उठते के साथ ही बातचीत न करें। व्यक्ति को रात्रि की शान्ति के क्षेत्र में मौन भाव से तथा प्रभाती प्रकाश में धीरे-धीरे सजग अवस्था में प्रवेश करना चाहिए।

3. जब आपको कुछ बातें उस समय भूल जाती हैं, जबकि वे तुरन्त याद आ जानी चाहिए तो घबराएँ बिल्कुल भी नहीं। इससे आप अधिक निराशा से ही भरेंगे। इसलिए उस क्षण मौन हो जाइए और अपनी स्मृति पर भरोसा रखिए। प्राण ऊर्जा कुछ क्षणों तक मस्तिष्क की ओर प्रेषित करें लेकिन यह सोचकर नहीं कि आप किसी चीज की याद कर रहे थे। उसके बाद उस वस्तु के आकार पर ध्यान दें जिसे आप खोज रहे थे अथवा उस घटना से सम्बन्धित किसी बात को याद करें। यदि उस समय आप विचार

शृंखला तोड़ सके अथवा उस विषय-विशेष पर पूरा ध्यान लगा सके तो आप निश्चय ही सफल होंगे।

4. यदि आपको पर्याप्त अच्छी नींद नहीं आती तो इससे स्मृति-दोष की समस्या उठ खड़ी हो सकती है। इसके लिए सात्त्विक या योग-निद्रा लेने का हर सम्भव प्रयास करें।

5. यदि आपका वात-असन्तुलन अधिक समय तक चलता है तो इसका आपके स्नायु-तन्त्र पर कुप्रभाव पड़ेगा और विस्मरण बढ़ेगा। आपके अनुभावों में हड़बड़ाहट आएगी और विस्मृति होने लगेगी। यदि ऐसी अवस्था है तो आन्तरिक शुद्धिकरण कीजिए और वात-असन्तुलन दूर करने के लिए औषधि लीजिए।

6. जिन आसनों में पैर ऊपर उठाने पड़ते हैं, रक्त का प्रवाह सिर की ओर बढ़ता है, उनसे स्मृति बढ़ती है। 'जप' और 'ध्यान' सरीखी चित्त केन्द्रीकरण विधियों से भी स्मरण शक्ति बढ़ती है। इससे हम इस जीवन की विगत बातें तथा अपने अन्दर संस्कार रूप में विद्यमान विगत जीवन की बातों का भी स्मरण कर सकेंगे। जैसाकि पहले बताया जा चुका है, संस्कार भी महाकाल की परिधि की स्मृतियाँ ही हैं।

7. अब कुछ ऐसी बातों की चर्चा की जाएगी जो स्मरण शक्ति बढ़ाने में बहुत लाभकर होंगी। सोने जाने से पहले किसी दिन के एक भाग की घटनाओं को क्रम से याद करने का प्रयास कीजिए। सवेरे जागने पर उस दिन के दूसरे भाग की घटनाएँ भी इसी प्रकार याद कीजिए। घटनाओं को सिलसिलेवार तथा विस्तार के साथ याद कीजिए कि उन दो-तीन घंटों में मैंने क्या-क्या कैसे किया था। यह अभ्यास लम्बे समय की घटनाओं को याद करने के लिए किया जा सकता है। दस साल पहले जिए किसी दिन या घटना का स्मरण करने की चेष्टा की जा सकती है। इसके बाद दस-पन्द्रह दिन पहले की घटना की भी याद करनी चाहिए। इस अवधि की घटनाओं या स्वप्न को भी याद किया जा सकता है। ये बहुत सूक्ष्म बातें होती हैं जिन्हें आप समझते हैं कि हम भूल गए हैं। इस अभ्यास से आपके मस्तिष्क की सफाई होती है और अपनी स्मरण शक्ति बढ़ती है।

इन सात सुझावों के अनुसार स्मरण करते समय आपको स्मरण शक्ति बढ़ानेवाली वे चीजें भी खानी चाहिए जिनका वर्णन मैंने अपनी आयुर्वेद विषयक पुस्तकों में किया है।

ध्यान-शक्ति बढ़ाने की विधियाँ

जब भी हम किसी बात पर ध्यान जमाते हैं तो हमारे मन में चल रही विचारों की शृंखला थम जाती है और हमारी समस्त शक्तियाँ एक ही बिन्दु पर केन्द्रित हो जाती हैं। हम सभी जानते हैं कि ध्यान केन्द्रित करने की हमारी क्षमता अलग-अलग समयों पर अलग-अलग होती है। ऐसा भी समय होता है जब हम आसानी से ध्यान लगा पाते है जबकि किसी अन्य समय पर हमारा मन न जाने कहाँ-कहाँ कितना भटकता रहता

है। अपने विचारों को जब हम एक बिन्दु पर केन्द्रित करते हैं तो उस समय हमारे मन की वास्तविक स्थिति का पता चलता है। उस समय मन अपना दर्पण स्वयं होता है। इसलिए हम अपने मन को जितना सात्त्विक भाव युक्त सन्तुलित रखते हैं, उतना ही अधिक ध्यान किसी एक विषय पर केन्दित करना सम्भव होता है बहुत से लोगों की बातें सुनने, ऊँची आवाज़ में बोलने तथा टी.वी. आदि पर नाना प्रकार की वस्तुएँ या छवियाँ देखने से हमें ध्यान लगाते समय अपने मन से उतना ही अधिक संघर्ष करना पड़ता है। नई चीज़ें, नया ज्ञान सीखने के लिए हमें मनोयोग पूर्वक ध्यान देना होता है। हम जितना अधिकाधिक सीखते जाते हैं, उतना ही हमारा चित्त शुद्ध होता है और अधिक ध्यान लगाना सम्भव होता है। शिक्षा का एक उद्देश्य ध्यान केन्द्रित करने की क्षमता का विकास करना भी होता है। इसीलिए हम जितना ही ज्यादा सीखते हैं, उतनी ही हमारी सीखने की भूख बढ़ती जाती है। इसलिए ध्यान लगाने का एक मार्ग यह भी है कि **नया ज्ञान अर्जित करना कभी रोकें नहीं।**

कभी-कभी ध्यान केन्द्रित करने में आनेवाली कठिनाई अस्थायी होती है और उसका कारण वात-असन्तुलन हो सकता है। यदि आपकी मूल प्रकृति वात-प्रकृति है और आपका पेट खराब चल रहा है तो तय है कि आपका ध्यान स्थिर नहीं होगा। उस अवस्था में आपको वात शान्त करनेवाली चाय लें जिसमें इलायची, अदरक और तुलसी हो, गरम पानी का एनीमा लें, अपने शरीर की तेल-मालिश करें और कुछ विश्राम भी करें। ये उपाय करने से आपका ध्यान केन्द्रित करने में आनेवाली समस्या समाप्त हो जाएगी। यही नहीं तेज हवा, वातावरण का दबाव कम होने अथवा अकस्मात् मौसम बदल जाने से भी यह समस्या सामने आ सकती है। उस अवस्था में ध्यान केन्द्रित करने के लिए शरीर की मालिश, गरम पानी से स्नान, योग-आसन लगाने और प्राणायाम करने से ध्यान लगना सम्भव होगा।

दबाव से मुक्ति के लिए जैसे योगाभ्यास उपयोगी है, उसी प्रकार ध्यान केन्द्रित करने के लिए किसी मन्त्र का जाप लाभकर है। दोनों ही अवस्थाओं में समस्या मन को नियन्त्रित करने की हैं जिससे मन विचारों के भटकाव में न पड़े अपितु एक विषय में लग सके। बुनियादी तौर पर ध्यान लगाना मन को इस प्रकार प्रशिक्षित करना है कि वह निर्देशित विषय पर जम सके। चित्त का केन्द्रीकरण कुछ सुखद साधनों यथा गायन, वाद्ययन्त्र बजाने, अन्य किसी ललित कला या हस्तकला में जुटकर प्राप्त किया जा सकता है। चित्त को केन्द्रस्थ करने के लिए आप किस साधन का उपयोग करते हैं, यह समस्या के स्वरूप पर निर्भर करता है। यदि चित्त की अस्थिरता दुःखभाव अथवा निराशा-हताशा के कारण है तो इसके लिए सामूहिक गतिविधियों जैसे समूह गान तथा रंगमंच के कार्य ठीक रहेंगे। यदि अधिक गतिशीलता के कारण विचार इधर-उधर भागते हैं या आप शीघ्र उत्तेजित हो जाते हैं, तो आपको काष्ठ कला, चित्रकला अथवा बर्तन आदि बनाने का काम करना ही लाभप्रद रहेगा।

वर्तमान के क्षण में जीने की कला आने पर भी चित्त को ध्यानस्थ करने की क्षमता

बढ़ सकेगी। यदि आप व्यवस्थापूर्वक अपना काम स्वयं करने के अभ्यस्त होंगे तो आपको 'वर्तमान क्षण में जीने' की कला आ जाएगी। चित्त को ध्यान में लगाने की क्षमता आने पर जीवन के सभी क्षेत्रों–भौतिक या आध्यात्मिक–में सफल हो सकेंगे। मनोयोग आना इसकी कुंजी है।

विभिन्न पीड़ाओं एवं दर्दों का उपचार

शरीरोपचार (फिजियोथैरपी) और आयुर्वेद योग के उपचार में यही अन्तर है कि आयुर्वेद योग में आप मात्र शारीरिक स्तर पर ही उपचार नहीं करते; वरन् मानसिक एवं आध्यात्मिक ज्वर भी छूते हैं। मुद्रा-दोष, शारीरिक असन्तुलन, किसी अंग-विशेष के अधिक प्रयोग से हुई परेशानी आदि दूर करने के लिए योगासन, प्राणायाम और अन्य उपचार प्रक्रियाएँ एक साथ करनी होती हैं जिनमें जड़ी बूटियों का प्रयोग तथा मालिश आदि भी सम्मिलित होती हैं। आयुर्वेदिक योग से उपचार करते समय आपको यह बुनियादी दर्शन ध्यान में रखना होगा कि आपको अपने लक्ष्य की प्राप्ति में बार-बार सतत् साधनाभ्यास करना होगा। आपको जो समस्या हो या जो असन्तुलन हो, उसे ठीक करने के लिए आपको अपनी पूरी शक्ति के साथ उसके पीछे पड़ना होगा। जब आपकी मानसिक शक्ति, शारीरिक शक्ति और आध्यात्मिक शक्ति सभी एकत्र हो जाती हैं जो इससे अद्भुत कार्य सम्पन्न हो सकते हैं। आपके रोग की जड़ जितनी ही गहरी होगी, उतनी ही अधिक शक्ति का प्रयोग करना होगा। लेकिन इसके लिए आपको साहस के साथ पूर्ण मनोयोग के साथ रोग को खदेड़ने के लिए पीछे पड़ना होगा और बारम्बार प्रयास करने होंगे जैसे बच्चा अपनी इच्छा पूरी कराने के लिए माँ से अनुरोध किए जाता है और तरह-तरह से अपनी माँग पेश करता है। इस प्रकार अन्ततः माँ को उसकी माँग पूरी ही करनी पड़ती है। यही दृष्टिकोण हमें अपना रोग या कष्ट भगाने के लिए आपको अपनाना चाहिए।

योग तथा आयुर्वेद की अपनी सभी पुस्तकों में मैंने विभिन्न बीमारियों के उपचार की विधियाँ बताई हैं। यहाँ मैं कुछ उदाहरण ही दूँगी जिससे आपको विषय का व्यापक ज्ञान हो सके और आप अपने विशिष्ट कष्ट निवारण के लिए आसनों तथा विधियों का चयन कर सकें। योगासनों की विस्तृत चर्चा के लिए कृपया मेरी अन्य पुस्तकों को देखिए। यहाँ केवल आसनों का नामोल्लेख ही किया जाएगा।

मासिक धर्म के समय के दर्द : दुनिया की ढेर सारी महिलाओं को मासिक धर्म के दौरान मरोड़ों और दर्द के कारण परेशानियाँ उठानी पड़ती हैं। इस समस्या पर मैंने 'महिलाओं के लिए कामसूत्र' (कामसूत्र फॉर वीमैन) नामक पुस्तक में विस्तार से लिखा है। यहाँ मैं इस बात को दोहराना चाहती हूँ कि स्त्रियाँ इस समस्या के समाधान के लिए खान-पान सुधार करके, सावधानियाँ बरतकर तथा योगासन आदि करके लाभ उठा सकती हैं। इसके लिए मासिक स्राव के दिनों को छोड़कर प्रतिदिन बारह बार

सूर्य-नमस्कार आसन करें। इसे करने के लिए उपयुक्त शिक्षक से शिक्षा लें और इसे भोजन के समान नियमित रूप से करें। जब आप इलाज के तौर पर आसन करते हैं तो इसके लिए समय न होने का टालू मत पिलाइए और 'जब चाहा तब कर लिया' का रवैया भी न अपनाएँ। उपचार तभी ढंग से होगा, जब आप आसन को सही ढंग से मनोयोग के साथ करें। महिलाओं को वे आसन करना उपयोगी होगा जो उदर तथा पेड़ुओं के लिए उपयोगी होते हैं।

कमर और कन्धों में दर्द : अगर आपका शरीर का भार समान रूप से बँटा हुआ न हो और दाहिने तथा बाएँ भाग का वजन दूसरे भाग से अधिक हो तो इससे आपकी रीढ़ की हड्डी का नाजुक सन्तुलन गड़बड़ा जाएगा और कमर में तरह-तरह के दर्द होने की सम्भावना होगी। यह भाग ऐसा होता है, जहाँ से हड्डियाँ तथा प्रमुख रक्तवाहनी नाड़ियाँ और धमनियाँ गुजरती हैं। इसलिए इस भाग में आए असन्तुलन से पीठ के भिन्न-भिन्न भागों में दर्द हो सकता है। यही नहीं, इससे कन्धों, बाँहों, मध्य भाग और टाँगों में भी पीड़ा हो सकती है। यहाँ, यह सब इसलिए बताया जा रहा है कि इस भाग में दर्द न भी हो रहा हो तब भी पीठ को मजबूत बनाए रखने के लिए योगासन नियमित रूप से करने चाहिए। विगत अध्याय में मैंने पीठ को सबल बनाने के लिए आसन बताए हैं। उनमें से छः आसन इन दर्दों में किए जा सकते हैं। दर्द से बचाव के लिए हर किसी को ये आसन करने चाहिए। कुछ लोगों की रीढ़ की हड्डी एकदम सीधी नहीं होती और चालीस साल की आयु के बाद उन्हें कमर दर्द होने लगता है। वे लोग यदि ये आसन करते हैं तो रीढ़ की हड्डी सीधी होगी और आयु बढ़ने पर कमर दर्द होने की सम्भावना नहीं रहेगी।

जिन लोगों के कन्धे आगे को झुके होते हैं, उनकी पीठ के ऊपरी भाग, कन्धों और बाँहों तक में दर्द हो सकता है। इन लोगों को अपनी मुद्रा में सुधार करना चाहिए और ये आसन करने चाहिए।

पीठ के बल लेट जाइए और अपनी बाँहों को ऊपर की ओर समानान्तर फैलाइए (आकृति 45)। शरीर को ढीला छोड़ दीजिए। बदन के सभी अंग धरती पर लगे हों। जिनके कन्धे झुकें हों, बाँहें सीधी करके नहीं रख सकते। इसलिए बाँहों को सीधा रखने के लिए बार-बार प्रयास करने चाहिए। अगर लगातार धीरे-धीरे बाँहें ऊपर खींची तो कठोर हुई मांस-पेशियाँ ढीली पड़ जाएँगी।

कन्धे झुके होने से आपकी कमर का ऊपरी भाग भी थोड़ा झुका होगा क्योंकि रीढ़ की हड्डी के भाग में भी आगे को झुकाव होगा। कन्धों के उक्त व्यायाम को रीढ़ की हड्डी के छः आसनों के साथ करें। यदि आपने परिश्रमपूर्वक ये आसन लगातार किए तो करीब एक साल में आपकी शरीर-मुद्रा की यह खामी दूर हो जाएगी इस कमी को दूर करने में आयु बाधा होती है। जितनी अधिक उम्र होगी, उतनी ही अधिक समय शरीर मुद्रा ठीक करने में लगेगा। इस सन्दर्भ में सदा याद रखिए कि जीवन में उत्तम का वरण कभी भी कर लेना चाहिए—उसमें देर-सवेर का प्रश्न ही नहीं उठता।

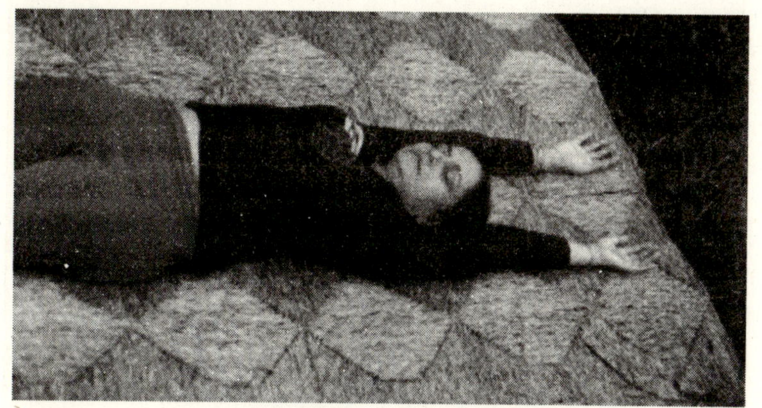

आकृति 45 : चित्त लेटने का आसन जिसमें बाँहें सीधी ऊपर हों।

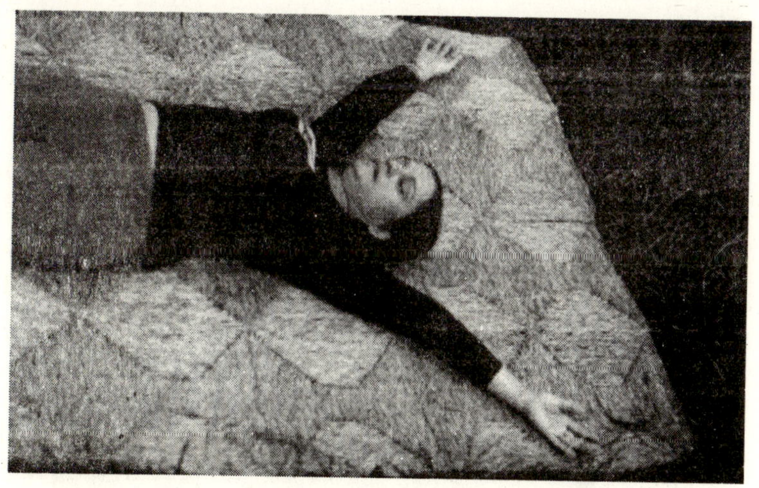

आकृति 46 : चित्त लेटने का आसन जिसमें बाँहों का अर्द्धवृत्त बने।

टाँगों में दर्द और सियाटिका पीड़ा

टाँगों के दर्द और सियाटिका पीड़ा का उपचार करने की दृष्टि से उत्तानपाद आसन (जिसका वर्णन दूसरे कार्यक्रम में किया गया है) बहुत ही लाभप्रद है। सियाटिका की पीड़ा में आपको अतिरिक्त सावधानियाँ भी बरतनी होंगी जिनका वर्णन मैंने अपनी पुस्तक 'आयुर्वेद—ए वे ऑफ लाइफ' में किया है। यदि टाँगों में कमजोरी अधिक हो और आसन करना सम्भव न हो तो थोड़ी उठक-बैठकवाले कार्य करें, आसन न करें और दर्द-निवारक तेल मलें, गरम पानी से स्नान करें और सिकाई करें। इन विधियों से आपकी टाँगों को शक्ति मिलेगी और कुछ समय के बाद इन आसनों को कर सकेंगे।

उत्तानपाद आसन के चार अंगों के अलावा मैं एक अन्य अंग की भी यहाँ जानकारी देना चाहूँगी जिसे आप चारों अंगों को करने पर निपुणता प्राप्त करने पर करेंगे। इस आसन में आपके कूल्होंवाले भाग और पेडू की पेशियों का अधिक प्रयोग करना होगा। आसन के इस अंग को करने में शरीर को अधिक कष्ट देंगे तो पेशियों में अकड़न आएगी और वह पीड़ादायक होगी।

इसके लिए पीठ के बल लेट जाइए, दोनों टाँगों को एक-दूसरे से बीस सेंटीमीटर की दूरी पर रखें। बदन ढीला रखें और अपनी एक टाँग को ऊपर की तरफ उठाएँ। यह टाँग 45° पर पहुँच जाए तो दूसरी टाँग को भी साथ-साथ ऊपर उठाना शुरू कर दीजिए। लेकिन दोनों टाँगों की दूरी बनाए रखें। जब पहली टाँग 90 डिग्री पर होगी तो दूससी 45 डिग्री पर (आकृति 47)। इस स्थिति में कुछ समय तक रुकिए और इसके बाद टाँगों की स्थिति अदल-बदल कर लीजिए। इसे कुछ बारी कीजिए। यह आसन न

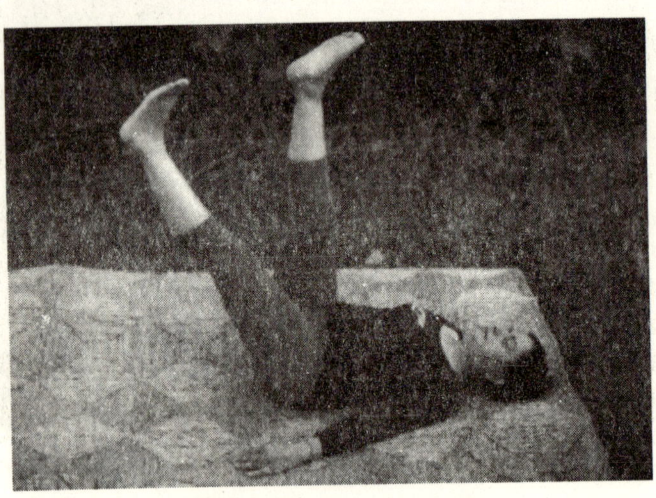

आकृति-47 : टांगों के दर्द में उपयोगी आसन

केवल टाँगों तथा पेड़ू भाग के लिए लाभकर होता है बल्कि इससे आन्तरिक अवयवों के लिए भी लाभ होगा। इस दर्द से मुक्ति प्राप्त करने के लिए पेट पर मोटापा नहीं हो तो अधिक अच्छा रहेगा।

सिरदर्द : सिर भाग में चोट न लगे अथवा स्नायु विषयक गड़बड़ी न हो तो सिरदर्द की शुरुआत, शिरोभाग से मुश्किल से ही होती है। हट्टे-कट्टे व्यक्ति को सिरदर्द का कारण पाचन क्रिया की गड़बड़ी, पित्त बढ़ जाने, नाक बन्द होने के कारण श्वसन क्रिया में हुई बाधा, त्रिदोषों की विकृति अथवा शोर या प्रदूषित वातावरण होता है। अतः जब सिरदर्द हो तो उसका कारण खोजो और उसे दूर करने की चेष्टा करो। महिलाओं को मासिक धर्म सम्बन्धी समस्याओं से सिरदर्द होता है अतः उस सम्बन्ध में उचित सन्तुलन बनाना जरूरी है, जैसा कि मैंने अपनी पुस्तक 'महिलाओं के लिए कामसूत्र' में लिखा है।

नासिका द्वार सदा खुला रहना चाहिए और इसके लिए सप्ताह में एक बार जलनीति अवश्य करनी चाहिए। अगर नाक अक्सर रुँधी रहती हो तो सोने से पहले नथुनों में ईथरवाले तेल लगाने चाहिए। आपको शिरोभाग की सफाई भी करनी चाहिए जिसका वर्णन 'सिक्सटीन मिनट टू ए बैटर 9 टु 5 पुस्तक में किया गया है।

शिरोभाग को प्राण-ऊर्जा से सशक्त बनाओ। जब आपको लगे कि सिरदर्द होनेवाला है तो ईथर तेलों का मिश्रण या इनसे बनी बाम लगा लो तथा कुछ देर आराम कर लो। कभी-कभी अपनी प्रकृति के विपरीत या खराब हुई वस्तु खाने से सिर दर्द हो जाता है। ऐसी अवस्था में 'जलधौती' कर डालो। तीन गिलास पानी में नमक मिलाकर पिएँ और उसका वमन कर दें।

इसके अलावा सिर पर बादाम या तिल के तेल से अथवा स्मरण-शक्ति बढ़ानेवाले आयुर्वेदिक तेल एक सप्ताह तक लगाएँ।

दमा और पुरानी खाँसी : दमा तथा पुरानी खाँसी का इलाज करने के लिए अन्य पूर्वसावधानियों के अलावा सर्पासन करना अनिवार्य है। आप ये आसन सवेरे तो करें ही शाम को करना भी उपयोगी है क्योंकि रात के समय ही ये रोग उग्रता पकड़ते हैं।

ये दोनों रोग ऐसे हैं, जिनका सीधा सम्बन्ध प्राण से है। इनके कारण से शरीर में प्राण का प्रवेश द्वार अवरुद्ध होता है और आपकी काया पीली-पीली तथा निर्जीव-सी लगती है। नाक तथा वायु नली में बलगम भरा होने से, इन बीमारियों के दौरान प्राणायाम भी नहीं किया जा सकता। इसलिए आप शिरोभाग का शुद्धिकरण करें जिससे ये मार्ग खुल सकें और आप प्राण ऊर्जा ग्रहण कर सकें। रात को सोने जाते समय ईथर के तेल से नाक को खोल लें ताकि सोते समय ठीक से श्वास ले सकें। आपको इन रोगों से लड़ने के लिए सक्रिय होना होगा अन्यथा ये रोग जीर्ण होते जाएँगे और तब इनसे मुक्ति पाना कठिन हो जाएगा। ये रोग शरीर में प्राण-ऊर्जा ग्रहण करने के मार्गों से सम्बन्धित हैं, अतः शरीर के अन्य क्रिया-कलाप भी मन्दता के शिकार हो जाते हैं। अतः आप बहुत सावधान रहें और इन रोगों को बढ़ने न दें अन्यथा आपका जीवन खतरे में पड़ेगा।

आखिर रोग होते कैसे हैं ?

रोगोपचार की विषय वस्तु व्यापक है और मैंने अपनी सभी पुस्तकों में इस पर सविस्तार चर्चा भी की है। उपचार के आध्यात्मिक पक्ष पर आगामी अध्याय में विमर्श किया जाएगा। इस अध्याय की समाप्ति से पूर्व मैं इस विषय पर चर्चा अवश्य करना चाहूँगी कि आखिर रोग होते कैसे हैं ? इस विषय की चर्चा उठाने का मुख्य उद्देश्य एक बार फिर इस तथ्य की ओर ध्यान आकृष्ट करना है कि बहुत सी बीमारियाँ हम अपनी असंगत जीवनचर्या से पैदा करते हैं। जब हम ऐसे कर्म करने में प्रवृत्त होते हैं, जो हमारे शरीर की प्रकृति अथवा स्वयं जीवन के ही विरोधी होते हैं तो हमारा बीमार पड़ना तय है। हमारे अन्तः जगत में विद्यमान जीवन ऊर्जा रोगों या कष्टों के माध्यम से हमारे कर्मों का प्रतिरोध किसी न किसी रूप में करती है। ये सब आन्तरिक उपद्रव कहे जाते हैं। ये उपद्रव हैं नींद में गड़बड़ी रक्त-चाप ऊँचा-नीचा होना, भाँति-भाँति के हृदय रोग, अनेक प्रकार के सिर दर्द, लिवर की खराबियाँ या पाचन क्रिया के अन्य रोग, डाइबिटीज, पाइल्स, आँतों की सूजन अनेक प्रकार के दर्द तथा पीड़ाएँ आदि। जब हम आन्तरिक उपद्रवों से पीड़ित होते हैं तो इससे हमारी जीवनी-शक्ति तथा हमारा रोग-प्रतिरोधी तन्त्र (जिसे आयुर्वेद में 'ओजस' कहते हैं) कमजोर हो जाता है और हमें बाह्य रोगों का शिकार होने के लिए छोड़ देता है क्योंकि हम बाहरी विषाणुओं से लड़ने में अक्षम होते हैं। इसके अतिरिक्त सामाजिक स्थितियों और समस्याओं से हिम्मत और दृढ़ता के साथ जूझने की हमारी मानसिक शक्ति एवं क्षमता घट जाती है। जाहिर है कि परेशान व्यक्ति जीवन की स्थितियों से लड़ने की अवस्था में नहीं रहते। इस प्रकार हम बाहरी आक्रमणों और मानसिक विकारों की चोटों के सामने, खुद को खुला छोड़ देते हैं। इस प्रकार आयुर्वेद वर्णित दूसरी एवं तीसरी श्रेणी के रोगों के शिकार बन जाते हैं।

भारत में किए गए मेरे अध्ययन से प्रकट होता है कि आमतौर पर निर्धन लोग आन्तरिक रोगों या मानसिक उपद्रवों से पीड़ित नहीं होते हैं। उनकी प्रमुख परेशानियाँ गन्दगी भरे वातावरण के कारण होती हैं। इसलिए उन्हें जल-प्रदूषण से होनेवाले रोग तथा संक्रमण से होनेवाली बीमारियाँ होती हैं। आन्तरिक रोग प्रायः समाज के खाते-पीते वर्ग में होते हैं और उनकी बीमारियाँ मुख्यतः मनः क्षोभ या असन्तोष के कारण उत्पन्न होती हैं। खाने-पीने के असंयम तथा शारीरिक श्रम का अभाव भी रोगों का कारण बनता है। इन समस्याओं का उपाय आयुर्वेदिक योग से करना सम्भव है। इससे बहुत से आन्तरिक रोग रोके जा सकते हैं और अन्य रोगों से बचा जा सकता है।

5

शरीर की सूक्ष्म ऊर्जा

इस पुस्तक के अन्तिम अध्याय में आयुर्वेद योग के उस पक्ष का वर्णन किया जाएगा जो शरीर की सूक्ष्म ऊर्जा से सम्बन्धित है और जो हमें बताता है कि इस ऊर्जा को लाभप्रद दिशा किस प्रकार दी जा सकती है। इस बात का वर्णन विस्तार से किया जा चुका है कि चेतन प्राणवत्ता का कारण स्रोत आत्मा होती है और वही पंच महाभूतों से निर्मित शरीर में जीवन का संचार करती है। जब आत्मा शरीर में प्रवेश करती है तो शरीर प्राणवान् हो जाता है। तभी वह चेतनायुक्त और सक्रिय होता है और उसे विभिन्न कर्म करने के लिए प्राण शक्ति की आवश्यकता होती है। शरीर के पंच महाभूतों से त्रिदोषों का निर्माण होता है। ये त्रिदोष (वात, पित्त तथा कफ) समस्त कर्मों का वहन करते हैं। जो ऊर्जा हमारे शरीर तथा आत्मा को संयुक्त करती है और सम्पूर्ण ब्रह्मांड के साथ हमें सम्पृक्त करती है, वह प्राण शक्ति है जिसे हम वातावरण से श्वसन क्रिया के माध्यम से लगातार ग्रहण करते हैं। प्राण ऊर्जा के विषय में इस पुस्तक में पहले ही सविस्तार चर्चा की गई है। हमारे शरीर का प्रत्येक अवयव जीवन्त है और प्रत्येक जीवाणु सक्रिय रूप से अपने कार्यों का सम्पादन करता है। पुरानी कोशिकाएँ मर जाती हैं और उनका स्थान नई कोशिकाएँ लेती रहती हैं। हर जीवन्त प्राणी अपना सन्तुलन बनाए रखने और अभीष्टतम गतिविधियाँ करता रहे इसके लिए उसमें पुराने का विनाश तथा नए का सृजन उसकी क्रियाशीलता के अंग होते हैं।

जीव अपने आप में प्रकृत व्यवस्था से युक्त होता है जो ब्रह्मांडजन्य व्यवस्थाओं से सम्बन्धित होती हैं और कार्यक्षमता, सूक्ष्मता एवं दार्शनिक पहलुओं की दृष्टि से उन पर निर्भर करता है। यदि उनके पारस्परिक सम्बन्धों और परस्पर अवलम्बिता में अत्यधिक हस्तक्षेप किया जाता है तो उनकी कार्यक्षमता विकृत हो जाती है। और यही रोगग्रस्तता का एक पक्ष भी है। इसे सरल उदाहरण द्वारा यों समझा जा सकता है कि भारत में गर्मियों और वर्षा ऋतुओं में बहुत गर्मी होती है—पहले शुष्क गर्मी और फिर उमस भरी गर्मी। इन मौसमों में प्रकृति हमें कड़ुवी सब्जियाँ तथा कड़ुवे फल देती है। ये चीजें गर्मी झेलने, रक्त की सफाई करने और वर्षा ऋतु में जल की गन्दगी से होनेवाले रोगों से रक्षा करने में बहुत सहायक होते हैं। नीम वृक्ष की निबोलियाँ तथा करेला इनके अच्छे उदाहरण हैं। ऋतु की आवश्यकता के अनुसार यदि इनका सेवन नहीं करते हैं

तो हम वर्षा ऋतु में होनेवाले रोगों के शिकार हो सकते हैं। इसके विपरीत यदि हम इन चीजों को प्राकृतिक रूप से उगाकर सर्दियों में सेवन करते हैं तो हम अपनी ही हानि कर सकते हैं। हम इन वस्तुओं की शीत प्रकृति के कारण अधिक ठंडी महसूस कर सकते हैं जिससे हमारा रक्तचाप घट सकता है क्योंकि शरीर दुर्बलता अनुभव करेगा।

जैसाकि पहले कहा गया है कि समस्त ब्रह्मांड में समग्र गतिशीलता है जिसमें सब कुछ चलायमान है और एक-दूसरे के साथ प्रतिक्रिया करती है। पतंजलि के योगसूत्र तथा सांख्य दर्शन की भूमिका के अध्ययन से स्पष्ट है कि मृत्यु होने पर पंच महाभूत अपने-अपने महाभाग में चले जाते हैं क्योंकि शरीर वर्तमान रूप में विनाशी है और आत्मा अविनाशी है। आत्मा पुनर्जन्म होने पर दूसरा शरीर धारण करती है। रज-वीर्य से बने भ्रूण में प्राण पड़ने से जीव बनता है।

इस पुस्तक में हुई विविध चर्चाओं के बाद इस सबका संक्षेप में वर्णन करने का उद्देश्य आपको यह समझाना है कि हमारे शरीर में सूक्ष्म ऊर्जा क्या होती है। इसका आरम्भ में संक्षिप्त उल्लेख किया जा चुका है किन्तु अब इस पर सविस्तार चर्चा की जाएगी। मेरा प्रयास होगा कि आप अपने अनुभवों के माध्यम से सूक्ष्म ऊर्जा की अवधारणा को समझ सकें। इस बारे में प्रमुख समस्या यही है कि आधुनिक विज्ञान तथा चिकित्सा प्रणाली से हम सब कुछ को आँखों से देख लेने के अभ्यस्त हो गए हैं। हम लोग प्रयोगशाला के विश्लेषण, एक्स रे तथा अल्ट्रासाउंड से अत्यधिक प्रभावित होते हैं। वास्तव में ये विश्लेषण अद्भुत होते हैं और हमें अपने शरीर में झाँकने का अवसर मिलता है। इस पुस्तक में वर्णित उपचार विधियों की दृष्टि से हमें भौतिक रूप से शरीर के विश्लेषण से थोड़ा हटना पड़ेगा और आन्तरिक लय-ताल को भी समझना होगा। अपने शरीर की अन्तः यात्रा में शुद्धिकरण की विधियाँ, योगासन तथा प्राणायाम तो मात्र उपचार की तैयारियाँ भर हैं।

सूक्ष्मतम एकक में ब्रह्मांड की विद्यमानता : प्रत्येक कोशिका में अनेक प्रकार के कार्य करने की क्षमता होती है। इन कोशिकाओं के विषय में हम जितना अधिक जानते जाते हैं, उतना अधिक यह एहसास होता है कि हमें इनके विषय में कितना अज्ञान था। हमारे शरीर में विशेष प्रकार की ढेर सारी कोशिकाएँ होती हैं, जिनके विशिष्ट कार्य होते हैं। इनके बीच आपस में व्यवहार होता है और ये एक-दूसरे से संवाद भी करती हैं। इस स्थिति के कारण कोशिकाओं के विषय में ज्ञान प्राप्त करना अत्यन्त ही कठिन हो जाता है। शोधविज्ञानी के नाते कोशिकाओं के विषय में मैंने अत्यन्त विकसित टैक्नोलॉजी से बीस वर्षों तक खोज की है। यह सब कुछ कहने का मेरा उद्देश्य यही है कि आज हम केवल उन निष्कर्षों की पुष्टि ही कर पाते हैं, जो भारत के ऋषि-महर्षि हजारों वर्ष पूर्व स्थापित कर गए थे। हमारे शरीर की प्रत्येक कोशिका अपने आपमें पूर्ण ब्रह्मांड है। हमारे ऋषिगण सम्भवतः प्रकृति का निरीक्षण-सर्वेक्षण तथा ध्यान समाधि के द्वारा जिन निष्कर्षों पर पहुँचे थे, उन्हीं निष्कर्षों तक आज हम ऐन्द्रिक स्तर पर उच्चस्तरीय टैक्नालॉजी के द्वारा पहुँच पा रहे हैं।

आयुर्वेद-योग के वर्तमान सन्दर्भ में, प्रत्येक कोशिका में पाँच महाभूत, आत्मा और

प्राणशक्ति होती है। व्यक्तियों के रूप में हम लाखों-करोड़ों कोशिकाओं की बड़ी इकाई हैं। सबसे छोटी इकाई में भी पाँच तत्त्व, पाँच इन्द्रियाँ और पाँच तन्मात्राएँ होती हैं (देखिए 'सांख्य' दर्शन का विश्लेषण)।

शरीर की अन्तः यात्रा : शरीर तन्त्र में ये सभी कोशिकाएँ एक-दूसरे से अन्तः सम्बन्धित हैं और एक-दूसरे पर निर्भर भी। यहाँ हम भौतिक स्तर पर जैविक सम्पर्क की बात नहीं कर रहे, वरन् ऊर्जा-सम्बन्ध की बात कर रहे हैं, जिससे सब कुछ परस्पर जुड़ा हुआ है। नाड़ियों, धमनियों, रस-स्रावी ग्रन्थियों तथा स्नायुतन्त्र से युक्त भौतिक शरीर में सूक्ष्म शरीर बनता है। ये ऊर्जा सम्पर्क सूत्र आत्मा तथा प्राणों से विकीर्ण होनेवाली ऊर्जा से बने होते हैं। इस प्रकार हमारे शरीर की प्रत्येक कोशिका में शाश्वत आत्मा की ऊर्जा और प्राण ऊर्जा ब्रह्मांड से जुड़ी होती है। आत्मा आत्म-सत्ता का कारण तत्त्व होती है और प्राण-ऊर्जा हमारी आत्मा तथा भौतिक शरीर के बीच सम्पर्क सूत्र बनती है जिससे समस्त गतिविधियों का सम्पन्न होना सम्भव होता है।

वर्तमान सन्दर्भ में, हमारा उद्देश्य शरीर के प्रत्येक अंग एवं सर्वांग तक श्रेष्ठ-ऊर्जा प्रणाली के द्वारा पहुँचने की क्षमता विकसित करना है। इस लक्ष्य की प्राप्ति के लिए आत्मा की ऊर्जा का प्राण-ऊर्जा से मिलाप करना होता है। प्राण के माध्यम से ही आत्मा की ऊर्जा शरीर के अंग-उपांग में सर्वत्र संचरित होती है। जब प्राण शरीर को त्याग देते हैं, आत्मा निकल जाती है और व्यक्ति की मृत्यु हो जाती है। मृत्यु केवल व्यक्ति स्तर पर ही नहीं, सम्पूर्ण व्यक्ति-सत्ता तक नहीं वरन् सूक्ष्म एवं आंशिक स्तर पर भी होती है। इस अवस्था में प्राण ऊर्जा पर्याप्त मात्रा में प्रेषित नहीं होती तथा आत्मा की ऊर्जा पर तमस के बादल छाए होने से मर्म-कार्य मन्द गति से हो पाते हैं। यह स्थिति शरीर के किसी अंग अथवा व्यक्ति के विषय में सत्य हो सकती है। इस प्रकार शरीर की अन्तः यात्रा बुनियादी तौर पर प्राण के माध्यम से सम्भव होती है। इस ऊर्जा को आत्मा की ज्योति से प्रकाशित किया जा सकता है जिससे प्राणी की अन्तस शक्ति बढ़ती है। इस कार्य के लिए प्राणायाम का ज्ञान अत्यन्त आवश्यक है। शरीर ऊर्जा केन्द्रों तक पहुँचने और शरीर के अन्य भागों तक ऊर्जा पहुँचाने का यही आधार होता है।

पतंजलि के योगसूत्रों से यह विदित ही होता है कि शरीर में विशिष्ट ऊर्जा के लिए विशिष्ट केन्द्र हैं और उन्हें विशिष्ट उद्देश्यों की प्राप्ति के लिए प्रयोग किया जा सकता है। तीसरे भाग (विभूति पाद) के सूत्र 29 में बताया गया है कि नाभिचक्र में संयम करने पर कायव्यूह का ज्ञान होता है अर्थात् अवयव व्यवस्था (शरीर की) की जानकारी होती है। इसी भाग के तीसवें सूत्र में बताया गया है कि कंठ कूप में संयम करने पर भूख-प्यास की निवृत्ति होती है। सूत्र 31 के अनुसार कंठ-कूप के नीचे स्थित कूर्माकार नाड़ी में संयम करने पर स्थिर पद का लाभ होता है। (Brnchial tube) ही कूर्मनाड़ी है) श्वास-यन्त्र की स्थिरता होने पर शरीर का स्थैर्य अनायास अनुभव किया जा सकता है। 34वें सूत्र (हृदये चित्त संविदम्) के अनुसार ब्रह्मापुर में पुंडरीक के आकार का जो घर है, उसमें विज्ञान रहता है। उसमें संयम करने पर चित्त का आभ्यन्तर ज्ञान होता है। बुद्धि का साक्षात्कार हृदय-ध्यान द्वारा होता है।

तन्त्र-साधना युग में ऊर्जा केन्द्रों का व्यवस्थित निरूपण किया गया और सूक्ष्म शरीर की कल्पना ने जन्म लिया। सभी ऊर्जा केन्द्रों (मूलाधार, स्वाधिष्ठान, मणिपूर, अनाहत, विशुद्ध, आज्ञा, सहस्त्रार) का गहन अध्ययन किया गया और ब्रह्मांडीय ऊर्जा के साथ उनके सम्बन्धों का निर्वचन किया गया। इन ऊर्जा चक्रों के पश्चात् अन्य सूक्ष्म नाड़ियों को खोजा गया जो शरीर के प्रत्येक भाग द्वारा समग्रतः पहुँचती हैं। वर्तमान सन्दर्भ में तन्त्र दर्शन व्याख्यायित सूक्ष्म शरीर के विस्तृत वर्णन में नहीं उतरा जाएगा वरन् स्वास्थ्य तथा उपचार की दृष्टि से पतंजलि द्वारा वर्णित नाभिचक्र एवं हृदय देश की ही चर्चा की जाएगी। इन दोनों चक्रों से हमें शरीर तथा मन की अवस्था का ज्ञान होगा और हम उसके छहों आयामों—वात, पित्त, कफ (त्रिदोषों) और सत्त्व, रजस एवं तमस (तीनों गुणों) का ज्ञान प्राप्त कर सकेंगे। प्राण ऊर्जा की सहायता से इन दोनों चक्रों के माध्यम से हम शरीर के प्रत्येक अवयव तक पहुँच सकेंगे। प्राण स्थूल एवं सूक्ष्म शरीरों के बीच सम्बन्ध बनानेवाला तत्त्व है। इस प्रकार सूक्ष्म शरीर स्थूल शरीर से दूर नहीं है और दोनों शरीरों तक पहुँचने का मार्ग सुगम-सरल है। जब इसी अध्याय में सुश्रुत द्वारा उपस्थित की गई 'मर्म' की अवधारणा पर चर्चा की जाएगी तो यह कथन सुस्पष्ट हो सकेगा।

इस अन्तः यात्रा का उद्देश्य : शरीर की अन्तः यात्रा की चर्चा के बाद अब हम देखेंगे कि इस यात्रा का उद्देश्य क्या है। इस यात्रा का उद्देश्य है जीवन्त तत्त्व की खोज तथा उसे अधिक सप्राण बनाना।

1. आंशिक मृत्यु टालें—यदि हम अपने शरीर को एक यन्त्र समझते हैं और इस विचार को धारण कर जीते हैं कि जब इस यन्त्र में कुछ गड़बड़ी आती है तो इसकी देखभाल करना चिकित्सक का काम है तो हम धीरे-धीरे आंशिक मृत्यु की ओर अग्रसर होते हैं। इसका अर्थ है कि यद्यपि हम जी रहे हैं और समस्त कर्म भी कर रहे हैं किन्तु हम अपने अभीष्टतम कार्य-कलाप नहीं करते हैं। हम इस भावना से भरे जीवन जीते हैं कि हम शारीरिक और मानसिक रूप दोनों रूप में कुछ बेहतर करने की क्षमता रखते हैं। जीवन के प्रत्येक क्षण को जीवन्त चेतना के साथ जीने की इच्छा का अभाव और किसी तरह जिए जाने के कारण अनेक प्रकार की पीड़ाएँ एवं दर्द तथा कष्ट हो सकते हैं जो प्राणघातक तो नहीं होती, किन्तु दमघोंटू जरूर होती हैं। शरीर के मर्म कार्यों के विषय में उपेक्षा भाव एवं भावनाविहीनता के कारण हम असन्तुलन पैदा कर सकते हैं जिसके कारण हम लगातार अस्वस्थ रह सकते हैं। इसलिए अपने शरीर की अन्तः यात्रा का एक उद्देश्य तो यही होता है कि हम अपनी अस्तित्व-सत्ता के प्रत्येक पक्ष में अभीष्टतम क्षमता के साथ जी सकें और आंशिक मृत्यु से बच सकें। आगामी कार्यक्रमों में तकनीकों का वर्णन करने का उद्देश्य इस दिशा में हो सकनेवाली किसी समस्या का ज्ञान भी करना है और आपकी इस योग्यता का विकास करना है कि आप अपने शरीर अथवा शरीर के किन्हीं अंगों को ऊर्जा से सिंचित कर सकें।

2. अपने अन्दर जीवन्त तत्त्व का विकास : हमारे अन्दर अनन्त आन्तरिक ऊर्जा होती है जिसका प्रयोग ही नहीं हो पाता। योगसूत्र में आपने यह अध्ययन किया ही है

कि योगीगण किस प्रकार अपनी शक्तियों का विकास करके सिद्धियाँ प्राप्त कर लेते थे। किन्तु हमारे जीवन के लिए सबसे लाभप्रद बात यह होती है कि हम ध्यान लगाकर और प्राणायाम करके अपनी ऊर्जा तथा कार्यक्षमता की वृद्धि कर लें। इसके बाद यह हम पर निर्भर करता है कि हम उस ऊर्जा का किस प्रकार प्रयोग करते हैं–इन्द्रिय-भोगों को तुष्ट करने के लिए अथवा अन्य उद्देश्यों की पूर्ति हेतु। समझनेवाली विशेष बात यह है कि मानव प्राणी होने के कारण कर्म-फल भोगों में बँधे होने पर भी, हम सबमें यह क्षमता होती है कि अपने निजी प्रयासों से अपने अन्दर विद्यमान ऊर्जा का प्रयोग कर सकें।

3. स्वयं को नवजीवन दें–अपने शरीर की अन्तः यात्रा करने का एक उद्देश्य यह है कि प्राण ऊर्जा से स्वयं को नवजीवन प्रदान करें। जब अत्यधिक शारीरिक एवं मानसिक परिश्रम के कारण अथवा वयोवृद्धता के कारण व्यक्ति अनुभव करता है कि अब पुरुषार्थ श्रान्त हो गया है तो पुनरुज्जीवन की आवश्यकता अनुभव होती है। आयुर्वेद का अष्टमांश इस पुनरुज्जीवन की प्रक्रियाओं के वर्णन में प्रयोग किया गया है। प्राण ऊर्जा से व्यक्ति स्वयं को सप्राण बनाए, इसके अतिरिक्त आयुर्वेद में पुनरुज्जीवन के लिए अन्य साधनों को विशेषतः काया को सबल बनाने के उपायों को भी उपयोग में लाना चाहिए।

4. आत्म-उपचार हेतु : अपने शरीर की अन्तः यात्रा से यह जानने में सहायता मिलती है कि हमारा कौन-सा अंग कमजोर है। यह जान लेने के उपरान्त हम अपनी प्राण ऊर्जा को उस भाग तक प्रेषित कर सकते हैं। इस प्रकार उपचार प्रक्रिया को तेज किया जा सकता है।

5. मनः शक्ति एवं सृजनशीलता बढ़ाने तथा ज्ञानवर्द्धन हेतु उपाय : हम सबमें, जितनी कार्यक्षमता से हम अवगत हैं, उससे कहीं अधिक कार्य करने की सम्भावित क्षमताएँ होती हैं। ये क्षमताएँ हमारे अन्दर दबी हुई रहती हैं। अपनी आत्म-खोज के माध्यम से हम अपने में छुपे संसाधनों को ढूँढ़ कर प्रयोग कर सकते हैं। यहाँ तीन पक्षों का जो उल्लेख किया गया है, वे एक ही वर्ग की हैं और तीनों की एक साथ प्राप्ति की जा सकती है, जब हम अपने मन को शान्त कर लेते हैं और उसका प्राण-ऊर्जा के माध्यम से अन्वेषण करते हैं।

गतिमान ब्रह्मांड से एकत्व

ब्रह्मांड में जो भी सत्तावान् है, वह सब एक-दूसरे से सम्बन्धित तो है ही, एक-दूसरे पर अवलम्बित भी है। हम सभी जानते हैं कि हम प्रकृति के पंच महाभूतों से जुड़े हैं, उनसे सम्बद्ध हैं और उन पर निर्भर हैं क्योंकि हम संयुक्त रूप से उन महाभूतों का अंग हैं और आत्मा एवं प्राण के संचार से जीवन्त हैं। हम पंच महाभूतों से आत्मा तथा प्राण के द्वारा ऊर्जा प्रत्यक्षतः प्राप्त कर सकते हैं। आगे दिए गए कार्यक्रम में कुछ सरल क्रियाएँ बताई गई हैं जिन्हें रोजमर्रा के जीवन में प्रयोग किया जा सकता है। इन क्रियाओं

से सतत् प्रयोग के लिए तुरन्त ऊर्जा मिल सकती है और आपके मन को शान्त रहने का नियमित अभ्यास भी होता चलता है।

कार्यक्रम संख्या तेरह

ब्रह्मांडीय ऊर्जा की प्राप्ति–पंच महाभूतों तथा अन्य ब्रह्मांडीय तत्त्वों से ऊर्जा प्राप्त करने की विधि यही है कि उनकी प्रतिमूर्ति आँखों के सामने रखकर अथवा उनकी आकृति मन में धारण करके ध्यान किया जाए। इन उपायों के द्वारा आप अपने आसपास के वातावरण के साथ भी एक सम्बन्ध स्थापित कर सकते हैं। वस्तुओं तथा भावों के आदान-प्रदान से सम्बन्ध जुड़ते हैं। आसपास की वस्तुओं का भी हमारे साथ एक सम्बन्ध निश्चित रूप से होता है लेकिन जब तक हममें उनके प्रति समानुभूति विद्यमान न हो तब तक हम उनकी भाषा नहीं समझ सकते। इस प्रकार की निम्नलिखित योगाभ्यास करके हम न केवल अपनी प्राणवत्ता बढ़ाने के लिए ब्रह्मांडीय ऊर्जा ग्रहण कर सकते हैं वरन् ब्रह्मांडीय तत्त्व हमारे जीवन का मार्ग प्रदर्शन करते रहेंगे जिनसे हमारी मानसिक शक्ति सुदृढ़ होगी।

'जप' से पूर्वकरणीय क्रियाएँ : किसी विशिष्ट मन्त्र या ध्वनि को मन ही मन दोहराना, जप या स्वाध्याय कहलाता है (योगसूत्र–भाग II, सूत्र-44) यदि जप किसी ऊर्जा, शक्ति, देवी-देवता, विशेष को सम्बोधित करके किया जा रहा है तो जपकर्त्ता का उससे तादात्म्य हो जाएगा। यहाँ लघुतम मन्त्र ऊँ के जप की विधि दी जा रही है। इस मन्त्र के अर्थ, आकार का महत्त्व आदि पहले भाग में बताया ही जा चुका है।

सुखदायक मुद्रा में (अच्छा हो, पालथी मारकर) बैठ जाओ। कुछ क्षण प्राणायाम करके 'ऊँ' का जाप आरम्भ करो। आप अपनी श्वसन क्रिया और मन्त्रोच्चार की लयबद्धता के साथ जप करो। शुरू में प्रत्येक श्वास के साथ ऊँ का उच्चारण करो। धीरे-धीरे 'ओ' तथा 'म' का उच्चारण समय बढ़ाते जाओ। 'ओ' का उच्चारण श्वास खींचते समय और आनुनासिक ध्वनि 'म' को श्वास की समाप्ति के साथ ले लो। फिर बिना विराम में ऊँ का कई बार एक साथ उच्चारण करो। ऊँ के उच्चारण के समय आँखें बन्द हों और ऊँ का प्रतीक दोनों भौंहों के बीच में है, ऐसा भाव करो।

आरम्भिक अभ्यास के बाद, ऊँ अक्षर की सविस्तार भावना करो और यह कार्य श्वसन क्रिया के साथ करो। जब आप ऊँ का उच्चारण आरम्भ करें तो अपने विचार इस प्रतीक (3) के ऊपरी भाग पर जमाओ आगे बढ़ने पर चन्द्र बिन्दु आकार को छोड़कर शेष अक्षर को चित्त में लाओ। चन्द्रबिन्दु आकारवाले भाव को तभी ध्यान में लाओ, जब 'म्' का उच्चारण करो।

योगसूत्र के भाग I, सूत्र 27 में ॐ के उच्चारण (जप) को प्रणव कहा गया है। (तस्य वाचकः प्रणवः अर्थात् ईश्वर का वाचक प्रणव है)। जब आप ऊँ जप की आगामी अवस्था में पहुँचें तो जप मानसिक रूप से करना चाहिए वाचिक नहीं। ऊँ का मानस जाप करते समय उसके स्वरूप को आँखों के समक्ष उपस्थित करो। यदि यह

साधन-अभ्यास लगातार किया जाए तो इससे मन की स्थिरता बढ़ती है। धीरे-धीरे आपमें विचार-प्रक्रिया रोकने की क्षमता आ जाएगी और आप किसी विचार-विशेष से चित्त को अवरुद्ध करके, नए विषय पर चित्त ले जा सकते हैं। इस कार्य में सफल होने के लिए योगासनों तथा प्राणायाम की भाँति ही सतत् अभ्यास करना आवश्यक होता है।

जप–आपके दैनिक जीवन का अंग : विचारहीन मन बना पाने में ही जप-कार्य की आधारभूत महत्ता है। इससे मन को जब चाहो, तब वांछित दिशा में जाने का निर्देश देने की क्षमता आ जाती है। समस्त आध्यात्मिक विकास की पहली शर्त है विचार रहित मन बना पाना। जप का अभ्यास दिन में दस मिनट जप करने तक ही सीमित नहीं होना चाहिए। वरन् वह आपके जीवन का अभिन्न अंग बन जाना चाहिए। अपने जीवन के व्यस्त कार्यक्रम के बाद भी हमारे पास ढेर सारा खाली समय होता है, जिसका सदुपयोग जप करने के लिए किया जा सकता है। उदाहरण के तौर पर जब हम अपनी गाड़ी चला रहे हैं, रेलगाड़ी या बस की या किसी मेहमान के आने की प्रतीक्षा कर रहे हैं अथवा डॉक्टर के यहाँ, उससे मिलनेवालों की प्रतीक्षा पंक्ति में बैठे हैं (अर्थात्) ऐसी ही सैकड़ों अन्य स्थितियों में हमें समय मिला होता है, जिसे जप-कार्य में सुविधा से लगाया जा सकता है। जप करने से आपका दिमाग तरो-ताजा होता है। स्मरण-शक्ति बढ़ती है और चित्त की शान्ति बढ़ती है। इससे आपका सत्त्व तत्त्व बढ़ता है। सूर्य, चन्द्रमा, तारकावलि, वृक्षों की छाँहों में, फूलों, पर्वतों के बीच में रहकर आप जप कर सकते हैं और प्रचुर मात्रा में ब्रह्मांडीय ऊर्जा ग्रहण कर सकते हैं। अपने आस-पास के प्राकृतिक एवं सुन्दर विषयों का स्वरूपाकार देखिए और उनकी सुन्दर छवि मानस पटल पर अंकित होने दीजिए। उस छवि पर अपने मन को कुछ क्षणों तक टिकाइए। हम अधिकांश समय लोगों, समस्याओं, काम आदि के विषय में ही सोचते रहते हैं और प्रकृति के गजब सुन्दर दृश्यों को बिना देखे ही गुजर जाने देते हैं; हम उनसे कोई ऊर्जा ग्रहण नहीं करते। सही बात तो यह है कि यदि हम अपने भीतर ब्रह्मांडीय ऊर्जा संचित करने की आदत डाल लें और अपने मन को दौड़ा-दौड़ाकर अपनी ऊर्जा नष्ट न करें तो जिन समस्याओं से हम परेशान हैं, उनका समाधान हमारे आन्तरिक बोध-ज्ञान से हो सकता है। अगले चरण के रूप में मैं कुछ सरल अभ्यास विधियाँ बताऊँगी जिनसे आप ब्रह्मांडीय ऊर्जा अधिक से अधिक मात्रा में ग्रहण कर सकें। आपको यही स्मरण रखने का प्रयास करना है कि इनको आप जीवन में इस प्रकार सम्मिलित कर लें कि वे सब आपके दैनिक जीवन का अंग बन जाएँ। उस अवस्था में आपको प्रतीत होगा कि आप एक नए स्तर पर जीवन जी रहे हैं। इस ऊर्जा से आपको नई शक्ति तथा एक नए ज्ञान की अनुभूति होगी।

ब्रह्मांडीय ऊर्जा प्राप्त करने के साधनाभ्यास : इन साधनाभ्यासों के अन्तर्गत आपको अपने आसपास विद्यमान प्रकृतिदत्त ऊर्जा स्रोतों को ध्यान-योग के साथ देखना होगा और आँखों में उस वस्तु का प्रतिबिम्ब जमाकर आँखें बन्द करनी होंगी और गहरी श्वास भीतर खींचनी होगी। उसके बाद उस प्रतिबिम्ब को आँखों में बसाए हुए श्वास बाहर

निकालनी होगी। यह प्राकृतिक ऊर्जा स्रोत की भव्यता, सौन्दर्य तथा ऊर्जा का पान करने के समान होगा। इस प्रक्रिया के करने में न तो अधिक समय लगेगा, न आपको एकान्त की आवश्यकता है और न ही किसी विशेष स्थान की। यदि जरूरी हो तो आप साधनाभ्यास को एकाधिक श्वासों में पूरा कर सकते हैं लेकिन आदत यही बनाएँ कि इसे एक ही श्वास में पूर्ण कर लें।

पंच महाभूत किसी न किसी रूप में ऊर्जा प्रदान करने के जबर्दस्त स्रोत होते हैं और हम उन पर आसानी से ध्यान लगा सकते हैं। नीचे ब्रह्मांडीय ऊर्जा के कुछ स्रोतों का सांकेतिक महत्त्व समझाया गया है और आप अपनी आवश्यकता तथा समय की सुलभता के अनुरूप उनका चयन कर सकते हैं। जब आपको लम्बे समय तक साधना करने का अनुभव हो जाएगा तो आप ध्यान के आधार-विषय के बिना भी ध्यान लगा सकेंगे। इसका अर्थ हुआ कि ध्यान का विषय सामने उपस्थित न होने पर भी आप बिम्बाकार का मन में भाव करके साधना कर सकते हैं। उदाहरण के लिए रात्रिकाल में सूर्य विद्यमान नहीं होता, फिर भी आप उसके बिम्बाकार तथा महत्ता को चित्त में स्थिर कर उसकी साधना कर सकते हैं।

सूर्य : सूर्य प्रकाश का स्रोत है, समय (काल) का प्रतीक है और वही ब्रह्मांडीय अग्नि है जो हमारे शरीरों में पित्त के रूप में विद्यमान रहती है। सूर्य ही कुशाग्रता, बुद्धिमत्ता, नाम और यश का प्रतीक है। सूर्य ही हमारा जीवन प्रकाशित करता है। इसलिए किसी क्षेत्र-विशेष में सिद्धि एवं सफलता प्राप्त करने के लिए आपको सूर्य से लगातार ऊर्जा प्राप्त करनी चाहिए। यदि आप मार्ग भटक गए हैं तो हौंसला मत छोड़िए वरन् सूर्य पर उपरोक्त विधि से ध्यान लगाइए। सूर्य ही पराक्रम तथा रजस का प्रतीक भी है। इसीलिए वह हमारे शरीर का दाहिना भाग होता है। यह हमारे शरीर की पौरुष शक्ति का प्रतिनिधि है। यदि आप शर्मीले व्यक्ति हैं, आप अपनी भावनाओं को दबाकर रखते हैं और अपने भावों की अभिव्यक्ति नहीं कर पाते तो नियमित रूप से सूर्य की ऊर्जा का संधारण करें। योगसूत्र के तीसरे भाग के 26वें सूत्र में पतंजलि ने कहा है कि सृष्टि (ब्रह्मांड) का ज्ञान सूर्य पर संयम साधने से प्राप्त होता है।

चन्द्रमा : चन्द्रमा रात्रि का तमस, स्त्रैण पक्ष और हमारे शरीर के वाम पार्श्व का प्रतिनिधि है। चन्द्रमा ज्ञान का प्रतीक है। सूर्य के प्रतिकूल, चन्द्रमा की प्रकृति शीतल है। अतः यदि आप शीघ्रता से उत्तेजित एवं क्रोधित हो जाते हैं और आप अत्यधिक क्रियाशीलतावाले व्यक्ति हैं तो नियमित रूप से चन्द्रमा की ऊर्जा धारण करें।

तारकगण, मुक्त आकाश तथा विराट अन्तरिक्ष : ये सभी आकाश तत्त्व के प्रतीक हैं। हमारी अस्तित्व सत्ता का प्रथम तत्त्व आकाश ही है। पतंजलि कहते हैं कि साधक में दिव्य श्रवण-शक्ति आकाश तत्त्व पर 'संयम' करने से प्राप्त होती है। अपनी अस्तित्व सत्ता का विविध स्तरों पर विस्तार यात्रा करने की इच्छा पूर्ण करने और कुछ विषय अथवा सुदूर दिखनेवाली कामना की पूर्त्ति के लिए इस शक्ति स्रोत से ऊर्जा प्राप्त करने हेतु साधना में जुटना चाहिए।

वायु : पिंड-रचना के पंच महाभूतों में दूसरे स्थान पर होनेवाले इस वायु तत्त्व को, सतत् रूप से, प्राण ऊर्जा के रूप में हमें धारण करना चाहिए। इसका महत्त्व पहले ही वर्णित किया जा चुका है। वायु तत्त्व की महाभूत के रूप में साधना प्राणायाम के माध्यम से की जा सकती है जिससे साहस, उत्साह में वृद्धि हो और भय तथा असुरक्षा की भावना पर विजय पाई जा सके।

जल : सूर्य की भाँति जल भी हमारे चारों ओर होता है। हममें से बहुत से जलस्रोत के किनारे निवास करते हैं। जल अपने आप बहता नहीं है, किन्तु यह जीवन-प्रवाह का प्रतिनिधित्व करता है। जल की तरलता तथा प्रवाह की शक्ति ही जीवन को सम्भव बनाती है। जल महानतम शुद्धिकर्त्ता है तथा आध्यात्मिक उपचार में इसका नानाविध प्रयोग होता है। जीवन में अनेक समस्याएँ इसलिए उत्पन्न होती हैं क्योंकि हमारा व्यवहार अक्खड़पन का होता है या हम किसी अन्य प्रकार की कठोरता धारण कर लेते हैं। झीलों, नदियों, समुद्रों, आकाश से होती वर्षा, आकाशगामी मेघों तथा अन्य जल साधनों से हमें लगातार ऊर्जा ग्रहण करनी चाहिए। आपको यह कामना करनी चाहिए कि जल की ऊर्जा से हमारा मन तथा शरीर पवित्र बने रहें।

पृथ्वी : धरती माता है, यह हमारी रक्षक है, हमको सुरक्षा देती है और पालन करती है। यह स्थिरता, सहनशक्ति और पोषण की प्रतीक है। पृथ्वी की ऊर्जा को आप अनेक रूपों में ग्रहण कर सकते हैं—वृक्षों, पुष्पों, स्फटिकों, चट्टानों, पर्वतों आदि से ऊर्जा प्राप्त कर सकते हैं। जल के साथ मिलकर पृथ्वी हमारे शरीर को ठोस आकार प्रदान करती है। इसलिए हमें उसकी ऊर्जा को घाव भरने या अन्य उपचारों के लिए प्रयोग करना चाहिए जहाँ शरीर को पुनः शक्ति सम्पन्न बनाने की आवश्यकता हो। इस ऊर्जा से स्थिरता और धैर्यवान एवं सहनशील होने की शिक्षा लेनी चाहिए। इसके साथ ही हमें अपनी प्रजनन-शक्ति बढ़ाने के लिए भी पृथ्वी की ऊर्जा का प्रयोग करना चाहिए। इस ऊर्जा से सृजनात्मक शक्ति तथा सदाशयता की भावना धारण करनी चाहिए।

काय-व्यूह विषयक ज्ञान : पतंजलि ने योगसूत्र के भाग III विभूति पाद के सूत्र 29 में कहा है कि नाभि-मंडल में संयम करने से काय-व्यूह (काया-तन्त्र के विभागों) का ज्ञान प्राप्त किया जा सकता है। आयुर्वेद योग के सन्दर्भ में हमारे लिए यह ज्ञान प्राप्त करना बहुत महत्त्वपूर्ण है। किन्तु सामान्य मानव प्राणियों के लिए संयम सीखना बहुत दूरगामी बात है। इसके लिए साधनाभ्यास, समय तथा प्रयास की बहुत आवश्यकता होती है। मैंने प्राणायाम प्रक्रिया और एक विषय पर मानसिक ध्यान की सरल विधि विकसित की है, जिससे अपना रोग निदान करना सम्भव हो सकता है।

पालथी मारकर बैठ जाओ। यदि किसी योगासन पर बैठने में सिद्धहस्त हैं तो उस आसन पर बैठ जाएँ। पहले कुछ क्षण प्राणायाम-साधना करें और फिर स्थिर चित्त होकर जप आरम्भ करें। ऊँ की आकृति को नाभिकेन्द्र पर होने की भावना करें और जप करते रहें। जब आपका मन ध्यानमग्न हो जाए तो मन्त्र का जाप आरम्भ करें। इसके पश्चात् अपनी प्राणऊर्जा को नाभि पर भेजें और जब तक उसे वहाँ रख सकें, रखें। फिर,

धीरे-धीरे श्वास छोड़ें और बाह्य कुम्भक करें। आपका मन और विचार प्रक्रिया स्थिर रहनी चाहिए और आपके चित्त में केवल नाभि-मंडल का बिम्ब रहना चाहिए। इस सीमा तक चित्त को एक बिन्दु पर केन्द्रित करने के लिए आपको बारम्बार लगातार अभ्यास साधना करनी होगी। चित्त की एकाग्रता अधिक से अधिक समय तक बनाए रखने का प्रयास करें। इससे आपके चित्त का केन्द्रीकरण होने की अवस्था में श्वसन क्रिया मन्द हो जाएगी। नाभि बिन्दु से उत्सर्जित होनेवाले ऊर्जा चक्र आपको घेर लेंगी। यदि आपके त्रिदोष सन्तुलित होंगे तो ये ऊर्जा चक्र स्थिर अवस्था में रहेंगे। यदि आपमें वात-असन्तुलन होगा तो आपको अधिक समय तक ध्यान लगाने में कठिनाई होगी। यदि आपका स्नायु तन्त्र मन्दता या तीव्रतापूर्ण होगा या आप किसी बात के लिए चिन्तित होंगे तो वे ऊर्जा चक्र हिलते-डुलते दिखेंगे। यदि ऊर्जा-चक्र मटमैले काले रंग के हों और कभी-कभी अदृश्य भी हो जाते हों तो यह वात के विकार के सूचक होंगे।

ये ऊर्जा गोले यदि लाल, सन्तरी या नीले रंग के हों तो यह पित्त की प्रधानता का परिचायक है। यदि ये रंग बहुत गाढ़े हों तो दोष-विकृति के सूचक होते हैं। सफेद, मोटी, टेढ़ी रेखाएँ आपके चारों ओर दिखें तो यह कफ की प्रधानता का लक्षण है। इस दोष की विकृति होने पर रेखाओं के स्थान पर गहरा गोला-सा दिखेगा। इस प्रकार आप अपने शरीर के त्रिदोषों की अवस्था का अनुभव कर सकते हैं। स्थिति की पहचान हो जाने पर आप त्रिदोषों के सन्तुलन के लिए उपयुक्त उपाय कर सकते हैं। यह साधना-अभ्यास करते रहिए। इससे आप देखेंगे कि आत्म उपचार से आपकी ऊर्जा कैसे बढ़ती और विकसित होती है।

यह सम्भव है कि ऊर्जा चक्र अदलते-बदलते रहें। एक ही समय में आपको दो दोषों में असन्तुलन होता प्रतीत हो। यदि आप ऊर्जा के विकास क्षण में ये घेरे न देख सकें और रेखाएँ एवं रंग आदि सब गड्डमड्ड हों तो समझिए ये त्रिदोषों में अधिकतम असन्तुलन है और आपको किसी चिकित्सक से उपचार करवाने की आवश्यकता है।

इस अभ्यास विधि को शरीर के अंग-विशेष के उपचार हेतु भी प्रयोग में लाया जा सकता है। जब आप ऊर्जा का विकास करें तो प्रभावित अंग की ओर ध्यान दें। इसका उद्देश्य है, प्रभावित अंग को शेष काया के साथ एक मेल करें इसके लिए नाभिचक्र से उस अंग तक ऊर्जा पहुँचानी होती है।

चित्त की अवस्था का ज्ञान : मन की तीन अवस्थाएँ होती हैं—सत्त्व, रजस और तमस। इन अवस्थाओं का ज्ञान हृदय केन्द्र पर ध्यान लगाने या संयम करने से प्राप्त होता है। आयुर्वेद में इसे 'हृदय' कहते हैं जो बहुत महत्त्वपूर्ण होता है क्योंकि इसी में आत्मा का भी निवास होता है। आयुर्वेद की दृष्टि से हृदय शरीर का सबसे महत्त्वपूर्ण अंग होता है। शरीर के इस भाग में काया के तीन सर्वाधिक महत्त्वपूर्ण अंग—हृदय, फेफड़े, लीवर (प्लीहा) होते हैं।

हृदय पर ध्यान लगाने के लिए ऊँ अथवा सूर्य के प्रतीक से (शुरुआत) करनी चाहिए। यह साधनाभ्यास दिन में दो बार करें। ध्यान लगाने के समय अथवा अन्य

समयों पर हृदय प्रदेश में प्राण-ऊर्जा भेजें। स्मरण रखिए कि यह हमारे शरीर का सबसे प्राणवन्त क्षेत्र है, यहीं आत्मा का निवास होता है और प्राण ऊर्जा का अधिकतम जमाव यहीं होता है। लगातार ध्यान-अभ्यास करने के उपरान्त आपको विदित होगा कि ऊर्जा का केन्द्रीकरण कहाँ पर है। जब आप इस बिन्दु पर निर्बाध ध्यान लगाओगे तो आपको कुछ कठिनाइयों का सामना करना पड़ सकता है। शुद्धिकरण की प्रक्रिया में आपके अन्दर जमा हुआ तमस आपके मन के ऊपरी सतह पर आ जाएगा। आपको भय लग सकता है, आप पसीने-पसीने हो सकते हैं, कम्पन आदि भी हो सकता है। लगातार साधना-अभ्यास करने से तमस बाहर निकल जाएगा और आपका मन शुद्ध हो सकेगा। तब आप सत्त्व प्रदेश में प्रवेश कर जाएँगे जहाँ परिशुद्धता और प्रकाश होता है। यदि आप शरीर के किसी अंग का उपचार करना चाहते हैं तो पहले उस अंग का संयम करें और इसके बाद हृदय पर ध्यान लगाने का क्रम आगे बढ़ाएँ। उपचार करने की तकनीकों का वर्णन मेरी आगामी पुस्तक 'आध्यात्मिक उपचार' (Spiritual Healing) में देखिए।

मर्म-केन्द्र और सूक्ष्म शरीर : स्नायविक-मांसपेशियों के मिलन अंगों के ह्रास और विकास का अध्ययन करने के लिए मैं सदैव पशुओं की शल्य क्रिया करती हूँ। ये आपरेशन मैं एक ही विधि तथा एक जैसी कुशलता के साथ करती हूँ, लेकिन पशु कभी तो आपरेशन के बाद बहे रक्त के कारण मर जाते हैं, अथवा कुछ घंटों या कुछ दिनों में मर जाते हैं। मैंने सोचा-समझा तो यह माना कि ये पशु ऊर्जा-स्तरों की भिन्नता अथवा प्रतिरोध-शक्ति की कमी के कारण मरे हैं। कुछ वर्षों बाद जब मैंने 'सुश्रुत संहिता'[1] विस्तार से पढ़ी तो मुझे समझ में आया कि मेरे द्वारा ऑपरेशन करने पर पशु ऑपरेशन के बाद या ऑपरेशन के दौरान ही क्यों मर जाते थे। इन ऑपरेशनों में मैं उनके मर्म स्थानों को आघात पहुँचा देती थी। शरीर के ये प्रमुख केन्द्र बहुत ही संवेदनशील होते तथा उन पर चोट अथवा घाव होने की घातक प्रतिक्रिया होती है। सुश्रुत के अनुसार 'मर्म केन्द्र' वे स्थान होते हैं जहाँ मांसपेशियाँ, रक्त शिराएँ, स्नायु, अस्थियाँ और मज्जा सभी एकत्र होते हैं। इन केन्द्रों पर प्राण-ऊर्जा भी अधिक परिमाण में होती है। यदि इन मर्म केन्द्रों पर घाव होता है तो उनकी इन्द्रियों में से किसी न किसी की कार्य-सम्पादन क्षमता नष्ट हो जाती है। उनकी मानसिक हालत भी गिर जाती है और विस्मृति, अवसाद, हताशा तथा गिर पड़ने आदि के लक्षण प्रकट हो जाते हैं।[2]

शरीर में कुल 107 मर्म स्थान होते हैं। इनमें से हाथों-पैरों में से प्रत्येक 11-11, वक्ष एवं उदर में 12, पीठ में 14, गर्दन एवं सिर में 37 मर्म केन्द्र होते हैं।[3] मर्म केन्द्रों

---

1. सुश्रुत ई. पू. की छठी शताब्दी के स्वर्ण युग के महान चिकित्सक एवं शल्य चिकित्सक थे। आयुर्वेद के चरक ऋषि की 'चरक संहिता' तथा शल्य चिकित्सक सुश्रुत की सुश्रुत संहिता उस युग की महान रचनाएँ हैं। लगभग उसी युग में पतंजलि ने भी योगसूत्रों का प्रणयन किया था।
2. सुश्रुत संहिता, शरीर स्थानम् VI, 15
3. वही, VI, 54.

में वायु, अग्नि तथा जल तत्त्वों की प्रधानता होती है। रजस, तमस सत्त्व गुण और आत्मा की ऊर्जा का केन्द्रीकरण होता है। यही कारण है कि इन मर्म-स्थानों पर आघात होने से प्राणी बचता नहीं है।[1]

नोट : *ऊपर वर्णित ऊर्जा हमें सब ओर से आवृत किए रहती है, जिसे कुछ लोग 'प्रभामंडल' कहते हैं। वास्तव में सभी मानव प्राणियों में हम मन के तीनों गुणों को उनके मुख पर झलकता देख सकते हैं, बशर्ते स्वयं हममें सत्त्व गुण की प्रधानता हो। हममें किस समय किस गुण की प्रधानता है, उसी के अनुसार हमारी मुखाकृति दिखती है। कुछ लोगों में उस समय अलग-अलग ऊर्जा विकिरित होती है। जब वे क्रुद्ध हों अथवा ध्यान-साधना के उपरान्त उठे हों। हममें से अधिकांश लोग उस आकारयुक्त अवस्थाओं को समझते तो हैं किन्तु उनका भेद-वर्णन नहीं कर पाते। हम उन अन्तरों को ऋतु-परिधान आदि अन्य बाह्य तत्त्वों के आधार पर घटित हुआ देखते हैं।*

सुश्रुत सभी युगों का एक महान शल्य चिकित्सक था और उन्होंने मर्म स्थानों का अध्ययन शल्य-क्रिया की दृष्टि से किया था। शल्य चिकित्सक को इन मर्म स्थानों का सही-सही ज्ञान होना चाहिए और ऑपरेशन करते समय उन स्थानों का भरपूर ख्याल रखना चाहिए। पाश्चात्य चिकित्सकों द्वारा व्यवस्थित रूप से चीर-फाड़ किए जाने की प्रक्रिया आरम्भ होने से पहले ही भारत में मर्म-स्थानों का ज्ञान विद्यमान था। इस ज्ञान का उपयोग उस समय आत्म रक्षा, युद्ध-विद्या तथा युद्ध काल में किया जाता था।

आज के व्यक्ति के लिए जो विज्ञान तथा औषधि विज्ञान को विशुद्ध भौतिकवादी दृष्टि से देखते हैं, मर्मस्थानों की बात तथा इस ज्ञान का मूल्य समझना कठिन होगा। लेकिन मैं यह स्मरण दिलाना उपयुक्त समझती हूँ कि मर्मस्थान शरीर-रचना से सम्बन्धित विषय हैं और इन मर्मों को परिश्रमपूर्वक कार्य करने पर अनुभव से देखा भी जा सकता है। किन्तु प्राणी-ऊर्जा तथा प्राणवत्ता की अवधारणा के अनुसार इन मर्मस्थानों के आसपास के अवयवों-अंगों की भी पूर्ण सुरक्षा की जानी चाहिए। यह बात उन लोगों की समझ में कठिनाई से आ सकेगी जो वास्तविकता को बहुत ही सीमित अर्थ में देखनेवाले होते हैं। मर्म स्थान सूक्ष्म शरीर के ठीक ऊर्जा केन्द्रों पर नहीं होते वरन् शरीर विज्ञान के अनुसार उनके समीप ही विद्यमान होते हैं। यह स्मरण रखने की बात है कि सूक्ष्म शरीर तथा उसके ऊर्जा केन्द्र कहीं दृश्यमान नहीं होते। इसके अतिरिक्त प्राण-ऊर्जा का कार्य आत्मा की ऊर्जा को शरीर की प्रत्येक कोशिका तक पहुँचाना है। इस प्रकार यह मानना सर्वथा तर्कसंगत है कि यदि मर्म-स्थान शरीर के विशेष सप्राण केन्द्र हैं और उनमें अधिक प्राण ऊर्जा तथा वायु-अग्नि-जल तत्त्व होते हैं तो वे सूक्ष्म ऊर्जा केन्द्रों से अधिक दूरी पर अवस्थित नहीं होंगे। ब्रह्मांडीय तत्त्ववत्ता भिन्न स्तरों पर होती है। यह संघनित रूप है और भौतिक स्तर पर विद्यमान होती है जिसका इन्द्रियानुभव सम्भव होता है। सूक्ष्म स्तर पर विभिन्न रूपों में इनको समझा (अनुभव किया) जा सकता है किन्तु इन्हें देखा नहीं जा सकता और तकनीकी रूप से

---

1. वही, VI, 35

मापन भी नहीं किया जा सकता। एक स्तर वह है, जो उक्त दोनों के बीच का (मध्यवर्ती) स्तर है जो ऐन्द्रिक से सूक्ष्म के बीच गतिशील होता है। दूसरे शब्दों में वह स्तर ऐन्द्रिक स्तर एवं सूक्ष्म का मिश्रण होता है। मैं इसी स्तर पर मर्मस्थानों को रखना चाहूँगी।

मर्मस्थानों को संक्षेप में समझाने का उद्देश्य आपको 'शरीर में रहने' के विभिन्न पक्षों से अवगत करना है। आयुर्वेद योग में इस महत्त्वपूर्ण भाग को बिसारना नहीं है, वरन् हमें इस भाग को पुनः प्राणवन्त बनाकर पुनरुज्जीवित करने का हर सम्भव प्रयास करना चाहिए।

मर्म-स्थानों के सन्दर्भ में मैं एक नए विषय का प्रतिपादन करना चाहूँगी जिस पर जर्मनी में मुझसे प्रश्न पूछे गए हैं और मुझसे मेरी राय जानने की इच्छा जताई गई है। मेरे बहुत योग-विद्यार्थी हैं, जिनमें से एक वर्ग दबाव एवं तनाव के विविध उपचारों के रूप में विभिन्न मर्म-स्थानों पर चित्त को केन्द्रित करने की विधि सिखाता है। मैं इस बात से निश्चित रूप से सहमत हूँ कि चित्त को विशिष्ट मर्म-स्थानों पर केन्द्रित करने से सकारात्मक और लाभप्रद परिणाम प्राप्त होते हैं। इस विषय-विश्लेषण से यह स्पष्ट हो जाता है कि मर्म स्थानों पर प्राण-ऊर्जा इकट्ठी होती है और इस शक्ति से अन्तः सम्बन्धों द्वारा शरीर एक पूर्ण इकाई बनता है और शरीर ब्रह्मांड से सम्बद्ध होता है। और इस प्रकार हमारे अन्दर विद्यमान जीवन-तत्त्व सुखद-सहज अवस्था को प्राप्त करता है। इसलिए रोगोपचार चिकित्सा तथा अपनी शक्तियों को प्राणवन्त बनाने के लिए अपने शरीर के मर्म स्थान पर योग की ध्यान विधि अपनाने की मैं भरपूर हिमायत करती हूँ। पूर्व कथनानुसार, सुश्रुत की मान्यता रही है कि मर्म-स्थानों पर प्रत्यक्ष आघात से इन्द्रियानुभव की क्षमता पर प्रतिकूलतम असर पड़ता है तथा हमारी ऐन्द्रिय शक्ति घटती है। इस दृष्टि से देखें तो मर्मस्थानों की रक्षा करने, उन पर ध्यान लगाने तथा उनकी प्राण-ऊर्जा बढ़ाने से हमारी ऐन्द्रिक क्षमता में वृद्धि होती है। किन्तु इस सिलसिले में यह तथ्य भी अवश्य ध्यान में रखा जाना चाहिए कि मर्म स्थानों पर ध्यान लगाने के परिणाम वही नहीं होंगे जो ऊपर बताए गए प्रमुख सूक्ष्म ऊर्जा केन्द्रों पर ध्यान लगाने से प्राप्त होंगे। शक्ति केन्द्रों पर ध्यान के परिणाम उच्च आध्यात्मिक स्तर के होते हैं। नाभिकेन्द्र तथा हृदय-स्थान पर ध्यान लगाने की जो विधियाँ ऊपर बताई गई हैं, उनसे हमें अपने शरीर तथा हृदय की जाँच-परख तथा भावन करने के कार्य में आध्यात्मिक स्तर पर पहुँच कर सहायता मिलती है। इस पूरी पुस्तक में हमने आध्यात्मिक स्तर की चर्चा ही की है। जब हमारा मन विचार-शून्य हो जाता है तो वह ऐन्द्रिक भौतिक शरीर की अपेक्षा आत्मा के साथ एक रूप होता है। उस स्तर पर पहुँचकर तत्त्व ज्ञान का एक नया ही आयाम हमारे सामने उद्घाटित होता है। मर्म-स्थानों पर ध्यान लगाने से हमें वह सीढ़ी प्राप्त हो जाती है, जिससे हम भौतिक से आध्यात्मिक जगत में प्रवेश करने में सक्षम हो सकें।

अपने अन्तःवासी की आक्रमणों से रक्षा आवश्यक

हम पर बाहरी शक्तियों के आक्रमण सतत् रूप से होते रहते हैं और हमें इन आक्रमणों से स्वयं को बचाना चाहिए जिससे हम अपने प्राणवन्त तत्त्वों की अपनी अस्तित्व सत्ता

के विभिन्न स्तरों पर रक्षा कर सकें। पुस्तक के इस भाग में मैंने इन अनेक तत्त्वों का उल्लेख किया है जैसे जीवन में अत्यधिक गतिशीलता, दबाव, तनाव, तामसिक विचार आदि इन नकारात्मक विचारों तथा तनावों से बचने के लिए मैंने बहुत से उपाय बताए हैं। आपको सदैव यह याद रखना चाहिए कि कोई भी बीमारी अथवा शारीरिक कष्ट बस यों ही नहीं आ जाता। धीरे-धीरे, बहुत धीरे से हमारा जीवन्त तत्त्व घायल होता है, आंशिक रूप से मर भी जाता है और बचा-खुचा जीवन तत्त्व समूची अस्तित्व सत्ता को बचाए रखने के लिए संघर्ष करता रहता है। लेकिन यह संघर्ष सम्पूर्ण रूप से नहीं होता, आंशिक ही होता है और अन्त में यह संघर्ष व्यवस्था बनाए रखने में विफल होता है जिससे हम उन उपद्रवों की चपेट में आ जाते हैं। अपना आधा वयस्क जीवन मैंने इन उपद्रवों का उपचार कैसे करें, इसको शोध करने में व्यतीत किया है और अन्त में निष्कर्ष निकाला है कि हमें उपद्रवों को रोकना चाहिए क्योंकि वे आ रहे होते हैं। अधिकांशतः उपद्रवों का उपचार नहीं हो सकता—विशेषतः जब तक वे आंशिक रूप से उपस्थित न हों। अनेक वर्षों पूर्व, मेरे बाएँ घुटने में कुछ समस्याएँ थीं। इसका मुख्य कारण हिमालय के क्षेत्र में अपने आयुर्वेद वनस्पति उद्यान के लिए अति-उत्साहपूर्वक काम करना था; क्योंकि उस उद्यान में, जड़ी-बूटियों तथा वनस्पतियों का रोपण मैं स्वयं ही करना चाहती थी। शहर का निवासी मेरा शरीर इतना सुदृढ़ नहीं था कि काम का इतना सारा बोझ सँभाल पाता और मेरे बाईं टाँग का घुटना परेशानी का कारण बन गया। स्पष्ट है कि कुछ व्यक्तिगत बातें भी इस समस्या में सहायक बनीं। मेरे परिवारजनों तथा मित्रजनों के आग्रह के बाद भी मैं किसी विशेषज्ञ डॉक्टर से इसका इलाज करने यूरोप नहीं गई और घुटने को कुछ तर्कसम्मत उपायों एवं आध्यात्मिक उपचार से ही ठीक होने के लिए छोड़ दिया। लेकिन भारत आने पर मैं दिल्ली के विख्यात आयुर्वेद चिकित्सक से मिलने गई। मेरी समस्या पूछने के बाद त्रिगुणाजी ने कहा, ''शुक्र है तुमने शक्तियों का प्रतिरोध किया और अपने घुटने का ऑपरेशन नहीं कराया क्योंकि ऑपरेशन कराने के बाद शरीर के अवयव कभी भी पूर्ववत नहीं हो पाते, प्राकृतिक अंग की भाँति कार्य नहीं कर पाते।'' यह तो शरीर में बाह्य हस्तक्षेप की बात थी। लेकिन जब कोई आन्तरिक परेशानी अधिक बड़े पैमाने पर आ उपस्थित होती है तो वह अंग या अवयव मूल प्राणवत्ता तथा शक्ति के साथ कार्य नहीं कर पाता है। इसलिए बारम्बार मेरा सभी को यही सन्देश है कि 'अपनी रक्षा करो' इस दिशा में आयुर्वेद योग की सरल विधियाँ आपका पथ आलोकित करेंगी। देश-काल की सीमाओं से पार की योग तथा आयुर्वेदिक पद्धतियाँ रोगों-उपद्रवों से मानवता की रक्षा करेंगी। हमें प्राचीन ऋषि-महर्षियों को इस ज्ञान का उद्घाटन करने के लिए श्रद्धा-सुमन अर्पित करने चाहिए।

ॐ शान्तिः शान्तिः शान्तिः

• • •